Manual Prático
de Enfermagem
Pediátrica

PEDIATRIA, NEONATOLOGIA E PUERICULTURA — Outros livros de interesse

Abdome Agudo em Pediatria – **Schettini**
A Criança que não Come - Guia de Tratamento e Prevenção – **Bello, Macedo e Palha**
A Estimulação da Criança Especial em Casa - Um Guia de Orientação para os Pais de como Estimular a Atividade Neurológica e Motora – **Rodrigues**
Aleitamento Materno 2a ed. – **Dias Rego**
Alergia e Imunologia na Infância e na Adolescência 2a ed. – **Grumach**
Algoritmo em Terapia Intensiva Pediátrica – **Werther Brunow de Carvalho**
Algorítmo em Terapia Intensiva Pediátrica – **Werther Brunow de Carvalho**
A Neurologia que Todo Médico Deve Saber 2a ed. – **Nitrini**
Aspectos Cardiológicos em Terapia Intensiva Neonatal e Pediátrica – **Troster, Kimura e Abellan**
Assistência Integrada ao Recém Nascido – **Leone**
Atlas de Imaginologia Pediátrica – **Flores Barba**
Atlas de Pediatria em Cores - O Recém-nascido e o Primeiro Trimestre de Infância e Adolescência - Síndromes Especiais - Neoplasias – **Klein**
Atualização em Doenças Diarreicas da Criança e do Adolescente – **Dorina Barbieri**
Atualizações em Terapia Intensiva Pediátrica – **SPSP – Souza**
Autismo Infantil: Novas Tendências e Perspectivas – **Assumpção Jr**
Avaliação Neurológica Infantil nas Ações Primárias da Saúde (2 vols.) – **Coelho**
Cardiologia Pediátrica – **Carvalho**
Cardiopatias Congênitas no Recém-nascido 2a ed. – **Revisada e ampliada – Virgínia Santana**
Condutas de Urgência em Pediatria - Uma Abordagem Prática e Objetiva – **Prata Barbosa**
Criando Filhos Vitoriosos - Quando e como Promover a Resiliência – **Grunspun**
Cuidando de Crianças e Adolescentes sob o Olhar da Ética e da Bioética – **Constantino**
Distúrbios do Sono na Criança – **Pessoa**
Distúrbios Neuróticos da Criança 5a ed. – **Grunspun**
Emergência e Terapia Intensiva Pediátrica – **Carvalho, Souza e Souza**
Emergências em Cardiopatia Pediátrica – **Lopes e Tanaka**
Endocrinologia para o Pediatra 3a ed. (2 vols.) – **Monte e Longui**
Guia de Aleitamento Materno - 2a ed. – **Dias Rego**
Humanização em UTI em Pediatria e Neonatologia – **Sonia Maria Baldini e Vera Lucia Jornada Krebs**
Hematologia para o Pediatra – **SPSP Braga**
Imagem em Pediatria – **Barba Flores e Costa Vaz**
Infectologia Pediátrica 2a – **SPSP**
Infectologia Pediátrica 3a ed. – **Farhat, Carvalho e Succi**
Insuficiência Ventilatória Aguda - Série Terapia Intensiva Pediátrica – **Werther Brunow de Carvalho**
Intervenção Precoce com Bebês de Risco – **Cibelle K.M.R. Formiga**
Leite Materno - Como Mantê-lo sempre Abundante 2a ed. – **Bicalho Lana**

Livro da Criança – **Ana Goretti Kalume Maranhão**
Manual de Hepatologia Pediátrica – **Adriana M.A. de Thommaso e Gilda Porta**
Nefrologia para Pediatras – **Maria Cristina de Andrade**
Neurologia Infantil 5a ed. (2 vols.) – **Aron J. Diament e Saul Cypel**
Normas e Condutas em Neonatologia Santa Casa – **Rodrigues Magalhães**
Nutrição do Recém-nascido – **Feferbaum**
O Cotidiano da Prática de Enfermagem Pediátrica – **Peterline**
Oncologia Pediátrica – **Renato Melaragno e Beatriz de Camargo**
Obesidade na Infância e na Adolescência – **Fisberg**
Oftalmologia para o Pediatria - SPSP – **Rosa M. Graziano e Andrea Zin**
Organização de Serviços em Pediatria – **SPSP**
Otorrinolaringologia para o Pediatra – **SPSP – Anselmo Lima**
Pediatria Clinica – **HUFMUSP – Alfredo Gilio**
Pneumologia Pediátrica 2a ed. – **Tatiana Rozov**
Politica Públicas de Saúde Interação dos Atores Sociais – **Lopes**
Prática Pediátrica 2a ed. – **Grisi e Escobar**
Práticas Pediátricas 2a ed. – **Aires**
Puericultura - Princípios e Prática: Atenção Integral à Saúde da Criança 2a ed. – **Del Ciampo**
Reanimação Neonatal – **Dias Rego**
Reumatologia Pediátrica – **SPSP**
Saúde Materno-Infantil - Autoavaliação e Revisão – **Gurgel**
Série Atualizações Pediátricas SPSP - Otorrinolaringologia para o Pediatra – **Anselmo Lima**
Série Atualizações Pediátricas – **SPSP (Soc. Ped. SP)**
  Vol. 1 - Sexualidade e Saúde Reprodutiva na Adolescência – **Françoso**
  Vol. 2 - Gastrenterologia e Nutrição – **Palma**
  Vol. 3 - Atualidades em Doenças Infecciosas: Manejo e Prevenção 2a ed. – **Helena Keico Sato**
  Vol. 4 - O Recém-nascido de Muito Baixo Peso 2a ed. – **Helenilce P. F. Costa e Sergio T. Marba**
  Vol. 5 - Segurança na Infância e na Adolescência – **Waksman**
  Vol. 6 - Endocrinologia Pediátrica – **Calliari**
  Vol. 7 - Alergia, Imunologia e Pneumologia – **Leone**
  Vol. 8 - Tópicos Atuais de Nutrição Pediátrica – **Cardoso**
  Vol. 9 - Emergências Pediátricas 2a ed. – **Emilio C. Baracat**
Série Clínicas Brasileiras de Medicina Intensiva – **AMIB**
  Vol. 17 - Emergências em Pediatria e Neonatologia – **Carvalho e Proença**
Série Terapia Intensiva – **Knobel**
  Vol. 8 - Pediatria
Série Terapia Intensiva Pediatrica – **Desmame e Extubação – Carvalho e Cintia Johnston**
Temas em Nutrição Pediátrica – **SPSP – Cardoso**
Terapia Nutricional Pediátrica – **Simone Morelo Dal Bosco**
Terapêutica e Prática Pediátrica 2a ed. (2 vols.) – **Carvalho e Brunow**
Terapêutica em Pediatria – **Schettino**
Terapia Intensiva Pediátrica 3a ed. (2 vols.) – **Brunow de Carvalho e Matsumoto**
Tratado de Psiquiatria da Infância e da Adolescência – **Assumpção**
Tuberculose na Infância e na Adolescência 2a ed. – **Clemax**
Ventilação não Invasiva em Neonatologia e Pediatria - Série Terapia Intensiva Pediátrica e Neonatal (vol. 1) – **Carvalho e Barbosa**
Ventilação Pulmonar Mecânica em Neonatologia e Pediatria 2a ed. – **Werther Brunow de Carvalho**
Ventilação Pulmonar Mecânica na Criança – **Carvalho, Proença e Hirschheimer**

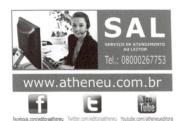

Manual Prático de Enfermagem Pediátrica

Organizadora
ASPÁSIA BASILE GESTEIRA SOUZA

Enfermeira graduada pela Faculdade de Enfermagem da Universidade Federal de São Paulo (Unifesp). Aprimoramento Profissional em Enfermagem Cardiovascular, modalidade Residência, pelo Instituto Dante Pazzanese de Cardiologia. Especialista em Enfermagem em Pediatria e Puericultura, pela Unifesp. Mestre em Enfermagem Pediátrica pela Escola de Enfermagem da Universidade de São Paulo (EE-USP). Docente em Cursos de Graduação e Pós-graduação. Coordenadora de Cursos de Pós-graduação em Enfermagem em Neonatologia e Enfermagem em Emergências Pediátricas. Empresária na área de Consultoria em Educação. Escritora.

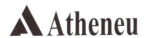

EDITORA ATHENEU

São Paulo —	Rua Jesuíno Pascoal, 30 Tel.: (11) 2858-8750 Fax: (11) 2858-8766 E-mail: atheneu@atheneu.com.br
Rio de Janeiro —	Rua Bambina, 74 Tel.: (21)3094-1295 Fax: (21)3094-1284 E-mail: atheneu@atheneu.com.br
Belo Horizonte —	Rua Domingos Vieira, 319 — conj. 1.104

CAPA: Paulo Verardo

PRODUÇÃO EDITORIAL: MKX Editorial

CIP-Brasil. Catalogação na Publicação
Sindicato Nacional dos Editores de Livros, RJ

S713m

Souza, Aspásia Basile Gesteira

Manual prático de enfermagem pediátrica / Aspásia Basile Gesteria Souza. - 1. ed - Rio de Janeiro : Atheneu, 2017.
il.

Inclui bibliografia
ISBN 978-85-388-0809-1

1. Enfermagem - Manuais, guia, etc.   I. Título.

17-42884

CDD: 610.73
CDD: 616-083

SOUZA, A. B. G.

Manual Prático de Enfermagem Pediátrica

© EDITORA ATHENEU
São Paulo, Rio de Janeiro, Belo Horizonte, 2018.

Colaboradores

ANA CRISTINA DE SÁ

Enfermeira. Psicóloga. Pedagoga. Doutora em Enfermagem, pela Escola de Enfermagem da Universidade de São Paulo (EE-USP). Mestre em Enfermagem Fundamental pela EE-USP. Docente no Curso de Graduação em Enfermagem, Universidade Anhembi Morumbi Laureate Internacional e Pós-Graduação *lato sensu* e *stricto sensu*. Especialista em Toque Terapêutico, pelo Método Krieger-Kunz, com formação nos Estados Unidos e Canadá. Autora de livros na área de Psicologia e Enfermagem. Vice-líder do Grupo de Ensino e Pesquisa em Humanização em Saúde – GEPHUS, Centro Universitário São Camilo (CUSC).

ANA MÁRCIA CHIARADIA MENDES-CASTILHO

Enfermeira. Pós-Doutorado em Enfermagem, pela Escola de Enfermagem da Universidade de São Paulo (EE-USP). Doutora em Ciências, pela EE-USP. Professora Doutora em Enfermagem na Saúde da Criança e do Adolescente da Faculdade de Enfermagem da Universidade Estadual de Campinas – SP (Unicamp). Pesquisadora do Núcleo Interdisciplinar de Pesquisa em Perdas e Luto (NIPPEL-USP). Pesquisadora e líder do Grupo de Estudos da Criança, Adolescente e Família (Gecaf-Unicamp).

ANA PAULA DIAS FRANÇA GUARESCHI

Enfermeira. Doutora em Ciências da Saúde, pela Escola de Enfermagem da Universidade de São Paulo (EE-USP). Mestre em Enfermagem Pediátrica, pela Universidade Federal de São Paulo (Unifesp). Especialista em Administração Hospitalar, pela Universidade de Ribeirão Preto (Unaerp). Especialista em Enfermagem Pediátrica, pela Unifesp. Especialista em Psicopedagogia, pelo Centro Universitário São Camilo (CUSC). Especialista em Educação à Distância, pela Faculdade Serviço Nacional de Aprendizagem Comercial (Senac). Supervisora de Ensino. Docente nos Cursos de Graduação e Pós-graduação do Centro Universitário São Camilo e no Curso de Graduação da Universidade São Judas Tadeu. Docente Temporária da Escola de Enfermagem da USP. Membro do Grupo de Estudo e Pesquisa no Processo de Cuidar na Ótica da Enfermagem – GESPPECEN e do Grupo de Estudo da Criança Doente (GECD).

ANA RAQUEL MEDEIROS BECK

Enfermeira. Doutora em Saúde da Criança e do Adolescente, pela Universidade Estadual de Campinas – SP (Unicamp). Mestre em Enfermagem, pela Unicamp. Membro do Grupo de Pesquisa de Cuidados Paliativos da Faculdade de Enfermagem da Unicamp e do Grupo de Estudos da Criança, Adolescente e Família (Gecaf-Unicamp). Membro do Comitê de Ética em Pesquisa da Unicamp.

CAMILA CAZISSI DA SILVA

Enfermeira. Especialista em Enfermagem Pediátrica e Neonatal, pela Faculdade Albert Einstein. Mestranda em Ciências da Saúde, Universidade Estadual de Campinas – SP (Unicamp). Enfermeira da Unidade de Terapia Intensiva Pediátrica do Hospital de Clínicas da Unicamp. Membro do Grupo de Estudos do Brinquedo (Gebrinq) da Universidade Federal de São Paulo (Unifesp) e do Grupo de Estudos da Criança, Adolescente e Família (Gecaf-Unicamp).

ELENICE VALENTIM CARMONA

Enfermeira. Pós-Doutorado em Enfermagem Neonatal, pela UTHSCSA (University of Texas – Health Science Center San Antonio). Doutora em Ciências, pela Universidade Federal de São Paulo (Unifesp). Mestre em Enfermagem, pela Universidade Estadual de Campinas – SP (Unicamp). Especialista em Enfermagem Obstétrica, pelo Centro Universitário São Camilo. Membro do Diagnosis Development Committee – NANDA Internacional, gestão 2014-2018. Professora Doutora da Área de Saúde da Criança e do Adolescente da Faculdade de Enfermagem (FENF) da Unicamp. Pesquisadora e Vice-Líder do Grupo de Pesquisa em Saúde da Mulher e do Recém-Nascido da FENF – Unicamp.

ERIKA SANA MORAES

Enfermeira. Especialista em Terapia Intensiva Pediátrica, pelo Centro Universitário São Camilo (CUSC). Mestranda em Ciências da Saúde, pela Universidade Estadual de Campinas – SP (Unicamp). Professora Assistente da disciplina Saúde da Criança e do Adolescente, Faculdade Anhanguera. Enfermeira da Unidade de Terapia Intensiva Pediátrica do Hospital de Clínicas da Unicamp. Membro do Grupo de Estudos da Criança, Adolescente e Família (Gecaf-Unicamp).

FERNANDO DE OLIVEIRA NEVES

Odontólogo. Biólogo. Gestor Ambiental. Especialista em Circulação Extracorpórea e Assistência Pulmonar, pelo Instituto de Cardiologia (Incor), da Faculdade de Medicina da Universidade de São Paulo (FMUSP). Especialista em Citologia Oncótica Diagnóstica, pelo Centro de Treinamento, Ensino e Pesquisa em Câncer, do Hospital A.C. Camargo. Especialista em Macroscopia Cirúrgica, pelo Laboratório Ferdinando Costa. Membro da Sociedade Brasileira de Estomatologia e Patologia Oral – SOBE, desde 2014.

JULIA PERES PINTO

Enfermeira. Doutora e Mestre em Ciências da Saúde, pela Escola de Enfermagem da Universidade Federal de São Paulo (Unifesp). Especialista em Administração Hospitalar, pelo Centro Universitário São Camilo (CUSC). Docente do curso de Graduação em Enfermagem e Pós-Graduação da Universidade Anhembi Morumbi (UAM) e CUSC.

JULIANA BASTONI DA SILVA

Enfermeira. Doutora em Ciências pela Escola de Enfermagem da Universidade de São Paulo (EE-USP). Mestre em Enfermagem pela Universidade Estadual de Campinas (Unicamp). Enfermeira da Faculdade de Enfermagem da Unicamp. Docente do Programa de Pós-graduação em Enfermagem (PPG-Enf) da Unicamp. Experiência clínica e acadêmica na Área de Saúde da Criança e do Adolescente, Enfermagem Fundamental e Semiologia.

KARINA JORGINO GIACOMELLO

Enfermeira. Mestre em Ciências da Saúde, pela Universidade Estadual de Campinas (Unicamp). Residência Multiprofissional na Atenção Integral ao Paciente do Sistema Único de Saúde (SUS), pelo Hospital Municipal Dr. Mário Gatti (HMMG). Enfermeira da Unidade de Internação Pediátrica do Hospital de Clínicas da Unicamp. Membro do Grupo de Estudos da Criança, Adolescente e Família (Gecaf-Unicamp).

KÁTIA SILENE BRAZ DA SILVA MORAIS

Enfermeira. Mestre em Enfermagem Intensivista, pelo Instituto Brasileiro de Terapia Intensiva (Ibrati). Especialista em Enfermagem Neonatal, pela Faculdade Santa Marcelina (FASM). Especialista em Licenciatura para Bacharéis em Enfermagem, pela Universidade Nove de Julho (Uninove). Especialista em Gestão e Auditoria nos Serviços de Enfermagem, pela Universidade Cruzeiro do Sul (Unicsul). Especialista em Saúde Baseada em Evidências, pelo Hospital Sírio-Libanês. Apoiadora de Enfermagem do Hospital Santa Marcelina – Itaquera, São Paulo. Docente do Curso de Graduação em Enfermagem (FASM), Campus Itaquera.

LUCIANA DE LIONE MELO

Enfermeira. Doutora em Enfermagem, pela Escola de Enfermagem de Ribeirão Preto da Universidade de São Paulo (EERP-USP). Pós-doutoranda da Escola Paulista de Enfermagem da Universidade Federal de São Paulo (Unifesp). Professora Doutora da Área Enfermagem na Saúde da Criança e do Adolescente, Faculdade de Enfermagem da Universidade Estadual de Campinas – SP (Unicamp). Pesquisadora do Grupo de Estudos do Brinquedo (Gebrinq-Unifesp) e Líder do Grupo de Estudos da Criança, Adolescente e Família (Gecaf-Unicamp).

RAQUEL CANDIDO YLAMAS VASQUES

Enfermeira. Doutora em Ciências, pela Escola de Enfermagem da Universidade de São Paulo (EE-USP). Mestre em Enfermagem Pediátrica, pela EE-USP. Especialista em Pediatria, pelo Instituto da Criança do Hospital das Clínicas da Faculdade de Medicina da USP. Especialista em Neonatologia, pelo Centro Universitário São Camilo (CUSC). Docente do curso de Graduação em Enfermagem e Pós-Graduação do CUSC. Membro do Núcleo Interdisciplinar de Pesquisa em Perdas e Luto (NIPPEL, EE-USP) e do Grupo de Estudo e Pesquisa em Humanização em Saúde (GEPHUS, CUSC).

SUÉLLEN MARIANE RIOS VICENTE

Enfermeira. Especialista em Enfermagem Neonatal, pela Universidade Cruzeiro do Sul (Unicsul). Especialista em Gestão dos Serviços de Enfermagem (Unicsul). Apoiadora de Enfermagem das Unidades Cirúrgicas do Hospital Santa Marcelina – Itaquera, São Paulo.

Dedicatória

Melina, filha amada, quando perto ou quando longe.
Verônica, filha amada, quando ensino e quando aprendo.
Antônio, vento morno da areia.
Vasiliki Dimitrios Stávracas, "μαμα", pelas
memórias que sobrevivem.

Aspásia Basile Gesteira Souza

Agradecimentos

Ao Dr. Paulo Rzezinski e à equipe da Editora Atheneu, pela oportunidade e apoio. Aos colegas que compartilharam seu saber.

Aspásia Basile Gesteira Souza

Prefácio

O *Manual Prático de Enfermagem Pediátrica*, organizado com afinco por Aspásia Basile Gesteira Souza, especialista em Pediatria, mestre pela Escola de Enfermagem da Universidade de São Paulo e autora de outros livros que tratam de saúde, traz 14 capítulos, dois anexos e estudos de casos clínicos, no apêndice. Aspásia também é autora e coautora da obra.

Para compor a equipe de colaboradores, a organizadora reuniu um grupo de enfermeiras docentes e assistenciais com ampla experiência em pediatria e com currículos consistentes na área.

O *Manual* ensina como proceder para obter as condições adequadas a fim de promover a saúde da criança e do adolescente e tratar doenças, de uma forma geral. Oferece um aporte seguro, em amplo sentido, para os profissionais que auxiliam crianças e jovens a lidar com seus problemas de saúde, sobretudo no caso de uma necessidade de tratamento médico hospitalar. Traz a reflexão de que as dificuldades devem ser percebidas de modo a serem superadas e de que o atendimento da equipe de enfermagem deve se voltar para os aspectos físicos, biológicos, psicológicos e emocionais e para o ambiente social da criança e do jovem, em uma concepção holística. É um instrumento útil para quem estuda e ensina técnicas de enfermagem baseadas na "prática da humanidade".

O livro pretende despertar no profissional o apuro técnico, a busca da eficácia nos procedimentos de enfermagem e demais aspectos do tratamento da saúde, mas, sobretudo, no ato de cuidar "com benevolência, com afeto, com compaixão". (p. 281)

Nesse sentido, a família é acolhida e chamada a participar dos cuidados prestados à criança e ao jovem e deve receber, também, atendimento e conforto. Humanizar em pediatria é dar a atenção satisfatória a cada indivíduo e cuidar com ele e com a família, dos aspectos físicos e psicológicos de sua saúde e seu ambiente social. O livro valoriza a ética e o respeito na comunicação entre todos os envolvidos no processo de tratamento, incluindo a própria criança e o jovem, que são informados sobre as intervenções a serem realizadas, das mais simples às mais complexas e dolorosas, de modo claro, mas de maneira a não causar traumas ou suscitar interpretações equivocadas.

O livro mostra como a comunicação com a criança é um instrumento essencial no processo de seu desenvolvimento e crescimento e simultaneamente durante um tratamento que requer os cuidados de enfermagem, desde a escolha das palavras na abordagem, até a seleção das brincadeiras e dos brinquedos que serão utilizados como meio para orientá-los. A prática de enfermagem precisa ser estimulante para a criança com a finalidade de trazer maior bem-estar a ela, à família e, consequentemente, aos profissionais de saúde. A orientação do livro contribui para trazer a brincadeira e outras ações lúdicas para os tratamentos de saúde, o que estimula resultados bem-sucedidos de cura, já que a criança percebe que é recebida com afeição e, desse modo, tem mais chances de superar os desconfortos de alguns procedimentos.

Em linguagem sensível, o *Manual Prático de Enfermagem Pediátrica* cruza campos multidisciplinares porque os autores desenvolvem suas práticas em importantes instituições de ensino e assistência e possuem especialização, mestrado, doutorado ou pós-doutorado em Enfermagem e em outros campos da Saúde e das Ciências Humanas e pesquisam diferentes áreas do conhecimento e formas de cuidar, relacionadas com a criança.

Seu conteúdo procura abranger todos os cuidados com a criança, sobretudo nos primeiros anos de vida. Valoriza a experiência infantil e a materna, desde o período de gestação até o completo desenvolvimento e crescimento da criança, e descreve cuidados e providências a tomar em casos de acidentes e doenças fatais. As observações são motivadas pela análise do contexto social das crianças e jovens, e as pesquisas que embasam o trabalho do livro levam em consideração a incidência de doenças e os erros de procedimentos de maior gravidade ou danos físicos e psicológicos ocorridos e registrados nas unidades de saúde. Também tomam como parâmetro a experiência, os fracassos e os sucessos que fundamentam a história da Medicina e da própria Enfermagem como ciência.

No capítulo 5, "Preparando a Criança para Procedimentos", também de autoria de Aspásia, o livro faz referências a pensadores como o psicólogo bielorrusso Lev Vygotsky (1896-1934), que demonstrou como a brincadeira contribui para a criança aceitar melhor as regras ao desempenhar alguns papéis sociais.

Aspásia também remete à psicanalista Arminda Aberastury, que propõe apoiar a busca da liberdade pela criança quando afirma "que a inibição para brincar pode ser o único sinal de neurose grave na infância". O texto também traz o conhecimento do psicanalista alemão, discípulo de Sigmund Freud, Erik H. Erickson (1902-1994), para quem o brinquedo contém o lazer e tem o poder de propiciar a autocura. Sobre esse aspecto medicinal que o brinquedo possui, a autora explora ainda o pensamento do pediatra e psicanalista inglês Donald W. Winnicott (1896-1971) de como o brinquedo é capaz de ajudar a criança a organizar seu mundo interno.

De maneira crítica, este livro busca descrever a realidade histórica e as dificuldades enfrentadas pelas equipes de saúde. Há no *Manual,* a preocupação com a difusão de uma forma não agressiva, "atraumática", de tratamento e o reconhecimento dela como um problema enfrentado e a enfrentar, que acompanha a enfermagem e a medicina desde os seus primórdios. O tratamento humanizado também foi objeto de atenção do grego Hipócrates (460-370 a.C.), "pai da medicina", cujo lema era *Primum non nocere* (primeiro não prejudique, em latim). Hipócrates também é autor da sentença: "Que o seu remédio seja seu alimento e que o seu alimento seja o seu remédio."

Nesse ponto, o *Manual* dá alguns passos à frente quando aborda a questão da alimentação na infância, pois a forma de comer interfere tanto na manutenção de uma vida sem doenças como no tratamento das mesmas. Para isso introduz informações sobre a composição de alguns alimentos e sua relação com as necessidades corporais da criança, bem como sobre a importância de acompanhamento por nutricionistas e outros especialistas. Também chama a atenção para a utilização prejudicial de alimentos industrializados e açucarados, dentre outros, que contêm ingredientes que podem prejudicar alguns tratamentos.

Por todas as razões aqui apontadas, este livro tem chance de ser útil também para as mães, os pais e os educadores, pois traz informações preciosas dos diversos aspectos da saúde da criança e da superação das crises de saúde e das mudanças no desenvolvimento do corpo, que deve ser visto de uma forma total, física, psicológica e social.

O *Manual Prático de Enfermagem Pediátrica* investe no bem-estar da criança, da família e também do cuidador, que está sempre a lidar "com a criança e família em situação de doença, angústia e desconforto" (p. 145), e também compreende a situação dos pais e como para eles o cuidar é um desafio que deve ser enfrentado em cada fase do desenvolvimento de seus filhos.

Mônica Rodrigues da Costa

Jornalista especializada em infância. Professora Doutora em Comunicação e Semiótica, pela Pontifícia Universidade Católica – PUC de São Paulo; docente nos Cursos de Jornalismo, Fundação Armando Álvares Penteado – FAAP/SP; escreve críticas sobre teatro para crianças no "Guia da Folha", da Folha de São Paulo, e é jurada do Prêmio São Paulo de Teatro Infantil e Jovem/FEMSA-Coca-Cola.

Apresentação

Manual Prático de Enfermagem Pediátrica tem como proposta agrupar diferentes temas sobre o cuidado de enfermagem em Pediatria, focado na criança e em sua família, entre os quais se destacam: a consulta pediátrica, a avaliação do crescimento e do desenvolvimento infantil, a administração de medicamentos, a coleta de material biológico para exames, e os cuidados perioperatórios.

A obra pretende atender às necessidades de atualização e consulta de profissionais e estudantes da área, a partir de capítulos elaborados por experientes profissionais de renomadas instituições acadêmicas e assistenciais.

Manual Prático de Enfermagem Pediátrica conta com uma Editora, 15 Colaboradores, 14 Capítulos, dois Anexos e um Apêndice, que apresenta perguntas e casos clínicos comentados.

Os capítulos buscaram oferecer informações para a compreensão e efetivação do cuidado, incluindo a descrição de procedimentos práticos que são frequentemente utilizados em Pediatria.

Os textos têm embasamento teórico atualizado e englobam os aspectos que favorecem a assistência, especialmente no ambiente hospitalar. Amplamente ilustrado com quadros explicativos e figuras, o que facilita a assimilação do texto.

Por esses aspectos, a obra constitui-se em leitura essencial para a equipe de Enfermagem e demais profissionais que atuam em Pediatria.

Aspásia Basile Gesteira Souza

Sumário

1 A Consulta Pediátrica, 1
Aspásia Basile Gesteira Souza

2 Avaliação do Crescimento Infantil, 39
Aspásia Basile Gesteira Souza

3 Avaliação do Desenvolvimento Neuropsicomotor Infantil, 49
Ana Paula Dias França Guareschi
Raquel Candido Ylamas Vasques
Aspásia Basile Gesteira Souza

4 A Unidade Pediátrica e o Processo de Hospitalização, 75
Luciana de Lione Melo
Ana Márcia Chiaradia Mendes-Castillo
Karina Jorgino Giacomello

5 Preparando a Criança para Procedimentos, 97
Aspásia Basile Gesteira Souza

6 Aferição dos Sinais Vitais e Medidas Antropométricas em Pediatria, 109
Aspásia Basile Gesteira Souza

7 Cuidados na Primeira Infância: Alimentação, Sono e Higiene, 127
Juliana Bastoni da Silva
Ana Raquel Medeiros Beck
Elenice Valentim Carmona
Aspásia Basile Gesteira Souza

8 Medicando a Criança, 149
Júlia Peres Pinto
Aspásia Basile Gesteira Souza

9 Cuidados na Infusão de Hemocomponentes, 175
Aspásia Basile Gesteira Souza

10 Oxigenoterapia no Cliente Pediátrico, 187
Camila Cazissi da Silva
Erika Sana Moraes
Ana Márcia Chiaradia Mendes-Castillo

11 Cateterização Gástrica, Enteral e Vesical em Pediatria, 207
Aspásia Basile Gesteira Souza

12 Coleta de Material Biológico para Exames: Sangue, Urina, Fezes e Líquor, 225
Aspásia Basile Gesteira Souza
Fernando de Oliveira Neves

13 Cuidados Pré e Pós-Operatório na Unidade Pediátrica, 255
Aspásia Basile Gesteira Souza
Kátia Silene Braz S. Morais
Suéllen Mariane Rios Vicente

14 Preparo do Corpo Pós-Morte, 273
Raquel Candido Ylamas Vasques
Ana Cristina de Sá
Aspásia Basile Gesteira Souza

Anexos, 283
Anexo A: Resolução Conanda n.º 41: Direitos da Criança e do Adolescente Hospitalizados, 283
Anexo B: Calendário de Vacinação 2017, 285

Apêndice A: Casos Clínicos e Exercícios Práticos, 289
Aspásia Basile Gesteira Souza

Índice Remissivo, 304

A Consulta Pediátrica

Aspásia Basile Gesteira Souza

O cuidado à saúde possui uma dimensão ética, técnica e humana, que implica na responsabilidade do profissional em atender às necessidades do cliente, de forma holística. Na área pediátrica o cuidado é direcionado para a criança, adolescente, e suas famílias.

O Estatuto da Criança e do Adolescente (ECA), Lei Federal n.º 8.069/90 define criança como a pessoa com até 12 anos de idade (incompletos) e, adolescente, aquela entre 12 e 18 anos (incompletos). Para a Organização Mundial da Saúde (OMS), criança é o indivíduo com até 10 anos e, adolescente, aqueles entre 10 e 19 anos de idade.

Do ponto de vista fisiológico, a diferença entre criança e adolescente é mais complexa.

A adolescência se inicia com as mudanças corporais próprias da puberdade, que é um fenômeno biológico resultante da reativação dos mecanismos neuro-hormonais do eixo hipotalâmico-hipofisário-adrenal-gonadal, caracterizando as fases da pubarca ou adrenarca, e gonadarca. Essas alterações hormonais determinarão o início e o final da adolescência, onde ocorrerá a fusão total das epífises ósseas, o desenvolvimento das características sexuais secundárias, a ovulação e a menstruação na mulher, e a espermatogênese no homem.

Todas essas definições tentam categorizar a infância e a adolescência utilizando conceitos embasados em estudos da psicologia, da educação, da filosofia, da medicina, ou recortes etários, como é o caso da OMS, para atenderem a objetivos específicos de programas, pesquisas e políticas públicas. Mas a idade, isoladamente, nem sempre é determinante para classificar a faixa etária.

Na prática clínica notam-se diferenças físicas e comportamentais importantes entre as diferentes fases, que merecem atenção da equipe de saúde.

A infância pode ser dividida em três grandes períodos: primeira infância, até os três anos de idade; segunda infância, entre três e seis anos; terceira infância, entre seis e 12 anos. O Ministério da Saúde considera a primeira infância até os seis anos. As faixas etárias utilizadas para denominar as crianças, nesse período, são apresentadas no Quadro 1.1: neonato, lactente, infante ou *toddler* ("andar desajeitado"), pré-escolar, escolar e adolescência (pré-adolescência, adolescência e juventude). O limite cronológico entre essas pode ser variável, a depender das características e do desenvolvimento da criança, descritos adiante.

Quadro 1.1 – Faixas etárias em pediatria

Idade	Fase
0-28 dias incompletos	Recém-nascido
28 dias-12 meses incompletos	Lactente
1-3 anos incompletos	Infante ou *Toddler*
3-6 anos incompletos	Pré-escolar
6-10 anos (aproximadamente)	Escolar
10-14 anos	Pré-adolescência
15-19 anos completos	Adolescência
15-24 anos	Juventude ou pós-adolescência

Para o acompanhamento da saúde infantil, especialmente de seu crescimento e desenvolvimento, as consultas de rotina nos dois primeiros anos, denominadas "Puericultura", seguem a recomendação do Ministério da Saúde, com um mínimo de sete avaliações no primeiro ano, a saber: primeira semana ou até 15 dias de vida, 1.º mês, 2.º mês, 4.º mês, 6.º mês, 9.º mês e 12.º mês, e duas consultas no 2.º ano de vida, aos 18 e 24 meses. A partir daí, as avaliações podem ser anuais, até o final da adolescência.

Além das consultas agendadas é comum a necessidade de outras avaliações intermediárias, especialmente na primeira infância.

São objetivos da consulta pediátrica:

- Avaliar queixas e preocupações da criança, adolescente e família;
- Levantar condições do parto e intercorrências em neonatos e lactentes;
- Conhecer dados relevantes de saúde, como: doenças anteriores, cirurgias, medicamentos em uso, alergias etc.;
- Levantar a ocorrência de doenças genéticas e crônicas na família;
- Identificar a composição e a dinâmica familiar;
- Atualizar carteira de imunização;
- Avaliar o desenvolvimento neuropsicomotor;
- Avaliar o crescimento físico;
- Identificar condições sociais que afetem à saúde;
- Conhecer hábitos de vida como os cuidados dentários, higiene, alimentação, sono, lazer, atividade física, relacionamento social, transtornos, drogadição;
- Identificar sinais de vitimização e *bullying*;
- Conhecer medidas de segurança e proteção adotadas pela família.

Dada a especificidade do cuidado em pediatria, a Sociedade Brasileira de Enfermeiros Pediatras (SBEP) e a Sociedade Brasileira de Pediatria (SBP) têm empreendido esforços para ampliar e divulgar o conhecimento da área. A SBP criou o Núcleo Permanente de Avaliação da Qualidade da Assistência à Infância e à Adolescência no Sistema Único de Saúde (VigilaSUS), objetivando avaliar e acompanhar a assistência pediátrica da rede SUS, por meio de indicadores que são encaminhados às instâncias competentes.

Para planejar a assistência, os profissionais da saúde lançam mão de métodos para identificar as intercorrências e para propor intervenções.

Na Enfermagem, esse método é realizado em etapas, por meio do Processo de Enfermagem ou Metodologia da Assistência de Enfermagem, que configura a Sistematização da Assistência de Enfermagem (SAE).

De acordo com a Resolução do Conselho Federal de Enfermagem (Cofen) n.º 358/2009, a SAE é composta por: histórico de enfermagem, que compreende a anamnese (entrevista) e o exame físico; diagnóstico; planejamento de intervenções; efetivação das intervenções (prescrição) e avaliação dos resultados (evolução). Essas etapas favorecem o julgamento clínico do enfermeiro a partir do levantamento de informações sobre o indivíduo, família e comunidade, que são organizadas de maneira a efetivar o cuidado.

Em pediatria, a sistematização da assistência de enfermagem contempla a criança, adolescente e a sua família. A assistência se inicia por meio do histórico, foco desse capítulo.

O HISTÓRICO DE ENFERMAGEM

O histórico, como mencionado, é composto por entrevista e exame físico, e faz parte da consulta de enfermagem, que é um ato privativo do enfermeiro, conforme a Lei do Exercício Profissional n.º 7.498/86 (art.11, inciso l, alínea i). Para nortear o levantamento de dados podem-se elaborar questionários estruturados (perguntas fechadas) ou semiestruturados (com perguntas abertas e fechadas).

Histórico: entrevista + exame físico

O histórico é elaborado para se adequar às demandas da clientela e da instituição, adotando diferentes formatos (Quadro 1.2). Assim, unidades pediátricas terão diferentes modelos adaptados para uso em unidades básicas de saúde, de pronto atendimento, internação ou terapia intensiva, por exemplo. Até os 24 meses de vida, as informações que se referem às infecções maternas adquiridas na gestação, idade gestacional de nascimento, intercorrências no parto e vitalidade ao nascer, entre outros, devem ser contempladas no levantamento de dados, pois influenciam no estado de saúde atual da criança.

As informações são obtidas por meio de:
a. entrevista, diretamente com a criança, de acordo com o seu desenvolvimento e capacidade de se comunicar, ou com sua família ou cuidador;
b. exame físico;
c. observações dos demais membros da equipe;
d. registros que constam do prontuário.

Os dados identificados no histórico podem ser subjetivos ou objetivos.

São dados subjetivos, ou sintomas (do grego *sin*, junção e *tomo*, partes), aqueles obtidos com a técnica de entrevista, ou anamnese (do grego *aná*, trazer de novo e *mnesis*, memória) e dizem respeito às percepções relatadas pelo paciente. Os sintomas caracterizam-se por seus sete princípios ou componentes: localização (onde se situa); cronologia (quando se inicia e duração); qualidade (características); quantidade (gravidade, o quanto é desconfortável); circunstância (quando ocorre); fatores agravantes ou atenuantes; manifestações associadas (é acompanhado por outra alteração?).

São dados objetivos, ou sinais, aqueles detectados ou aferidos na avaliação dos sistemas (exame físico).

A integração e a interpretação entre os sintomas e os sinais são importantes para o enfermeiro, ao sistematizar o cuidado.

Quadro 1.2 – Modelo de histórico de enfermagem em pediatria

Histórico de Enfermagem em Pediatria

Nome: _____ Apelido: _____ Idade: ____ Registro hospitalar: _____ Leito: ___
Motivo da internação: _____
Diagnóstico médico: _____
Cor da pele referida: ( ) Branca   ( ) Preta   ( ) Parda   ( ) Amarela   ( ) Indígena
Sexo biológico: ( ) Homem   ( ) Mulher   ( ) Indefinido
Gênero referido: ( ) Masculino   ( ) Feminino
Escolaridade: _____ Religião da família: _____
Acompanhantes (nome e parentesco): _____
Intercorrências na gestação e parto: _____
Alterações genéticas: _____

Antecedentes pessoais

( ) Diabetes I   ( ) Câncer _____   ( ) Convulsão   ( ) Asma
( ) Pneumonia de repetição   ( ) Alergia _____   ( ) Rinite   ( ) Dislalia
( ) Autismo   ( ) Dislexia   ( ) TDAH   ( ) Doença psiquiátrica _____
( ) Necessidades especiais _____   Outros: _____
( ) Transfusão data: _____   ( ) Internações anteriores _____
( ) Cirurgia _____
Medicamentos em uso (tipo, dose, horário): _____
Imunização: ( ) completa   ( ) incompleta _____
Vacina BCG: ( ) cicatriz em braço D   ( ) sem cicatriz em braço D
Observações: _____

Heredograma (parentesco, nome, idade, doenças)

Desenvolvimento neuropsicomotor

Menores de 24 meses: Sorriu ____meses   Rolou ____ meses
Engatinhou ____meses   Andou ____meses   Falou ____meses
Controle esfíncteres: ( ) sim   ( ) não   Autonomia para vestir: ( ) sim   ( ) não
Autonomia para comer: ( ) sim   ( ) não
Observações: _____

Continua

Quadro 1.2 – Modelo de histórico de enfermagem em pediatria (continuação)

Hábitos

( ) Chupeta ( ) Paninho ( ) Onicofagia ( ) Tricotilomania
( ) Outros: _____

Convívio com animais: _____ Recreação: ( ) TV ___ h/dia
( ) Eletrônicos ___ h/dia. ( ) Outros: _____

Alimentação: ( ) AM exclusiva até __ meses ( ) AM mista ( ) Fórmula _____
( ) Sólidos ( ) Frutas Aversões: _____ ( ) Apetite preservado
( ) Inapetente ( ) Salgadinhos ( ) Doces

Líquidos: ( ) Água ___ copos/dia ( ) Refrigerante ___ copos/dia
( ) Suco ___ copos/dia ( ) Outros: _____

Distúrbios alimentares: ( ) Não ( ) Bulimia ( ) Anorexia ( ) Geofagia
( ) Tricotilofagia ( ) Outros: _____

Eliminações: ( ) Fralda ( ) Vaso sanitário Urina: ___ x/dia ( ) Enurese noturna
Evacuação: ( ) diária ( ) dias alternados ( ) constipação ( ) diarreia
Sono ___ h/noite Repouso ___ h/dia ( ) Bruxismo ( ) Sonambulismo
( ) Agitação ( ) Terror ( ) Ronco Outros: _____

Higiene: ( ) Banho diário ( ) Banho em dias alternados ( ) Com auxílio
( ) Sem auxílio Higiene oral ___ x/dia
Atividade física: ( ) Não se aplica ( ) Pratica regularmente: _____ ( ) Sedentarismo
Drogadição: ( ) não se aplica ( ) nega ( ) Álcool ___ copos/dia
( ) Tabaco ___ cigarros/dia ( ) Drogas ilícitas _____

Controle de saúde: ( ) Consultas de rotina ( ) Somente em intercorrências
Observações: _____

Condições de moradia

( ) Água encanada ( ) Água de poço ( ) Rede de esgoto público
( ) Fossa séptica ( ) Outro _____
( ) Boa insolação ( ) Umidade ( ) Mofo ( ) Insetos _____
( ) Roedores _____

EXAME FÍSICO

Antropometria

Peso: ____ Comprimento/estatura: ____ IMC (peso/altura^2): ____
( ) Adequado ( ) Encaminhar para nutricionista
Até 24 meses: PC: ____ cm PT: ____ cm PAb: ____ cm PBr: ____ cm
Sinais vitais: Pulso apical: ____ bpm FR: ____ mpm T: ____ º C
PA: ____ x ____ mmHg Sat O$_2$: ____ % local ____
Dor: ( ) Ausente ( ) Presente Localização: _____

Escala de Classificação de Dor
Wong-Baker FACES® Pain Rating Scale

0	2	4	6	8	10
Não dói	Dói um pouco	Dói um pouco mais	Dói muito	Dói muito mais	Dói o máximo

©1983 Wong-Baker FACES Foundation. www.WongBakerFACES.org
Used with permission. Originally published in *Whaley & Wong's Nursing Care of Infants and Children*. ©Elsevier Inc.

Escala numérica visual 0 1 2 3 4 5 6 7 8 9 10
Atitude e postura: ( ) atípica, normal ( ) típica de dor ( ) ativa ( ) passiva
( ) ortopneia ( ) cócoras ( ) Outra _____

Continua

Quadro 1.2 – Modelo de histórico de enfermagem em pediatria (continuação)

Dispositivos e cateteres

( ) AVP ___   ( ) AVC ___   ( ) Dreno pleural ___   ( ) Sonda gástrica ___
( ) Sonda enteral ___   ( ) Sonda vesical ___
( ) Máscara de O$_2$ ___ L/min   ( ) Máscara de Venturi ___   ( ) Halo ___ L/min ( )
( ) Outros: _____

Sistema Tegumentar

( ) Acianose   ( ) Cianose labial   ( ) Cianose ungueal   ( ) Palma da mão rosada
( ) Palidez palmar   ( ) Pele amarelada
Turgor: ( ) normal   ( ) diminuído   Pele: ( ) hidratada   ( ) seca ___
( ) Descamação ___   ( ) Hematoma ___   ( ) Equimose ___
( ) Escoriação ___   ( ) Petéquia ___   ( ) Edema ___   ( ) Flebite ___
( ) Infiltração ___   ( ) Alopécia   ( ) Hirsutismo ___   ( ) Dermatite seborreica
( ) Dermatite atópica ___   ( ) Acne juvenil   ( ) Pediculose   ( ) Escabiose ___
( ) Onicomicose ___   ( ) Verrugas ___   ( ) Bolha ___
( ) Cicatriz ___   ( ) UPP ___   ( ) Tatuagem artística
( ) Tatuagem não artística   ( ) Piercing ___
Períneo: ( ) íntegro   ( ) dermatite da região das fraldas   ( ) candidose perineal
( ) Outros: _____

Cabeça

Crânio: ( ) simétrico   ( ) assimétrico   ( ) normocefalia   ( ) macrocefalia
( ) microcefalia   ( ) Outros: _____
Fontanela anterior (antes dos 18 meses): ( ) não se aplica   ( ) fechada   ( ) aberta
tamanho: ___ x ___ cm
( ) plana   ( ) deprimida   ( ) abaulada   ( ) normotensa   ( ) flácida   ( ) tensa

Olhos

( ) Simétricos   ( ) Assimétricos   ( ) Edema ___   ( ) Limpos
( ) Exsudato purulento ___   ( ) Hiperemia ___   ( ) Outros: _____
Mucosa ocular: ( ) corada   ( ) hipocorada   ( ) descorada
( ) esclerótica amarelada   ( ) úmida   ( ) seca
( ) Eixo visual alinhado   ( ) Estrabismo ___   ( ) Nistagmo
( ) Acuidade visual preservada   ( ) Acuidade visual diminuída ___
( ) Óculos ou lentes   ( ) Cartão de Snellen ___

Orelhas

Acuidade auditiva: ( ) preservada   ( ) diminuída ___
( ) Projeção de orelha ("abano")   Observação: _____
Inserção da orelha: ( ) nível dos olhos   ( ) abaixo dos olhos   ( ) acima dos olhos
Lóbulo: ( ) sem alterações   ( ) malformado

Continua

Quadro 1.2 – Modelo de histórico de enfermagem em pediatria (continuação)

Boca e maxilar

Mucosa oral: ( ) corada   ( ) hipocorada   ( ) úmida   ( ) seca   ( ) placas
( ) língua saburrosa   ( ) íntegra   ( ) lesões _____
Palato duro: ( ) íntegro   ( ) fenda _____   Lábios: ( ) íntegros   ( ) fissura _____
Úvula: ( ) centralizada   ( ) desvios   ( ) bífida   ( ) Micrognatia   ( ) Prognatia
( ) Outros: _____

Tonsilas palatinas: ( ) inalteradas   ( ) hipertrofia _____   ( ) placas de pus
( ) Hiperemia orofaríngea   ( ) Exsudato pós-nasal
Dentição: ( ) completa para a idade   ( ) incompleta para a idade
Mordedura: ( ) normal   ( ) cruzada   ( ) Cáries _____

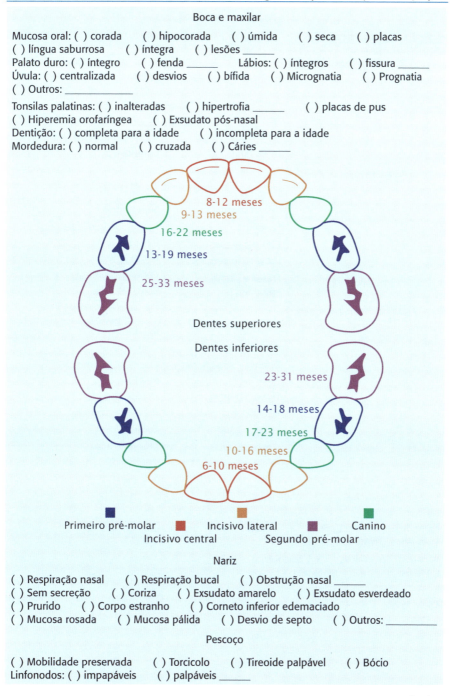

■ Primeiro pré-molar   ■ Incisivo lateral   ■ Canino
Incisivo central   Segundo pré-molar

Nariz

( ) Respiração nasal   ( ) Respiração bucal   ( ) Obstrução nasal _____
( ) Sem secreção   ( ) Coriza   ( ) Exsudato amarelo   ( ) Exsudato esverdeado
( ) Prurido   ( ) Corpo estranho   ( ) Corneto inferior edemaciado
( ) Mucosa rosada   ( ) Mucosa pálida   ( ) Desvio de septo   ( ) Outros: _____

Pescoço

( ) Mobilidade preservada   ( ) Torcicolo   ( ) Tireoide palpável   ( ) Bócio
Linfonodos: ( ) impapáveis   ( ) palpáveis _____

Continua

Quadro 1.2 – Modelo de histórico de enfermagem em pediatria (continuação)

Sistema Neurológico

Escala de Glasgow adaptada _____ pontos

Abertura ocular		> 1 ano	< 1 ano
	1	Ausente	Ausente
	2	Ao estímulo doloroso	Ao estímulo doloroso
	3	Ao estímulo verbal	Ao estímulo verbal
	4	Espontânea	Espontânea

Melhor Resposta Verbal		2-5 anos	< 2 anos
	1	Sem resposta	Sem resposta
	2	Grunhidos	Grunhidos, gemido a dor
	3	Choro e gritos	Choro à dor
	4	Palavras inapropriadas	Choro irritado
	5	Frases e palavras apropriadas	Sorri, balbucia

Melhor resposta motora		> 1 ano	< 1 ano
	1	Sem resposta	Sem reposta
	2	Extensão ao estímulo doloroso	Extensão ao estímulo doloroso
	3	Flexão anormal	Flexão anormal
	4	Retirada em flexão	Retirada em flexão
	5	Localiza a dor	Localiza a dor
	6	Obedece	Movimentação espontânea

Nível de consciência: ( ) alerta   ( ) reativo   ( ) orientado no tempo
( ) orientado no espaço   ( ) sonolento   ( ) torporoso   ( ) sedado
( ) inconsciente

Comportamento: ( ) calmo   ( ) agitado   ( ) interage com o meio
( ) apático   ( ) timidez extrema

Pupilas: ( ) isocóricas   ( ) anisocóricas ___ > ___   ( ) Midríase _____
( ) Miose _____   Pupilômetro _____ mm

Continua

Quadro 1.2 – Modelo de histórico de enfermagem em pediatria (continuação)

```
  •   •   •   •   •   •     ●
  1   2   3   4   5   6     7
            Pupilômetro (mm)
```

( ) Ptose palpebral: ____   ( ) Sem desvio de rima bucal
( ) Com desvio de rima bucal:____ ( ) Olfato preservado   ( ) Olfato alterado
( ) Paladar preservado   ( ) Paladar alterado

Reflexos: ( ) RFM +   ( ) RFM -   ( ) ROV +   ( ) ROV -   ( ) Piscamento +
( ) Piscamento -

Membros: ( ) força preservada   ( ) força diminuída ___   ( ) sensibilidade preservada
( ) sensibilidade diminuída ___

Equilíbrio: ( ) preservado   ( ) alterado ___   Coordenação: ( ) preservada   ( ) alterada
( ) Tiques _____   ( ) Tremores _____   ( ) Espasmos _____

Sistema Respiratório

Coanas: ( ) pérvias   ( ) obstruídas _____   ( ) Batimento de aletas nasais

Padrão respiratório: ( ) Eupneia   ( ) Dispneia   ( ) Cansaço   ( ) Ortopneia
( ) Apneia _____ seg.

Tórax: ( ) simétrico   ( ) assimétrico _____   ( ) expansibilidade simétrica
( ) expansibilidade assimétrica

Tosse: ( ) ausente   ( ) presente e seca   ( ) presente e produtiva
( ) Expectoração _____   ( ) MV +   ( ) MV diminuído em _____   ( ) sem RA
( ) Roncos   ( ) Sibilos   ( ) Estertores   ( ) Atrito pleural

Retrações: ( ) diafragmática   ( ) intercostal   ( ) furcular   ( ) balancim

Sistema Cardiovascular

( ) Acianose   ( ) Cianose labial   ( ) Cianose ungueal _____   ( ) RHJ +   ( ) RHJ -

Pulsos periféricos palpáveis: ( ) radial   ( ) braquial   ( ) femoral   ( ) tibial
( ) pedioso   Observação: _____

Pulso radial ou braquial: ( ) rítmico   ( ) arrítmico   ( ) cheio   ( ) filiforme
Bulhas: ( ) 1ª   ( ) 2ª   ( ) Desdobramento   ( ) Ritmo regular
( ) Ritmo irregular   ( ) Arritmia fisiológica

Panturrilhas: ( ) livres   ( ) empastamento _____   ( ) palpação indolor
( ) palpação dolorosa

Extremidades: ( ) aquecidas   ( ) frias _____   ( ) pálidas _____
( ) cianóticas _____   ( ) TEC < 3"   ( ) TEC > 3" _____

Sistema Digestório

Deglutição: ( ) preservada   ( ) alterada   Mastigação: ( ) não de aplica
( ) preservada   ( ) alterada _____

Abdome: ( ) plano   ( ) globoso   ( ) distendido   ( ) abaulamento _____
( ) Retração diafragmática

Ausculta: ( ) RHA+   ( ) RHA diminuídos (< 5/min)   ( ) RHA ausentes (em 1 minuto)

Palpação: ( ) flácido   ( ) tenso   ( ) indolor à palpação   ( ) doloroso à palpação
( ) DB +   ( ) DB -   ( ) Ascite

Hepatomegalia: ( ) não   ( ) sim ___ cm do RCD

Esplenomegalia: ( ) não   ( ) sim ___ cm do RCE   ( ) Prurido anal   ( ) Fissura anal
( ) Condiloma anal   ( ) Outros: _____

Continua

Quadro 1.2 – Modelo de histórico de enfermagem em pediatria (continuação)

Sistema Osteomuscular

Posturas: ( ) típica para a idade ( ) alterada _____ ( ) Tônus preservado
( ) Flacidez _____
Marcha: ( ) não se aplica ( ) normal ( ) alterada _____
Coluna: ( ) Íntegra ( ) Tufos ( ) Cistos ( ) Alinhada ( ) Lordose
( ) Cifose ( ) Escoliose ( ) Pé plano ( ) Pé torto _____ ( ) Genovaro
( ) Genovalgo ( ) Crepitação em joelho _____ ( ) Sindactilia _____
( ) Polidactilia _____ ( ) Força motora preservada ( ) Plegia _____
( ) Paresia _____ ( ) Parestesia _____

Sistema Geniturinário e Mamas

Cor da urina: ( ) amarelo claro ( ) alaranjado ( ) escura
Odor: ( ) característico ( ) fétido
Mamas: ( ) sem alterações ( ) assimétricas _____ ( ) mamilo extranumerário
( ) tuberosa ( ) Outros: _____
Atividade sexual: ( ) não se aplica ( ) não iniciada ( ) ativa
( ) uso de preservativo ( ) pílula _____

Genitais – Meninas

( ) Sem alterações aparentes ( ) Exsudato cor: _____ ( ) Edema _____
( ) Prurido ( ) Hiperemia ( ) Sinéquia de lábios _____ ( ) Verruga _____
( ) Uretra locada ( ) Uretra anômala _____
Hímen: ( ) perfurado ( ) imperfurado
Estágio de Tanner M ___ P ___
Menstruação: ( ) não se aplica ( ) menarca ___ anos
Ciclo: ( ) regular ___ dias ( ) irregular ( ) dismenorreia ( ) amenorreia

Genitais – Meninos

( ) Sem alterações aparentes ( ) Exsudato cor: _____ ( ) Edema de glande
( ) Edema escrotal ( ) Verruga _____
Exposição da glande: ( ) sim ( ) não ( ) Fimose fisiológica ( ) Uretra locada
( ) Uretra anômala _____ ( ) Testículos locados ( ) Criptorquidia _____
Estágio de Tanner G ___ P ___

Genitália ambígua (características externas): _____

Sistema Imunológico

( ) Sem adenomegalia ( ) Adenomegalia _____ ( ) Febre recorrente _____
( ) Hipotermia ( ) Infecções recorrentes _____

Outros achados: _____
Observações: _____
Entrevistado (a): _____ Data: _____
Enfermeiro (a) e carimbo: _____

A anamnese e o exame físico podem ser abrangentes ou focalizados.

A avaliação abrangente ou geral é utilizada para conhecer aos novos pacientes admitidos na unidade; observar o estado de saúde geral; fortalecer a relação entre profissional, paciente e acompanhante; correlacionar queixa principal e os achados clínicos; determinar parâmetros iniciais para futuras comparações; possibilitar orientações gerais de saúde.

A avaliação focalizada investiga ou acompanha determinadas queixas ou alterações, privilegiando o sistema afetado. É adequada para pacientes em situação de urgência ou até mesmo em consultas ambulatoriais de menor complexidade ou naquelas onde o fator tempo é determinante.

De modo geral, a entrevista agrupa dados referentes à identificação do cliente, seus hábitos e antecedentes clínicos; o exame físico busca alterações relacionadas ou não às queixas relatadas.

A empatia e a confiança devem permear a consulta que pode ser completada em outros momentos, de acordo com a necessidade.

Entrevista

Para entrevistar, é necessário desenvolver habilidades específicas de observação e comunicação.

A comunicação é efetiva quando uma mensagem foi emitida, recebida e interpretada adequadamente. Nesse processo, não pode haver interferências.

A entrevista, primeiro momento do levantamento de dados, deve ser realizada em ambiente privativo e acolhedor, pois a criança e família expressam suas queixas, dúvidas e preocupações à medida que percebem cumplicidade e sentem confiança no profissional. Sigilo e respeito são fundamentais.

Nesse sentido, o enfermeiro e equipe devem considerar a abordagem de crianças, adolescentes e famílias que se apresentam fora dos modelos pradonizados. Exemplo disso é o atendimento a meninos e meninas transgênero. A transgeneridade ou transgenerismo é uma condição de não identificação com comportamentos esperados do sexo biológico, onde o indivíduo não se reconhece com a configuração corporal que apresenta, desejando viver e ser reconhecido como uma pessoa de outro gênero, diferente de seu sexo anatômico.

A assistência àqueles clientes deve se adequar à forma com que a criança se vê, e às suas necessidades específicas. Assim, os profissionais envolvidos devem ser orientados a referir-se a ela pelo nome social adotado pela família, permitir o uso de sanitários de acordo com a sua preferência etc.

Para prevenir erros referentes às divergências cadastrais, que constam do prontuário, e em resultados de exames, a equipe poderá adotar medidas conciliatórias, como registrar o nome civil e destacar, ao lado, aquele pelo qual a criança é denominada.

Esclarecimentos a respeito devem ser estimulados, com o suporte de psicólogos e psiquiatras, preparando os colaboradores para o atendimento, com naturalidade.

De qualquer forma, o comportamento da equipe de enfermagem, nesse e em outros casos atípicos não deve ser influenciado por estereótipos relativos à sexualidade ou a dificuldades pessoais decorrentes de inexperiência no assunto, deficiência na formação profissional, crenças ou educação, o que pode levar a um cuidado indevido, acarretando a não efetivação da assistência à saúde de qualidade.

A abordagem a crianças surdas-mudas e cegas é outro tema a ser discutido com especialistas, para aprimorar e adequar o contato com elas. Da mesma forma, a atenção aos autistas, e outras crianças com síndromes genéticas deve ser considerada. A família e o psicólogo podem ser de grande ajuda, nesse sentido.

Outros aspectos a serem observados para que a entrevista alcance seus objetivos: disponibilidade de tempo do entrevistado e do entrevistador; escuta atenta; paciência; empatia; não fazer julgamento de valor; chamar o entrevistado (cuidador ou paciente) pelo nome; dirigir-se diretamente a criança e ao adolescente, sempre que possível; evitar desvios do foco; dar sinais de entendimento (acenar a cabeça, olhar atentamente); incentivar a falar; fazer uma pergunta por vez, de acordo com o nível de entendimento do entrevistado, utilizando a técnica de entrevista direta ou na 3.ª pessoa (estamos, ela, alguém, precisamos saber).

Observar se os pais ou o acompanhante utilizam os membros da equipe para amedrontar e disciplinar a criança e ameaçando-a com situações fictícias do tipo: a enfermeira vai te dar uma injeção se você não ficar quieto; o médico está bravo com você e etc. Orientar o cuidador sobre os efeitos negativos dessas afirmações no comportamento da criança e sua aceitação em relação ao tratamento.

Atentar para a comunicação verbal e não verbal, respeitando crenças, valores e percebendo o que tem significado para o paciente e família. Validar os dados obtidos, repetindo e confirmando as informações com os responsáveis. Evitar os termos técnicos e as expressões depreciativas, paternalistas, estigmatizantes, como mãezinha, vovó etc., que, apesar de carinhosas, podem caracterizar um tratamento menos profissional.

Exame físico

Exame físico é o ato ou processo de inspecionar, palpar, percutir e auscultar determinadas regiões do corpo e seus respectivos sistemas, a fim de avaliar o estado de saúde e detectar alterações, por meio da investigação dos sintomas e sinais apresentados. O levantamento desses dados é utilizado para direcionar, de maneira eficiente, a prescrição dos cuidados. Em pediatria, o procedimento inclui a família.

A avaliação deve ser realizada sempre na presença dos responsáveis, conforme estabelece o ECA e a Resolução do Conselho Nacional dos Direitos da Criança e do Adolescente n.º 41 (Conanda 41, ver: *Anexo A*), salvo no caso de adolescentes em consulta ginecológica ou de pré-natal. Nesse caso, o exame é acompanhado por mais um membro da equipe de saúde.

Durante o exame, o enfermeiro identifica possíveis sinais de maus tratos, que são relatados ao médico responsável e ao assistente social, para averiguação e providências legais. Especial atenção para sinais como: medo extremo e repulsa ao ser tocado, hematomas e outras lesões em diferentes estágios de evolução, forma de interação entre o cuidador e a criança etc.

Antes de iniciar o exame, observar alguns cuidados gerais:

- Manter a temperatura e o conforto da criança, fechar portas e janelas;
- Iluminação adequada, sem sombras e de preferência natural;

- Orientar a família e criança;
- Utilizar o brinquedo instrucional (ver Capítulo 5: *Preparando a Criança para Procedimentos*), se necessário;
- Manter a privacidade do paciente, respeitando seu pudor;
- Higienizar as mãos. Podem-se usar luvas descartáveis;
- Desinfetar termômetro e estetoscópio;
- Separar o material necessário;
- Aquecer o diafragma do estetoscópio e as mãos;
- Permanecer à direita do leito;
- Posicionar a criança de modo confortável;
- Realizar o exame no sentido cefalopodálico, deixando os procedimentos desconfortáveis para o final;
- Evitar movimentos bruscos;
- Retirar as fraldas no momento de examinar os genitais;
- Fornecer informações precisas; não enganar a criança.

> O acompanhante participa do exame físico

O exame físico utiliza os quatro métodos propedêuticos clássicos:

- Inspeção: avaliação realizada sem tocar o paciente, podendo-se utilizar lanternas e lupas, para melhorar sua acurácia. O olfato e a percepção fazem parte do método. Possibilita levantar uma grande variedade de informações como: estado emocional, fácies e expressão, postura, higiene corporal, movimentos oculares atípicos, cor da pele e orofaringe, edemas e indícios de dor.
- Palpação: perceber as diferentes estruturas por meio do toque superficial, toque profundo, pressão manual, digitopressão e preensão. Frequentemente, acompanha a inspeção.
- Percussão: golpear a pele utilizando a ponta dos dedos, com toques curtos e firmes para avaliar as estruturas adjacentes.
- Ausculta: consiste em ouvir os sons produzidos pelo corpo; pode ser direta (próprio ouvido do examinador) ou indireta (estetoscópios sensor de *Doppler*).

No período neonatal, é necessário examinar itens específicos como a presença de infecção no coto umbilical, displasia de quadril, eliminação de mecônio, malformações aparentes, e a realização dos testes de triagem (visão, audição, erros inatos do metabolismo, cardiopatia, frênulo lingual); assim, não serão repetidos nos exames de rotina, após esse período.

Material

- Bandeja limpa;
- Luvas descartáveis (sem látex, de preferência);
- Régua antropométrica (toesa móvel para menores de dois anos), toesa fixa;
- Fita métrica não elástica;
- Estetoscópio pediátrico ou adulto (se peso acima de 40 kg), com campânula;

- Esfigmomanômetro adequado ao tamanho do membro;
- Termômetro digital;
- Lanterna;
- Lupa;
- Otoscópio, oftalmoscópio;
- Balança, preferencialmente digital;
- Abaixador de língua descartável;
- Relógio com ponteiro de segundos, ou cronômetro;
- Impressos com o roteiro do Histórico e Teste de Denver II (ver Capítulo 3: *Avaliação do Desenvolvimento Neuropsicomotor Infantil*).

Ao assistir crianças em situações específicas, como no caso de neuropatias, pode ser necessário o uso de diapasão (128 Hz e 512 Hz) e martelo neurológico para testar reflexos (tipo martelo de Taylor, de Babinski, de Dejerine).

Abordando a criança e o adolescente

Cada faixa etária apresenta características peculiares que devem ser conhecidas para direcionar o histórico e a assistência. Talvez seja necessário elaborar instrumentos específicos para crianças até seis anos, e outro dirigido para escolares e adolescentes.

- Recém-nascido: período crítico de adaptação à vida extrauterina; repercussão da saúde materna e intercorrências da gestação sobre o recém-nascido; altas taxas de mortalidade, especialmente no período neonatal precoce que corresponde aos primeiros seis dias de vida; instabilidade térmica; rápido crescimento; formação de vínculo entre mãe e filho.

O cuidado à saúde do recém-nascido está focado na detecção de anomalias genéticas, por meio de triagens específicas, ao apoio à amamentação exclusiva e à proteção contra infecções.

- Lactente: realizar o exame em ambiente aquecido e no colo do cuidador, se necessário; aferir os sinais vitais e os dados antropométricos; realizar a ausculta pulmonar e cardíaca, deixando os procedimentos mais incômodos para o final. Distrair a criança com objetos coloridos.

Essa fase caracteriza-se por: rápido crescimento e desenvolvimento neuropsicomotor; ganho nas habilidades cognitivas; grande interação com o cuidador; aprendizado das bases para as futuras relações interpessoais; risco para acidentes, pois a criança rola, engatinha e explora o ambiente levando tudo à boca.

O cuidado à saúde do lactente visa ações preventivas como a imunização e a proteção contra os acidentes domésticos, o estímulo para a amamentação exclusiva até o 6.o mês e a introdução de novos alimentos, o acompanhamento do crescimento e do desenvolvimento, bem como a estimulação neuropsicomotora.

- Infante (ou *toddler*): realizar o exame em ambiente lúdico; oferecer brinquedos durante a abordagem ou instrumentos hospitalares como espátulas, estetoscópio. Despir a criança aos poucos.

Essa fase caracteriza-se por intensa atividade física, desenvolvimento motor (andar ereto, correr) e da linguagem; autonomia para tarefas menos complexas; estabelecimento de novas relações sociais; aprendizado dos padrões sociais de comportamento.

O cuidado à saúde, nessa fase, é focado para a prevenção de acidentes domésticos (queda, afogamento, engasgamento), introdução de hábitos saudáveis e a contínua avaliação do crescimento e desenvolvimento.

- Pré-escolar: as crianças dessa faixa etária apresentam maior resistência ao exame e, frequentemente, choram durante o procedimento. Oferecer brinquedos, orientá-la e solicitar sua "permissão" para examinar, demonstrando o que será feito. A sequência do exame pode variar, adaptando-se à situação. Geralmente inicia-se com a criança sentada, de pé ou ao colo dos pais ou responsáveis. Os procedimentos mais desagradáveis ou assustadores, como a otoscopia e o uso de espátula são realizados ao final. Solicitar ao acompanhante que contenha a criança, somente se necessário.

Essa fase caracteriza-se pela aquisição do autocontrole; interação social intensa; autonomia para autocuidado, com supervisão.

O cuidado à saúde é focado para a prevenção de acidentes fora do ambiente doméstico (atropelamento, quedas), avaliação da saúde bucal e visual, e introdução de hábitos de vida saudáveis.

- Escolar: costumam cooperar com o exame, mas apresentam extremo pudor ao expor o corpo. Assim, é necessário garantir sua privacidade e manter a vestimenta das áreas não examinadas. Explicar os procedimentos a serem realizados, com linguagem "adulta", pois não gostam de serem tratados como crianças. Abordar assuntos de interesse como escola, esportes, jogos. A ordem para realizar o exame pode ser a mesma dos adultos.

Essa fase caracteriza-se pela ampla relação interpessoal fora do âmbito familiar; independência; autonomia; desenvolvimento moral; estabelecimento das bases para o autoconceito; parcial isolamento, em pequenos grupos.

O cuidado à saúde é focado na saúde bucal e visual, introdução de hábitos de vida saudáveis, identificação de sinais de maturação das características sexuais secundárias (abordados ao final do capítulo), reforço positivo das habilidades, identificação de vitimização e abusos como o *bullying*.

- Adolescência: alguns adolescentes preferem que o exame seja feito na ausência dos pais, mas nem sempre isso é recomendável. Realizar o exame acompanhado por outro membro da equipe, nesse caso. Os adolescentes esperam ser tratados como adultos. Também apresentam constrangimento ao expor o corpo; manter a vestimenta durante o exame. O exame dos genitais deve ser reservado aos casos onde há queixas ou dúvidas, assim como nos adultos.

Essa fase caracteriza-se pela rápida mudança física e variação emocional; maturação biológica (menarca e espermarca); questionamento dos padrões sociais pré-estabelecidos; redefinição do autoconceito e autoimagem; identidade grupal; necessidade de aprovação.

O cuidado à saúde do adolescente é focado no atendimento das necessidades psicossociais, esclarecimento de dúvidas, avaliação do crescimento e maturação sexual, prevenção de doenças (infecções) sexualmente transmissíveis (DST), da gravidez indesejada e drogadição, introdução de hábitos de vida saudáveis, avaliação de perspectivas e projeto de vida, identificação de distúrbios alimentares, vitimização e abusos como o *bullying*.

Procedimento

Utilizar os quatro métodos propedêuticos: inspeção, palpação, percussão e ausculta, que são realizados nessa sequência, exceto na região abdominal, onde a ausculta é precedida pela inspeção. A ordem para examinar pode ser adaptada de acordo com o segmento ou situação.

Atentar para alguns cuidados preliminares ao exame:

- Seguir a normatização vigente para evitar a infecção cruzada, quais sejam: higienizar as mãos antes e após o contato com paciente e objetos, retirar adornos, manter unhas curtas e sem esmalte etc.;
- Aquecer mãos e instrumentos;
- Falar em tom de voz suave;
- Sorrir para a criança;
- Oferecer um brinquedo ou papel e lápis para desenhar;
- Realizar movimentação suave;
- Olhar para o acompanhante;

Observar os direitos do paciente e acompanhante:

- Identificar o profissional que o assiste, por meio de crachá;
- Recusar procedimentos (salvo em caso de risco de morte);
- Preservação de sua intimidade e sigilo de seus dados;
- Ter seu prontuário médico elaborado de forma legível, e consultá-lo a qualquer momento.

ECTOSCOPIA

Iniciar o exame pela ectoscopia, que consiste em inspeção geral e cuidadosa, e palpação complementar, avaliando: aparência geral; pele e fâneros; fácies (expressão facial de dor, medo, ansiedade ou fácies típica como Síndrome de Down, de Cushing); biótipo; estado nutricional (desnutrição, obesidade) e de hidratação; atitude espontânea e decúbito adotado; reatividade; fala e linguagem; malformações aparentes; padrão respiratório: ritmo, profundidade, utilização de músculos acessórios (retrações ou tiragens), batimento de aleta de nariz (BAN) e emissão de sons anormais (gemência, estridor).

Use sua experiência clínica e percepção intuitiva

Quanto à atitude e o decúbito adotados pela criança, observar alterações dos tipos:

- Ortopneia: posição sentada, adotada, em geral, para aliviar o desconforto respiratório;
- Genupeitoral ("prece Maometana"): pernas fletidas, paciente de joelhos; essa postura alivia a constrição do coração, em casos de derrame pericárdico;
- Cócoras (*squatting*): posição adotada por crianças portadoras de cardiopatias com hipofluxo pulmonar; a criança permanece em agachamento, o que promove a retenção do sangue nas câmaras cardíacas, aumento do fluxo

sanguíneo pulmonar e daí para o ventrículo esquerdo e aorta, melhorando a oferta de oxigênio para os tecidos;
- Antálgica: típica de dor, fletida, com as mãos sobre a região;
- Passiva: posição involuntária, onde o paciente assume a posição em que for colocado; típica em casos de inconsciência e coma;
- Ortótono: rigidez de tronco e membros, típica de lesões neurológicas;
- Opistótono: contratura lombar intensa, com arqueamento do dorso; surge nos casos de tétano e meningite bacteriana grave;
- Gatilho: comum em meningites graves, o paciente encontra-se com a cabeça em hiperextensão, pernas fletidas e tórax curvado para adiante.

Durante o exame observar a forma da criança e do adolescente se expressarem, especialmente a linguagem falada e suas possíveis alterações, que devem ser encaminhadas para avaliação com fonoaudiólogo, pedagogo ou outro especialista, como:
- Disfonia: alteração no timbre da voz (rouquidão, anasalada);
- Dislalia: substituição, omissão ou acréscimo de fonemas; comum até os quatros anos; a troca de fonemas é o tipo de dislalia mais frequente ("r" por "l", "b" por "p");
- Disritmolalia: distúrbio no ritmo da fala (gagueira, taquilalia - fala rápida);
- Dislexia: dificuldade de aprendizado na decodificação da linguagem: leitura, soletração, escrita, expressão, cálculo etc.; os erros na interpretação e na grafia de letra com sons ou formatos semelhantes são os tipos mais frequentes.

Aferir os sinais vitais, incluindo a oximetria e avaliação da dor, e realizar as medidas antropométricas (ver Capítulo 6: *Aferição dos Sinais Vitais e Medidas Antropométricas em Pediatria*).

De acordo com o estado clínico da criança ou adolescente, avaliar o seu crescimento e o desenvolvimento neuropsicomotor (descritos no Capítulo 2: *Avaliação do crescimento infantil* e Capítulo 3: *Avaliação do Desenvolvimento Neuropsicomotor Infantil*). Questionar a situação vacinal e, sempre que possível, checar a carteira de vacinação (Anexo B: *Calendário de Vacinação 2017*).

Logo após, examinar os demais sistemas ou regiões topográficas corporais.

PELE, MUCOSAS E FÂNEROS

A pele do recém-nascido e do lactente apresentam numerosas peculiaridades anatômicas e funcionais.

Ao examinar a pele preferir a luz natural

Ao nascimento, é possível observar a presença do vérnix caseoso, uma substância de coloração esbranquiçada, pastosa, inodora, composta por gordura (ésteres de cera e colesterol, ceramidas, escaleno, triglicérides e fosfolipídios), células mortas, pelugem e secreções sebáceas, que recobria o feto, à partir da 20.ª semana de gestação. O vérnix atua como uma barreira mecânica contra a colonização bacteriana, maceramento da pele e perda de temperatura; uma grande parte será absorvida nas primeiras horas de vida, e não necessita ser removido, de imediato.

Em condições normais, a pele do feto e do neonato é estéril e seu pH, neutro. Ao final da primeira semana, encontra-se colonizada por micro-organismos e seu pH atinge valores em torno de 5,0 (ácido).

Na inspeção e palpação, observar: elasticidade; textura (lisa, macia, enrugada, áspera, ressecada); coloração (rósea, opaca, pálida, azulada - cianose, amarelada - icterícia, avermelhada - pletora); hidratação; lesões.

É importante checar a presença de cicatriz em região do deltoide direito, causada por injeção intradérmica para a imunização contra a tuberculose grave - BCG (Bacilo de Calmette e Guérin), realizada, preferencialmene, nos primeiros dias de vida (peso ≥ 2 kg), até os cinco anos. Atentar para o fato de que 5% das crianças vacinadas não apresentarão esse sinal.

A palidez, especialmente das palmas das mãos sugere baixa de hemoglobina. Conforme a necessidade, um hemograma pode ser solicitado.

Descrever a localização das alterações encontradas e, no caso das lesões permanentes, como pintas e manchas escuras, medir os seus dois maiores eixos, para acompanhamento futuro.

Avaliar o tecido celular subcutâneo por meio do pinçamento de uma prega abdominal, observando o seu volume e turgor.

Observar a coloração das mucosas conjuntival e oral (icterícia, cianose, palidez) e umidade, e presença de ulcerações, fissuras e outras lesões.

A quantidade e a distribuição dos pelos são avaliadas considerando-se os padrões normais para a idade.

Embora rara, a alopecia pode estar presente em crianças e adolescentes com distúrbios endócrinos, psiquiátricos (tricotilomania - arrancadura de cabelo; tricotilofagia - ingerir cabelo), desnutrição, dermatite seborreica, micoses (tinhas).

O crescimento de pelos em regiões não habituais é denominado hirsutismo e o seu aparecimento, em meninas, pode ser uma característica étnica ou indicar a Síndrome dos ovários policísticos (SOP), aumento dos hormônios masculinos etc.

Verificar a presença de alterações nas unhas: se quebradiças, com estrias, sulcos ou descamação, sugerem hipovitaminose ou hipotireoidismo; o hábito de roer unhas (onicofagia) sugere ansiedade.

O edema subcutâneo pode se instalar em qualquer faixa etária, em decorrência de problemas renais e cardíacos, principalmente, e devem ser pesquisados nas regiões: periorbital, membros inferiores, fígado e baço.

As alterações mais frequentes identificadas na pele de crianças e adolescentes, e suas respectivas características são:

- **Acne juvenil (ou acne vulgar):** é a afecção dermatológica mais comum na adolescência, com prevalência estimada em 80%, originada por um processo inflamatório crônico da glândula sebácea, e que causa grande impacto negativo sobre a autoestima dos jovens. Acomete a face, o pescoço e o tronco, mais intensamente ao redor dos 15 anos, e inicialmente na forma de comedões (cravos), onde o processo inflamatório ainda não está instalado. A evolução do quadro resulta na formação de pápulas, pústulas, cistos (lesão com mais de 5 milímetros), abcessos e cicatrizes profundas. O tratamento consiste em orientar a não espremedura da lesão, higiene local com sabonete esfoliante, e uso de medicamentos tópicos ou sistêmicos, prescritos pelo pediatra ou dermatologista, e o uso de fotoproteção.

- Acrocianose: cianose em extremidades, que melhora com o aquecimento; ocorre devido à hipertonia das arteríolas periféricas e a consequente congestão venosa.
- Cianose: coloração arroxeada de lábios ou extremidades, por queda na saturação de oxigênio ou aumento na concentração da hemoglobina. Em geral, reflete doença cardíaca ou pulmonar.
- Candidose ou candidíase: infecção pelo fungo *Candida sp*. Pode acometer boca, pele, unha, genital. Manifesta-se por estomatite (afta), dermatite perineal, glossite (placas esbranquiçadas na cavidade oral), Candidose angular ou queilite (inflamação na comissura labial), presença de exsudato esbranquiçado por vagina ou pênis. O tratamento é realizado com prescrição médica de pomadas a base de nistatina, derivados azólicos ou clioquinol em creme, ou antifúngicos locais ou sistêmicos (fluconazol ou anfotericina), nos casos mais graves.
- Cútis marmórea: pele rendilhada, reticulado eritematovioláceo. Ocorre por dilatação capilar, quando o lactente é exposto ao frio; regride com o aquecimento.
- Dermatite atópica: dermatose mais frequente na infância, de caráter crônico e recorrente. É desencadeada pela interação entre os fatores genéticos, imunológicos e exógenos, estando associada à asma ou bronquite e rinite alérgica. A dermatite se manifesta com prurido e ressecamento da pele em face, braços, pernas e dobras, precipitados pelo contato com substâncias irritantes, baixa umidade do ar, sudorese, alérgenos, infecções, alimentos e estresse. O tratamento consiste em banhos rápidos, com água morna ou *Syndet* (detergente sintético), sem friccionar a pele; evitar o uso de loções, perfumes e óleos sobre a pele; hidratação; usar roupa de algodão; evitar sabão em pó e amaciante.
- Dermatite das fraldas: o uso da fralda leva ao aumento da temperatura, umidade, atrito e maceração da pele, tornando-a mais susceptível à irritação pelo contato prolongado da urina e das fezes. Abrange um conjunto de dermatoses inflamatórias:
   a. dermatite irritativa primária, a forma mais comum, causada diretamente pelo seu uso;
   b. dermatite de contato, por alergia ao material plástico;
   c. outras dermatites exacerbadas pela fralda, como no caso da psoríase, dermatite atópica, dermatite seborreica, candidíase.

A lesão apresenta-se como um eritema brilhante, que pode evoluir para pápulas, edema e descamação, atingindo uma área em "W" (coxas, nádegas, púbis e genitais), onde as pregas inguinais são, geralmente, poupadas. A prevenção se dá pela troca frequente das fraldas úmidas (até 4 horas), uso de sabonetes com pH da pele, exposição da área, e evitando-se a oclusão prolongada com fraldas superabsorventes.

- Dermatite seborreica: erupção eritematosa e não pruriginosa, recoberta por escamas oleosas, de coloração amarela-acinzentada, devido a um aumento da secreção sebácea e, provavelmente, por deficiência de biotina e por colonização por *Malassezia spp*. O tratamento, sob uma prescrição médica, é realizado com azoles e clioquinol e xampu de cetoconazol. Acomete a cabeça (crostas no couro cabeludo), face e pregas cutâneas;

- Eczema ou dermatite de contato: reação desencadeada por agentes específicos;
- Escabiose humana: ou sarna, é uma infestação parasitária do estrato córneo pelo ácaro *Sarcoptes Scabiei* variedade *hominis*. O contágio é direto, com um período de incubação de duas a seis semanas; atinge o couro cabeludo, mãos e pregas cutâneas causando um intenso prurido, especialmente noturno. Nos adolescentes a infestação afeta o tronco e as coxas. O ácaro escava um túnel sob a pele, que se torna acastanhada. O tratamento para crianças maiores de dois anos é realizado com ivermectina oral, 150-200 mcg/kg/dose, e escabicidas como a permetrina, repetidos após uma semana. Todos os comunicantes devem ser tratados e os fômites separados; lavar as roupas com água quente e expô-las ao sol;
- Estrófulo (prurigo estrófulo): são lesões eritematosas e pruriginosas, geralmente locais, causadas por reação de hipersensibilidade à saliva ou ao veneno de insetos, após uma picada (abelhas, vespas) ou mordedura (pulgas, mosquitos e pernilongos). Podem evoluir para bolhas e pústulas, devido a uma infecção secundária à coçadura, ou para reações alérgicas generalizadas, como a anafilaxia.

As áreas frequentemente afetadas são: face, pernas e braços, por estarem mais expostas, especialmente durante o sono. O tratamento é realizado com a aplicação local de compressas frias, o uso de pomadas antipruriginosas (com anti-histamínicos), e o emprego de medidas profiláticas como o corte das unhas, a instalação de mosquiteiros, e a aplicação de repelentes e inseticidas; evitar substâncias perfumadas. Os animais domésticos infestados devem ser tratados. Também pode ser tentado a dessensibilização, por meio de imunoterápico (vacina), preparado com o veneno dos insetos mais comuns.

- Hemangiomas: manchas vermelhas violáceas, presentes ao nascimento e mais comumente observadas na nuca, cabeça, região frontal e pálpebras superiores; são tumores benignos de capilares e vasos sanguíneos (enovelamento); podem ser extensos e levar a sangramentos, distúrbios da coagulação e compressão de órgãos vizinhos. Quando a lesão é submetida à compressão por uma lâmina de vidro adquire uma coloração pálida, devido ao esvaziamento vascular. Desaparecem ou regridem depois de anos e são acompanhadas nas consultas de rotina. Quando localizadas na face, tornam-se motivo de grande preocupação para os pais e de constrangimento para crianças. Avaliar a visibilidade dos vasos e sulcos.
- Larva migrans ou "bicho geográfico": observa-se um trajeto sinuoso sob a pele e infecção secundária por prurido; é causada por fezes contaminadas de animais (praia, parques).
- Manchas "vinho do Porto": tipo de malformação vascular; manchas permanentes e que não desaparecem com a digitopressão.
- Mancha mongólica ou nevus pigmentosus: assemelha-se à uma pequena equimose. Mais frequente nas crianças miscigenadas e em afrodescendentes.

Surge por agregação de melanócitos na derme, que se manifestam como máculas ou manchas azuis acinzentadas em região sacra e nádegas. Desaparece ou diminui na segunda infância.

- Pediculose: infestação causada pelo parasita *Pediculus humanus* (piolho); podem-se observar seus ovos, as lêndeas, a olho nu ou com o auxílio de uma lupa e pequenas lesões no couro cabeludo, devido ao prurido provocado. É mais frequente na fase pré-escolar e escolar, pelo contato próximo com crianças afetadas. O tratamento consiste na remoção manual ou com pente fino dos parasitas e aplicação de soluções à base de piretróides ou outras (ver Capítulo 7: *Cuidados na Primeira Infância: Alimentação, Sono e Higiene*).
- Verrugas: apresentam-se como tumorações, de origem benigna, causadas pelo papiloma vírus humano (HPV), que ativa o crescimento celular anormal da epiderme. Frequentemente, afetam as mãos, as plantas dos pés e a região genital. São transmitidas por contato direto com pessoas e objetos infectados, por autoinoculação por meio de pequenos ferimentos, durante as relações sexuais e durante o parto; são mais frequentes em crianças imunodeprimidas.

São classificadas de acordo com a sua localização e o seu formato. Os tipos mais comuns e prevalentes na infância e adolescência são:

a. Verrugas vulgares: lesões endurecidas e ásperas, com aspecto de uma couve-flor; inicialmente são claras, com um ponto escuro. Surgem nas áreas expostas a um maior atrito, como mãos, dedos, cotovelos, joelhos e ao redor das unhas (verrugas periungueais);

b. Verrugas plantares: desenvolvem-se na planta dos pés e são endurecidas e dolorosas; muitas vezes, são confundidas com os calos. A presença de um ponto escuro central sugeriu o nome popular de "olho de peixe".

CRÂNIO

Observar o formato e a simetria do crânio e da face. Mensurar o perímetro cefálico (PC) e compará-lo ao perímetro torácico (PT). No primeiro ano de vida, o PC é maior do que o PT e, após os dois anos, o PC é menor do que o PT.

No lactente até os seis meses, palpar a fontanela anterior (bregmática), em posição sentada e registrar suas características: tensão, forma e tamanho. Fontanela tensa e abaulada sugere doença do sistema nervoso central; fontanela deprimida é observada como um sinal de desidratação.

OLHOS

Observar a presença de hiperemia, lacrimejamento, fotofobia, nistagmo (oscilações involuntárias dos olhos), exoftalmia (protuberância do olho para fora da órbita) ou enoftalmia (afundamento do olho para dentro da órbita), hipertelorismo (afastamento dos olhos da linha média da face), cor da esclerótica. O tamanho e a reatividade das pupilas (Figura 1.1) são avaliados com o auxílio de uma lanterna. Observar, também, a presença de mancha esbranquiçada impedindo a entrada de luz nas pupilas, o que pode configurar a catarata congênita, que é causada pela opacificação do cristalino e leva à cegueira, em pouco tempo.

A presença de exsudato purulento ou de cistos nos olhos devem ser encaminhados para avaliação oftalmológica, assim como casos de conjuntivite. Essa inflamação se dá na membrana transparente que reveste globo ocular, anteriormente, e o interior das pálpebras, e pode ser de origem viral, bacteriana, alérgica etc.

É frequente notar-se a presença de hordéolo (terçol), que ocorre por inflamação e infecção de glândulas sob as pálpebras que, após uma semana pode evoluir para o calázio, que se mostra de forma encapsulada e requer drenagem. A blefarite aparece nos casos de seborreia (caspa e oleosidade) que inflama a base dos cílios.

Orientar as crianças e os adolescentes a não manipularem os olhos com as mãos sujas e a não compartilharem pincéis e maquiagem. Os cílios e as sobrancelhas devem ser higienizados com sabonete líquido neutro, não irritante, que retira os resíduos de poeira, pele, oleosidade, caspa e maquiagem.

O estrabismo é um achado frequente, na primeira infância. Trata-se de um desalinhamento dos olhos para dentro ou esotropia (desvio convergente) ou para fora ou exotropia (desvio divergente). Pode requerer tratamento precoce, com tampões sobre o olho normal, a fim de estimular a musculatura do olho desalinhado.

Para avaliar a simetria e o alinhamento ocular realizar o teste de Hirschberg, em ambiente com pouca luminosidade: manter a cabeça da criança imóvel e alinhada, com o olhar para o infinito (chamar a atenção da criança com um brinquedo); iluminar simultaneamente os dois olhos, com uma lanterna de diodo emissor de luz (LED) ou um oftalmoscópio, a uma distância de 30 cm (no máximo a 1 m). Observar a posição relativa do reflexo da luz nas pupilas que, se estiver simetricamente centralizado, descartará o estrabismo. Encaminhar a criança para oftalmologista se for detectado qualquer desvio.

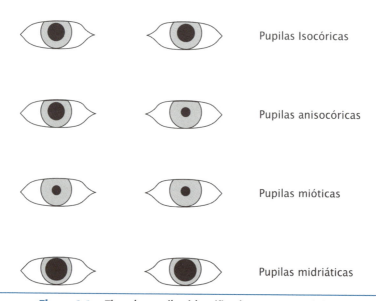

Figura 1.1 – Tipo de pupilas identificadas ao exame físico.

Avaliar a acuidade visual em crianças com menos de seis meses por meio da observação da presença do reflexo do olho vermelho (pupilas avermelhadas quando iluminadas), do reflexo de constrição visual frente à exposição à luz e o pestanejamento em resposta à claridade e, também, pelo comportamento da criança ao ser estimulada, como seguir um objeto, olhar para o examinador, sorrir para a mãe etc. Observar a resposta em ambos os olhos, cobrindo um deles, de cada vez.

A partir dos dois ou três anos de idade é possível avaliar a acuidade visual em escolas, creches e consulta ambulatorial, por meio de uma triagem utilizando-se a Escala ou Tabela Optométrica de Snellen, idealizada pelo oftalmologista holandês Herman Snellen, em 1862. Essa escala utiliza a letra "E", posicionada em vários sentidos (para a direita, esquerda, para cima e para baixo) ou letras do alfabeto (Figura 1.2). Pode-se, ainda, usar um cartaz com figuras familiares para crianças menores ou com dificuldade para representar a posição da letra E.

As escalas de Snellen são calibradas para teste a seis metros de distância, com cartão medindo 58 cm × 33 cm ou para três metros de distância, com um cartão menor, medindo 45 cm × 25 cm.

Posicionar a criança de acordo com o recomendado pelo teste (ou a cinco metros, empiricamente) fixando o cartaz à altura dos olhos e em local bem iluminado. Ocluir o olho esquerdo, sem comprimi-lo. O avaliador posiciona-se ao lado da tabela e indica metade das letras ou figuras de uma mesma linha, na sequência de cima para baixo, uma linha de cada vez, com auxílio de um lápis preto ou outro que não chame a atenção da criança, posicionando-o a um centímetro abaixo de cada letra. A criança deve dizer qual a letra apontada ou, no caso da letra E, para qual direção está voltada ou, então, demonstrá-la com os próprios dedos.

Nos casos em que o paciente não consiga ler uma determinada letra, retorna-se para a linha anterior e repetem-se algumas letras para confirmação. Registrar o valor

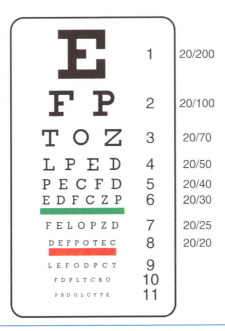

Figura 1.2 – Cartão Alfabético de Snellen.

obtido. Repetir o processo com o outro olho. Durante o exame observar sinais que também identificam dificuldade visual como: hesitação nas respostas, dizer duas respostas diferentes, contrair ou coçar os olhos etc.

Até os quatro anos de idade, o resultado normal é dado na relação de até 20/40 ou mais, o que significa dizer que a criança avaliada é capaz de ler a uma distância de 20 pés (um pé = 35 cm), o que qualquer olho normal poderia ler à distância de 40 pés. Após os cinco anos, o resultado normal é dado na relação 20/30 ou mais. O resultado normal no jovem e no adulto é 20/20. Toda a criança que apresente suspeita de alterações deve ser encaminhada ao oftalmologista. Se a criança apresentar uma diferença significativa entre um olho e outro (mais de duas linhas), também deve ser investigada.

ORELHAS E OUVIDO

Observar forma, alterações e implantação das orelhas. A porção superior do pavilhão auditivo se localiza no mesmo nível ou acima de uma linha que cruza os cantos interno e externo dos olhos (anormalidades podem indicar síndromes genéticas).

Para avaliar a acuidade auditiva no lactente e no infante pré-verbal, observar a presença de qualquer resposta frente a um estímulo sonoro: piscar os olhos, estremecimento (susto), virar a cabeça. A partir dos 18-24 meses, sussurrar frases e palavras, a 2,5 m de distância da criança, observando a sua compreensão. Na suspeita de anormalidade, solicitar avaliação médica.

O exame do ouvido, por meio da otoscopia, não é realizado de rotina pelo enfermeiro. Nas situações em que o exame é necessário, a criança deve ser contida pelo familiar, para não desviar bruscamente a cabeça.

Na criança até um ano, o lobo da orelha deve ser tracionado para baixo o que favorece a visualização da membrana timpânica. Após essa idade, tracionar a orelha para cima e para trás. Avaliar o aspecto do conduto auditivo externo quanto à presença de hiperemia, descamação, lesões, corpo estranho e o aspecto da membrana timpânica, quanto a sua transparência, cor e luminosidade (tom perolado e triângulo luminoso), presença de hiperemia, abaulamento ou retração, bolhas, exsudato purulento e ruptura.

NARIZ

Examinar a drenagem de secreção ou exsudato (hialino, seroso, purulento, sanguinolento) e pesquisar um possível desvio do septo nasal ou outras deformidades, por meio da inspeção e palpação. Avaliar a porção anterior da cavidade nasal com o uso de uma lanterna ou utilizando um espéculo acoplado ao cabo do otoscópio, observando a coloração da mucosa (pode se apresentar pálida, nas rinites), o edema nos cornetos, o calibre da via aérea, e a presença de pólipos ou corpos estranhos.

Questionar episódios de epistaxe e sua frequência. Em portadores de rinite é possível notar prurido nasal ("sinal do cumprimento do rinítico") e uma linha de expressão acima da ponta, devido à manipulação constante do nariz.

Para avaliar a sua permeabilidade, ocluir uma narina por vez e observar a respiração.

BOCA

Inspecionar se a quantidade de dentes é adequada para a idade, a oclusão da arcada dentária, e defeitos no seu alinhamento; observar a presença de cáries, que se apresentam como pontos esbranquiçados, inicialmente, e escuros, quando tártaro e placa bacteriana; coloração e sangramento em gengiva; lesões na face interna das bochechas como aftas e mordeduras; alterações na língua (escarlatina: "língua de morango"), saburro, língua geográfica (sulcos); observar o palato duro quanto a sua cor e integridade (fenda palatina). Levantar a língua e averiguar a inserção do freio (ou frênulo), que deve ser livre o suficiente para permitir sua elevação e projeção até a gengiva.

A respiração bucal é frequentemente identificada na infância, especialmente em quadros gripais ou de rinite crônica não tratada. A permanência da boca semiaberta leva a deformidades na arcada dentária e na língua, que se torna flácida e protusa (pode ultrapassar a região mentoniana).

Avaliar a orofaringe, quando a criança abrir a boca ou com o auxílio de um abaixador de língua que deve ser segurado próximo à ponta que vai ser introduzida. Conter a cabeça, se necessário. Se a criança cerrar os dentes, o abaixador pode ser introduzido entre os lábios e deslizado ao longo da face interna das bochechas até atrás dos molares, ativando o reflexo do vômito, e oportunizando visualização completa, embora momentânea, da orofaringe. Observar tamanho e aspecto das tonsilas palatais, se há a presença de hiperemia (comparar a cor com a região do palato duro), petéquias, exsudato pós-nasal e placas esbranquiçadas, típicas de infecção fúngica. Verificar se a úvula é bífida (bifurcada), o que pode ser uma alteração isolada sem repercussão clínica, ou associada à fenda submucosa e a síndromes cromossômicas raras.

Observar o tom de voz e a presença de rouquidão prolongada, sinal de laringite, cistos ou tumores em cordas vocais.

Alterações no maxilar como micrognatia (mandíbula inferior pequena) e prognatismo (aumento da mandíbula) devem ser encaminhadas para avaliação médica. A micrognatia acentuada desfavorece a amamentação.

PESCOÇO

Avaliar a presença de cistos, torcicolo e estase jugular (ingurgitamento das veias do pescoço). Palpar a tireoide a partir dos sete anos; inspecionar e palpar os linfonodos cervicais, submandibulares e retroauriculares, observando tamanho, consistência, dor, mobilidade, aderência. Linfonodos fixos, doloridos e com mais de 2 cm merecem encaminhamento para avaliação médica, com brevidade. Testar a mobilidade do pescoço e presença de rigidez de nuca, ao se flexionar a cabeça.

EXAME NEUROLÓGICO

O exame completo do sistema nervoso é complexo e reservado para o paciente com alterações naquele sistema, e vítimas de traumatismos. De rotina, avalia-se a função cerebral, os nervos cranianos, a função cerebelar, o sistema motor e os reflexos.

A função cerebral é testada observando-se: nível de consciência; memória e orientação no tempo e espaço; comunicação e interação com o meio; fala; sensibilidade; atividade motora. Avaliar o comportamento da criança durante o exame: atitude frente ao ambiente e ao examinador, temperamento, nível intelectual, comportamento emocional, expressão verbal.

A escala de coma de Glasgow (ECG), adaptada para a pediatria, avalia a gravidade da alteração da consciência e deve ser aplicada pelo enfermeiro, sempre que possível. É obrigatória em casos de traumatismo cranioencefálico. Escores de 13-15 indicam comprometimento leve; de 9-12, comprometimento moderado; 3-8, coma. Na avaliação do coma, os escores de 3-4 indicam coma profundo, com uma probabilidade de 85% para o desfecho morte ou estado vegetativo.

Nas crianças maiores, a avaliação dos pares dos nervos cranianos pode ser realizada com testes simples, realizados de forma lúdica: identificação de odores (álcool, perfume) – nervo olfatório; acuidade visual – nervo óptico; observar os movimentos oculares, ptose, dilatação pupilar, nistagmo, acomodação e reflexo pupilar – nervos oculomotor, troclear e abducente; sensibilidade facial frente ao toque, palpação – nervo trigêmeo; musculatura da mímica, imitando caretas, por exemplo – nervo facial; testes simples da audição – nervo acústico; observação da deglutição e reflexo do vômito – nervos glossofaríngeo e vago; mobilidade dos músculos esternocleidomastoideo e trapézio – nervo acessório; e movimentos da língua – nervo hipoglosso.

A função cerebelar é avaliada ao se testar a coordenação, o equilíbrio e a marcha. Pode-se solicitar que a criança coloque o dedo na ponta do nariz, se equilibre em uma perna ou ande em linha reta.

O sistema motor é testado ao se observar a postura, o tônus e a força muscular, a simetria dos membros, a presença de plegia (debilidade muscular completa ou quase completa), paresia (debilidade muscular parcial) e parestesia (sensibilidade alterada).

Observar os reflexos de tosse, deglutição, piscamento. A percussão dos reflexos tendinosos não é realizada, de rotina.

Avaliar a presença de sinais indicativos de irritação meníngea:

- Sinal de Brudzinski (Figura 1.3): colocar a criança em decúbito dorsal, apoiar a nuca com as mãos e fletir a cabeça; se ocorrer a elevação e flexão das pernas sobre a coxa o sinal é positivo;
- Sinal de Kernig (Figura 1.4): colocar a criança em decúbito dorsal e fletir a coxa sobre a bacia, em ângulo reto e, a seguir, estender a perna; o sinal é positivo quando houver resistência ao movimento e manifestação de dor.

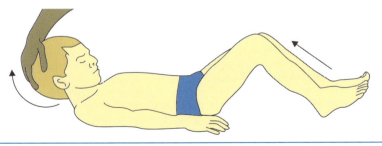

Figura 1.3 – Sinal de Brudzinski.

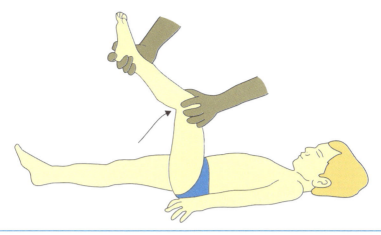

Figura 1.4 – Sinal de Kernig.

TÓRAX E MAMAS

Observar a forma e a simetria da caixa torácica e se há presença de proeminência ou afundamento esternal que podem caracterizar doenças genéticas, como as cardíacas e malformações de costelas.

Avaliar o desenvolvimento anormal das mamas como: mama tuberosa, uma deformidade benigna, em que um tecido fibroso, na base da mama, não permite o correto desenvolvimento; mamas assimétricas; ginecomastia em menino; distância intermamilar; presença de mamilos extranumerários, que, às vezes, mostram-se como pequenas tumorações escuras no tórax ou abdome.

Medir o perímetro torácico nos primeiros dois anos de vida e compará-lo ao perímetro craniano. O diâmetro torácico anteroposterior é maior do que o laterolateral (tórax circular), nos primeiros anos de vida.

O exame do sistema respiratório é realizado com a criança calma, sem febre, observando-se os seguintes parâmetros:

- Cianose central: identificada em lábios e língua ou periférica, presente em dedos e em leito ungueal;
- Alteração do padrão respiratório: taquipneia, dispneia, diminuição da amplitude respiratória, batimento de aleta nasal; frequência do ciclo ventilatório em um minuto, mensurando as incursões respiratórias que variam de acordo com a faixa etária;
- Ritmo ventilatório: se regular (no mesmo intervalo) ou irregular; observar pausas e apneia; amplitude e profundidade dos movimentos ventilatórios que avalia o grau de expansão e distensão da parede torácica que pode ser superficial, normal ou profunda;
- Saturação de O_2: acima de 94%;
- Coloração de mucosas e extremidades: acianóticas ou cianóticas;
- Ausculta dos campos pulmonares: presença de murmúrios vesiculares e ruídos adventícios como roncos, estertores e sibilos, frequentemente identificados em crise de asma e pneumonia;

- **Retrações inspiratórias musculares ("tiragens"):** surgem a partir do esforço exacerbado da musculatura respiratória, e podem ser dos tipos: diafragmática, intercostais e furcular;
- **Presença de estridor ou gemido expiratório:** indicativos de obstrução de vias aéreas.

Utilizar o Boletim de Silverman-Andersen (Quadro 1.3), para avaliar a intensidade de desconforto respiratório: valores entre 1-3 indicam desconforto respiratório leve; de 4-6, moderado, e ≥ 7, grave.

No exame cardiovascular, palpar os pulsos periféricos nos quatro membros, e investigar a sua intensidade, sincronia e ritmo, comparando-os. Pulsos simétricos e cheios descartam malformação do tipo coarctação de aorta (CoAo), uma cardiopatia congênita causada por estreitamento desse vaso, geralmente na porção descendente, ocasionando um fluxo diminuído para os membros inferiores.

Os principais sinais e sintomas de alteração cardíaca, e que devem ser pesquisadas no exame físico são: cianose labial; mamadas interrompidas por cansaço; infecções respiratórias repetidas; perfusão periférica diminuída; taquidispneia; baixo ganho de peso; crise de hipóxia; sudorese; sopro à ausculta, na região do precórdio; alteração em pulsos arteriais.

A palpação do precórdio avalia: a posição do *íctus cordis*, ao redor do 4.º espaço intercostal esquerdo, nos primeiros meses de vida, e no 5.º espaço, em crianças maiores; a intensidade do pulso apical (choque da ponta do ventrículo esquerdo); a presença de frêmitos (sensação tátil de um sopro – "raspar").

Quando o *íctus* não se localiza no 4.º ou 5.º espaço intercostal esquerdo pode indicar a hipoplasia do ventrículo ou a dextrocardia (coração voltado para a direita); quando se localizar para fora da linha hemiclavicular pode ser indicativo de cardiomegalia (aumento da área cardíaca).

Contabilizar a frequência cardíaca, em um minuto, evitando contagens parciais.

A avaliação cardiovascular conta com a verificação da pressão arterial. Entretanto, sua mensuração é frequentemente negligenciada na população infantil. Deve ser realizada, anualmente, em braço e perna direitos, preferencialmente.

A ausculta cardíaca é um método propedêutico complexo. Na prática clínica, o enfermeiro e os estudantes da área da saúde necessitam treinar os sons normais para,

Quadro 1.3 – Boletim de Silverman-Andersen para avaliar sinais de insuficiência respiratória

Parâmetros	0	1	2
Gemência	Ausente	Audível com estetoscópio	Audível sem estetoscópio
Batimento de aleta nasal	Ausente	Discreto	Acentuado
Retração costal inferior	Ausente	Três últimas intercostais Leve	Mais de três intercostais Intensa
Retração esternal/xifoide	Ausente	Discreta	Acentuada
Movimento de tórax e abdome	Ausente/ Sincronismo	Discreto/ Declínio inspiratório	Acentuado/Balancim

Fonte: William A Silverman, Dorothy H Andersen, 1956.

então, diferenciá-los dos patológicos, a fim de permitir o acompanhamento da evolução do diagnóstico médico e a identificação de complicações. Para avaliação das valvas cardíacas existem focos de ausculta no tórax que, apesar de não corresponderem à sua posição anatômica, representam os locais de maior intensidade do ruído que elas produzem. São eles:

- Foco da valva aórtica: localizado no 2.º espaço intercostal direito, paraesternal;
- Foco da valva pulmonar: localizado no 2.º espaço intercostal esquerdo, paraesternal;
- Foco da valva atrioventricular direita ou tricúspide: localizado próximo à base do processo xifoide;
- Foco da valva atrioventricular esquerda ou mitral: 4.º ou 5.º espaço intercostal esquerdo, na região mamilar;
- Foco aórtico acessório: no 3.º espaço intercostal esquerdo, linha esternal.

Outros aspectos patológicos pesquisados no sistema cardiovascular são: presença de cianose e hipocratismo digital (Figura 1.5) com o baqueteamento dos dedos e as unhas em forma de "vidro de relógio", típicos de cardiopatias e pneumopatias; cansaço aos mínimos esforços; posição de cócoras; abaulamento precordial; turgência das veias jugulares; hiperatividade do *íctus cordis*, mais propulsivo nos casos de sobrecarga de volume ou de persistência do ducto arterial (PDA ou PCA).

ABDOME

Na inspeção abdominal, observar as alterações na forma, volume, e possíveis abaulamentos. Nos lactentes e nos infantes, o abdome tende a ser protuberante.

Auscultar o abdome, antes da palpação, para pesquisar a presença de borborismo - ruídos hidroaéreos (RHA).

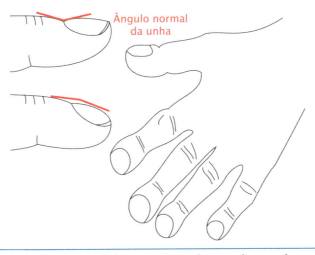

Figura 1.5 – Dedos em forma de baqueta de tambor e unhas em forma de vidro de relógio.

Na palpação e na inspeção verificar a presença de hérnias abdominais (regiões umbilical, inguinal e epigástrica); diástase dos músculos retos abdominais (separação habitual da musculatura, na linha média), que desaparece no primeiro ano de vida; outras alterações como: ascite, hepatomegalia e esplenomegalia, lembrando que o fígado pode estar aumentado em até 2 cm do rebordo costal.

A hérnia abdominal surge a partir da fraqueza de sua parede, podendo estar presente desde o nascimento ou desenvolver-se ao longo da vida e ser agravada por condições que aumentam a pressão intra-abdominal. O diagnóstico é realizado pela observação de aumento no volume, que se agrava quando a criança faz esforços (choro, tosse, evacuação, entre outros). Naquelas que compreendem ordens simples, solicitar que assoprem uma bexiga ou a própria mão, aumentando, assim, a pressão abdominal e a projeção do intestino herniado.

A hérnia umbilical (Figura 1.6) é uma das condições cirúrgicas mais frequentes em lactentes e infantes, e são, em geral, congênitas. É uma condição benigna e ligeiramente mais frequente em meninas e em negros; o tamanho do anel herniário pode variar entre 1 e 5 cm. Esse tipo de hérnia regride espontaneamente em 90% dos casos, antes dos quatro anos; a herniorrafia pode ser indicada, em situações específicas, para evitar estrangulamento das alças intestinais e do epíplon, principalmente.

A hérnia inguinal é frequente em neonatos prematuros e pode levar ao encarceramento, sendo necessária a avaliação da equipe cirúrgica, logo ao nascer, embora a tendência atual seja realizar o reparo cirúrgico em regime ambulatorial.

A hérnia epigástrica afeta principalmente crianças com menos de dois anos. Não é considerada uma emergência, mas necessita de reparo cirúrgico, pois não há regressão espontânea.

Pesquisar o aumento de fígado e do baço, na inspiração, quando há o abaixamento do diafragma. Lembrar que a borda do fígado pode ser palpada, em bebês. Observar se há dor à descompressão brusca (DB +), rigidez ou movimento de defesa que sugere peritonite, especialmente próximo à região da fossa ilíaca direita (Sinal de Blumberg +), pressupondo um quadro de apendicite aguda.

Palpar os rins, na região dos hipocôndrios, utilizando a técnica bimanual, com uma das mãos embaixo do flanco e a outra abaixo do rebordo costal. Checar a distensão vesical, na região suprapúbica.

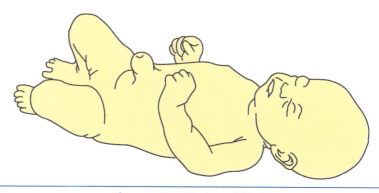

Figura 1.6 – Hérnia umbilical.

Na palpação profunda pesquisar massas abdominais; cerca de metade são de origem geniturinária e sugerem: hidronefrose, nefroblastoma, cisto solitário, rins policísticos e trombose de veia renal.

EXTREMIDADES E COLUNA VERTEBRAL

Ao inspecionar e palpar as extremidades observar a presença de deformidades como: genovaro (joelhos em abdução - para fora) ou genovalgo (joelhos em adução - para dentro – Figura 1.7); pé plano ("pé chato"); paralisias; edema; alterações da temperatura da pele; postura; encurtamento de membro; alterações da marcha. Palpar os pulsos periféricos e as articulações, em busca de nódulos, sinais inflamatórios (edema, calor, rubor e dor) ou alterações na mobilidade (limitação ou hipermobilidade). Todas as alterações percebidas são relatadas ou encaminhadas para avaliação médica

A presença do pé plano é esperada, até os dois anos de idade, quando o arco plantar começa a se formar. Nenhum tratamento clínico, como o uso de palmilhas ou botas é eficaz. O tratamento cirúrgico é indicado em raros casos de deformação óssea e dor constante.

Pesquisar o tempo de enchimento capilar (TEC), que deve ser de até três segundos e a presença de hipocratismo digital, citado anteriormente.

Observar a presença de prega única (linha simiesca), em palma das mãos, que pode ser indicativa de síndromes genéticas.

Examinar o posicionamento dos pés em dois momentos: avaliação estática, com a criança sentada (sem carga) e em pé (com carga); avaliação dinâmica, com a observação da marcha. Pesquisar a presença de alterações ósseas congênitas tanto no antepé, que corresponde à porção anterior (dedos e metatarsos), quanto no retropé que corresponde à porção posterior (calcâneo), observando o seu desalinhamento em varo (para fora) ou valgo (para dentro).

Avaliar a flexibilidade dos pés, das mãos e dos dedos, pesquisando rigidez ou mobilidade excessiva.

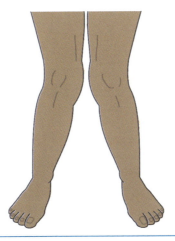

Figura 1.7 – Joelhos em adução – "geno valgo".

A coluna vertebral é examinada em diferentes posições para avaliar sua rigidez, mobilidade, alinhamento e curvaturas, especialmente em escolares e adolescentes, que apresentam os maiores desvios.

No neonato e no lactente, inspecionar e palpar a coluna, em busca de alterações e malformações, como: espinha bífida; fosseta ou cisto pilonidal; tufos de pelos; hipersensibilidade. O cisto pilonidal pode se manifestar tardiamente, sob a forma de uma inflamação dolorosa, na região sacra.

Solicitar para a criança girar e movimentar a coluna para os lados, para frente e para trás, avaliando sua mobilidade e queixa de dor. A coluna possui curvaturas normais em sua porção cervical, torácica e lombar (Figura 1.8).

Alguns vícios de postura adotados por escolares e adolescentes, assim como o sobrepeso e a sobrecarga, favorecem o surgimento de importantes alterações na musculatura dorsal e na coluna vertebral.

O uso prolongado de *smartphones*, por exemplo, com a cabeça inclinada para frente e para baixo, predispõe à formação de deformidades na coluna cervical (*text neck* - "pescoço de texto"), que levam à inflamação de nervos occipitais, caracterizada por dores no pescoço e no couro cabeludo. A avaliação por um fisioterapeuta ou médico ortopedista será necessária, na presença de sintomas. Orientar o paciente para alterar sua postura com frequência e a manter o eletrônico na linha dos olhos, enquanto digita, e a realizar breves alongamentos das regiões tensionadas.

As bolsas a tiracolo, por sua vez, desencadeiam contraturas musculares e desvios na coluna. Orientar o uso de bolsas transpassadas e a alternância entre os ombros. As mochilas são uma boa opção para acomodar o material escolar e de lazer, mas devem ser ajustadas para que a parte inferior se mantenha ao nível lombar (2 cm acima das nádegas) e usadas nos dois ombros, simultâneamente.

A carga de bolsas e mochilas não deve ultrapassar a 10% do peso corporal.

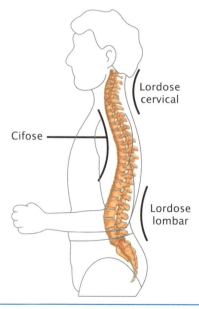

Figura 1.8 – Curvaturas normais da coluna vertebral.

As principais alterações encontradas no exame da coluna são:

- Hipercifose: curvatura anormal da coluna torácica, onde é possível notar a queda dos ombros para frente (corcunda), posição frequentemente observada em adolescentes, devido ao crescimento ósseo e à má postura ou, ainda, a doença de Scheuermann, que acomete os adolescentes predominantemente do sexo masculino, e que consiste em um achatamento das vértebras da coluna torácica;
- Hiperlordose: curvatura anormal da região cervical e/ou lombar. A hiperlordose lombar é a mais comum e pode ser gerada por várias causas, como contraturas ou fraqueza da musculatura abdominal e dos quadris. É mais frequente na raça negra e menos comum em asiáticos;
- Escoliose: é sempre uma curvatura anormal da coluna, que se desvia para as laterais e que também leva à proeminência da musculatura lombar em um dos lados, que se acentua com a inclinação do corpo para frente. Lembrar que a escoliose pode ser causada por uma desigualdade do comprimento das pernas. O uso inadequado de bolsas e mochilas aumenta o risco para o desvio.

SISTEMA GENITURINÁRIO

Lembrar que o exame da região genital provoca constrangimento, na maioria das crianças e adolescentes e que o exame deve ser realizado em presença de um responsável. Orientar a criança que a região será examinada apenas visualmente e solicitar sua colaboração.

Avaliar a configuração anatômica externa; uma forma não característica pode indicar genitália ambígua.

A produção de urina é um bom indicador da função do sistema urinário. Em média, a criança urina de cinco a seis vezes por dia.

A infecção urinária é uma alteração frequente durante a primeira infância, especialmente nas meninas. Pesquisar queixas de dor ou ardor ao urinar, que nas crianças pequenas é manifestada por choro; episódios de febre acima de 38 ºC ou hipotermia abaixo de 36 ºC; Sinal de Giordano positivo (punho-percussão dolorosa em região lombar). Observar o aspecto da urina quanto a sua cor, turbidez, odor, quantidade.

Nos meninos, observar a presença de fimose que é a aderência bálano-prepucial; atentar para o fato que esta é fisiológica nos lactentes. Os testículos devem ser palpados e sua localização atestada, dentro da bolsa escrotal; quando ausentes determinam a criptorquidia (testículo escondido), que pode ser uni ou bilateral. Testar o reflexo cremastérico, identificado quando ocorre uma elevação dos testículos, por contração do músculo cremaster, ao se estimular a base da coxa em sua face medial ou interna.

No exame dos genitais masculinos também é importante observar a presença de hidrocele, hipospádia, epispádia ou hipogonadismo (testículos pequenos).

A hidrocele é identificada como um acúmulo de líquido no saco escrotal, que se torna evidente na transiluminação da área, por meio de uma lanterna, o que torna a região translúcida.

A hipospádia é a posição anômala da uretra, abaixo do centro da glande, podendo chegar até o escroto; já na epispádia, a uretra está inserida na porção superior (dorsal) do pênis, podendo se localizar próximo ao abdome. Em ambos os casos o tratamento é cirúrgico, quando a uretra se posicionar longe da glande.

A maturação das características sexuais secundárias se dá gradativamente, e pode ser acompanhada por meio de critérios que foram estabelecidos pelo médico inglês James M. Tanner, em 1962, classificando a sequência dos eventos pubertários em cinco estágios: G1 a G5 (gônadas/genitais) em meninos; M1 a M5 (mamas) em meninas; P 1 a P5 (pelos pubianos) em ambos. O estadiamento pode não ser sincronizado, ou seja, a adolescente pode se situar em um estágio para pelos e outro estágio para mamas, por exemplo. Os estágios de Tanner "1" estão presentes em crianças e os estágios de Tanner "5" em adultos. A mudança entre um estágio e outro pode variar de 6-18 meses.

Em meninos, os critérios de Tanner (Figura 1.9) avaliam o aspecto dos órgãos genitais e do crescimento de pelos pubianos (pubarca). O início da puberdade é evidenciado pelo aumento do volume dos testículos, em geral a partir dos 10 anos (entre 9-14 anos) e com o subsequente aparecimento dos pelos pubianos e aumento do pênis, ao redor dos 12 anos, seguidos pela presença de pelos mais grossos e escuros em região axilar e, depois, em face.

O aumento dos testículos demarca o início da puberdade e pode ser avaliado na palpação, comparando-se o volume encontrado com o orquidômetro de Prader (Figura 1.10), que é um conjunto de 12 peças padrão, no formato de uma elipse (ovoide), com tamanhos diferentes. Quando o volume palpado corresponder a quatro mililitros, ou mais, o menino iniciou a puberdade. Adultos possuem um volume testicular acima de 12 ml.

Ao examinar a região genital das meninas, afastar e fletir as pernas ou adotar a posição genupeitoral e observar o orifício himenal, a presença de secreção vaginal, e a sinéquia (coalescência, fusão) de pequenos lábios. Nas recém-nascidas, pode haver secreção mucoide ou sanguinolenta, devido à influência estrogênica materna residual.

A maturação das características sexuais nas meninas também pode ser avaliada pelos Critérios de Tanner (Figura 1.11), obsevando-se o desenvolvimento das mamas e a distribuição dos pelos pubianos.

O início da puberdade é evidenciado pelo aparecimento do broto mamário, a partir dos nove anos, em geral, e subsequente aparecimento dos pelos pubianos (entre oito e 13 anos), seguidos pela presença de pelos mais grossos e escuros em região axilar, culminando com a menarca (primeira menstruação), que se dá entre os nove e os 16 anos. A menarca ocorre entre os estádios M3 e M4, e coincide com uma desaceleração do crescimento.

Questionar a adolescente sobre o padrão do ciclo menstrual, presença de dismenorreia e sintomas de tensão pré-menstrual. Observar sinais da doença do ovário policístico (pilificação anormal, irregularidade menstrual, afinamento e perda capilar, sobrepeso) e de endometriose (dor abdominal, irregularidade menstrual ou amenorreia).

A consulta pediátrica no ambiente hospitalar ou ambulatorial é um importante momento do cuidado à criança, ao adolescente e sua família, pois possibilita a identificação precoce de alterações e a implementação de tratamento e orientações essenciais para a saúde.

Genitália

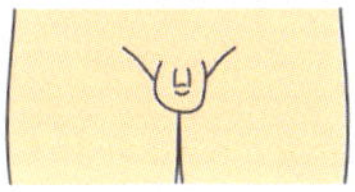	G1 (pré-adolescência)	Pênis, testículo e escroto de aparência e tamanho infantis
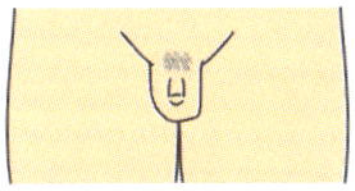	G2 (9-14 anos)	Aumento inicial de testículos e escroto cuja a pele se torna mais fina e avermelhada; não há aumento do pênis
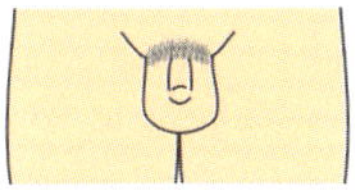	G3 (10 anos e seis meses $^{1/2}$-15 anos)	Continua o crescimento escrotal e o pênis aumenta principalmente em comprimento
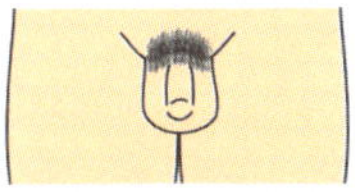	G4 (11$^{1/2}$-16 anos)	Continua o crescimento de testículos e escroto; há aumento do pênis em comprimento e em diâmetro tornando-as a glande evidente
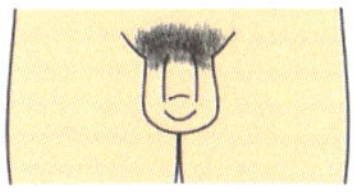	G5 (12$^{1/2}$-17 anos)	Genitais adultos em tamanho e forma

Pelos

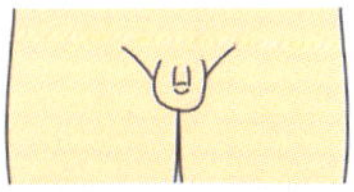	P1 (não há pelugem)	Ausência de pelos pubianos
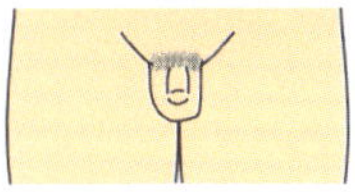	P2 (11-15$^{1/2}$ anos)	Crescimento disperso de pelos finos, longos discretamente pigmentados, lisos ou discretamente encaracolados
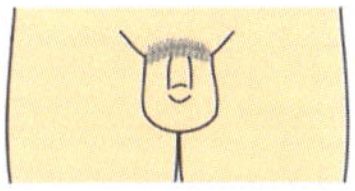	P3 (11$^{1/2}$-16 anos)	Os pelos tornam-se mais escuros, mais espessos e mais encaracolados, distribuindo-se na sínfise púbica
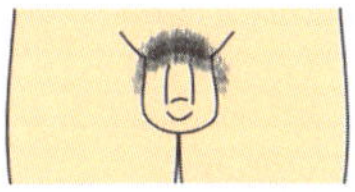	P4 (12-16$^{1/2}$ anos)	Pelos do tipo adulto porém ainda em quantidade menor, não atingindo a superfície interna das coxas
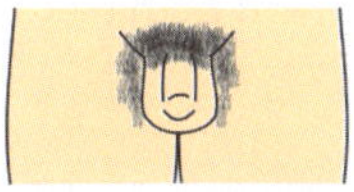	P4 (15-17$^{1/2}$ anos)	Pelos adultos em tipo e quantidade, atingindo a superfície interna da coxa

Figura 1.9 – Critérios de Tanner para avaliar maturação sexual em meninos.
Fonte: James Mourilyan Tanner, 1962.

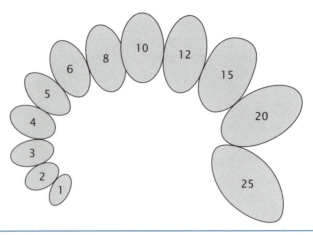

Figura 1.10 – Orquidômetro de Prader: tamanho quatro corresponde ao início da puberdade.

Mamas

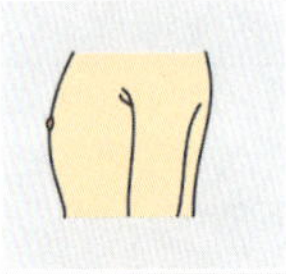	M1 (mamas infantis)	Estádio de mamas pré-adolescentes; há somente elevação das papilas (mamilos)
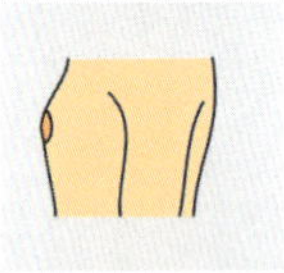	M2 (8-13 anos)	Estádio de broto mamário, com pequena elevação de mama e da papila e aumento do diâmetro da aréola
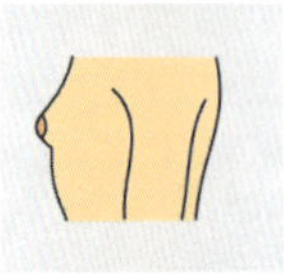	M2 (10-14 anos)	Crescimento da mama e da aréola parecendo uma pequena mama adulta; não há separação dos contornos da mama e da aréola
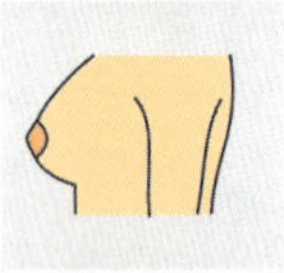	M2 (11-15 anos)	Crescimento e projeção da aréola e da papila formando uma elevação acima do corpo da mama
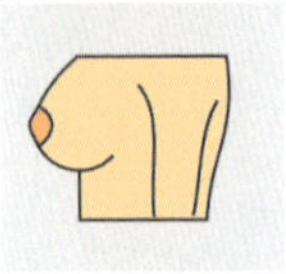	M2 (13-18 anos)	Estádio adulto com projeção apenas da papila, pois a aréola retorna para o contorno da mama

Continua

Figura 1.11 – Critérios de Tanner para avaliar maturação sexual em meninas.
Fonte: James Mourilyan Tanner, 1962.

Continua

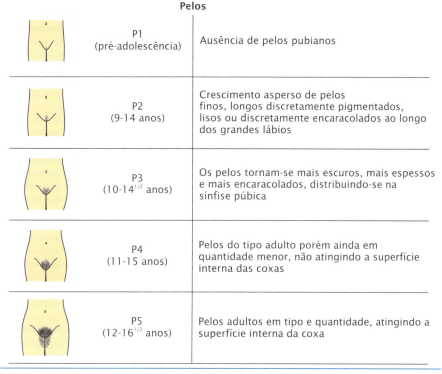

Figura 1.11 – Critérios de Tanner para avaliar maturação sexual em meninas.
Fonte: James Mourilyan Tanner, 1962.

BIBLIOGRAFIA CONSULTADA

1. Batalha LMC, Reis GMR, Costa LPS, Carvalho MDR, Miguens APM. Adaptação cultural e validação da reprodutibilidade da versão Portuguesa da escala de dor Face, Legs, Activity, Cry, Consolability (FLACC) em crianças. Referência. 2009;10:7-14.
2. Barros ALBL. Anamnese e exame físico: avaliação diagnóstica de enfermagem no adulto. 2. ed. Porto Alegre: Artmed. 2010.
3. Bickley LS. Bates propedêutica médica. 10. ed. Rio de Janeiro: Guanabara Koogan; 2010. p.3-20, 55, 56, 65.
4. Blank D, Eckert G, Trotta E. Exame físico pediátrico. Faculdade de Medicina, Departamento de pediatria e puericultura. Universidade Federal do Rio Grande do Sul. [acesso 10 nov 2016]. Disponível em: http://www.ufrgs.br/pediatria/z5_files/Padrao_Examefisico.pdf.
5. Campos Jr D, Vaz ES, Jesus MM de. VigilaSUS. In: Campos Jr D, Burns DAR, Lopez FA. Tratado de Pediatria - SBP. 3. ed. Barueri: Manole, 2014. p.93.
6. Campos JS. Atenção à saúde da criança e do adolescente: a família e o desenvolvimento infantil. In: Campos Jr D, Burns DAR, Lopez FA. Tratado de Pediatria - SBP. 3. ed. Barueri: Manole, 2014. p.257-60.

7. Colli As, Coates V, Guimarães BEM. Monitorização do crescimento e desenvolvimento físico. In: Coates V, Beznos GW, Françoso LA. Medicina do adolescente. 2. ed. São Paulo: Sarvier. 2003. p.66-73.
8. Conselho Federal de Enfermagem - Cofen. Resolução n.º 272/2002, revogada pela resolução n.º 358/2009. Dispõe sobre a Sistematização da Assistência de Enfermagem - SAE nas instituições de saúde brasileiras. [acesso 10 nov 2016]. Disponível em: http://www.portalcofen.gov.br/2007/materiais.asp?ArticleID=7100&seccionlD=34.
9. Eisenstein E. Adolescência: definições, conceitos e critérios. Adolesc Saude. 2005;2(2):6-7.
10. Faria CP, Nakanami C. Exame oftalmológico da criança, estrabismo e ambliopia. In: Campos Jr D, Burns DAR, Lopez FA. Tratado de Pediatria - SBP. 3. ed. Barueri: Manole, 2014. p.3419-26.
11. Fernandes JD, Machado MCR, Oliveira ZNP. Quadro clínico e tratamento da dermatite da área das fraldas-Parte II. An. Bras. Dermatol. 2009 [acesso 10 nov 2016];84(1). Disponível em: http://www.scielo.br/scielo.php?pid=S0365-05962009000100007&script=sci_arttext.
12. Franklin Q, Prows C. Influências genéticas e de desenvolvimento na promoção de saúde da criança. In: Hockenberry MJ, Wilson D. Wong Fundamentos de Enfermagem pediátrica. 9. ed. Rio de Janeiro: Elsevier, 2014.p.64-84.
13. Garcia FJ, Thomé Neto O, Pereira JBS, Campanholo MR. Hérnias abdominais na infância. Ped. Moderna. 2013;49(4):161-65.
14. Giugno KM, Maia TR, Kunrath CL, Bizzi JJ. Tratamento da hipertensão intracraniana. J Pediatr. 2003;79(4):287-96.
15. Hockenberry MJ. Comunicação e avaliação física da criança. In: Hockenberry MJ, Wilson D. Wong Fundamentos de Enfermagem pediátrica. 9. ed. Rio de Janeiro: Elsevier. 2014, p. 85-139.
16. Horta WA. Processo de enfermagem. São Paulo: EPU; 1979.
17. López CGP. Modificações fisiológicas e patológicas mais comuns da pele na infância. Sociedade Brasileira de Pediatria. I Painel Latino-americano: Cuidados com a pele infantil. São Paulo: Limay. [acesso 10 set 2016]. Disponível em: http://www.sbp.com.br/pdfs/painel-JJ-Fasciculo-6.pdf.
18. Ministério da Saúde (Brasil). Secretaria de Atenção à Saúde. Departamento de Ações Programáticas e Estratégicas. Atenção à saúde do recém-nascido – Guia para os profissionais de saúde. Brasília – DF, 2011, v 3.
19. Porto CC. Semiologia médica. 6. ed. Rio de Janeiro: Guanabara Koogan; 2009.
20. Silverman WA, Andersen DH. A controlled clinical trial of effects of water mist on obstructive respiratory signs, death rate and necropsy findings among premature infants. Pediatrics, [S.l.].1956 Jan. [acesso 10 dez 2016];17(1):1-10. Disponível em: http://pediatrics.aappublications.org/content/17/1/1.
21. Tanner JM. Growth at adolescence, 2nd ed, 4th print (1969). Oxford: Blackwell. 1962.
22. Tannure MC, Gonçalves AM. SAE Sistematização da assistência de enfermagem: guia prático. Rio de Janeiro: Guanabara Koogan; 2008.
23. Taylor EM, Boyer K, Campbell FA. Pain in hospitalized children: a prospective cross-sectional survey of pain prevalence, intensity, assessment and management in a Canadian pediatric teaching hospital. Pain Res Manag. 2008;13(1):25-32.
24. Von Baeyer CL, Spagrud LJ. Systematic review of observational (behavioral) measures of pain for children and adolescents aged 3 to 18 years. Pain. 2007;127(1-2):140-50.
25. World Health Organization - WHO. UNICEF. 16 prácticas claves para fomentar el crecimiento y desarrollo saludables de los menores de 5 años. 2005. [acesso 10 nov 2016]. Disponível em: http://www.paho.org/can/index.php?option=com_docman&task=doc_view&gid=6566&Itemid=.

Avaliação do Crescimento Infantil

2

Aspásia Basile Gesteira Souza

O crescimento corporal se dá por hipertrofia e hiperplasia celular (aumento no volume e no número de células, respectivamente). Crescer é diferente de se desenvolver. Crescer diz respeito ao aumento das dimensões físicas; já o desenvolvimento se refere à aquisição de novas habilidades neuropsicomotoras. O crescimento ósseo é um processo limitado, concluído após a adolescência, enquanto o desenvolvimento é contínuo.

O processo de crescimento é complexo, pois depende de fatores intrínsecos, como: o potencial genético e a produção hormonal, e de fatores extrínsecos, como: a qualidade da nutrição e a proteção contra as doenças. O crescimento infantil abrange várias áreas, e pode ser do tipo: geral ou somático; neural (mais rápido até os dois anos de idade); genital (no início da puberdade); linfoide (até os dez anos).

Apesar da influência de inúmeras variáveis, as crianças e os adolescentes sadios crescem de maneira muito previsível, independentemente de sua etnia. O desvio desse padrão normal pode ser a primeira manifestação de uma grande variedade de doenças, tanto endócrinas como não endócrinas. Assim, é necessário o acompanhamento do crescimento nas consultas de rotina, como no esquema mínimo sugerido pelo Ministério da Saúde, a saber: primeira semana ou até 15 dias de vida, 1.º mês, 2.º mês, 4.º mês, 6.º mês, 9.º mês e 12.º mês, e duas consultas no 2.º ano de vida, aos 18 e 24 meses. A partir daí, as avaliações podem ser anuais, até o final da adolescência, quando se completa o crescimento ósseo.

Entre os parâmetros utilizados para a avaliação do crescimento infanto-juvenil, destacam-se: comprimento ou estatura; perímetro cefálico (PC); peso; perímetro torácico (PT); perímetro abdominal (PAb).

A aferição desses dados merece especial atenção do profissional que atende essa população (ver Capítulo 6: *Aferição dos Sinais Vitais e Medidas Antropométricas em Pediatria*).

Os índices de crescimento podem ser expressos na forma de percentuais de adequação ou de escores "Z". O comitê de especialidades da Organização Mundial de Saúde (OMS) recomendou, desde 1983, a adoção daquele escore, sendo que o percentil 50 e o escore "zero", para idade e sexo, são considerados como os ideais.

Atualmente, o padrão de referência "escore Z" é adotado pela OMS, nos gráficos para menores de cinco anos (desde 2006) e, nos gráficos para indivíduos entre cinco e 19 anos (desde 2007).

Esse escore varia de -6 a +6, e aponta em quantos desvios-padrão (DP) o dado obtido está afastado da mediana, que foi determinada após estudos multicêntricos, que abrangeram crianças de seis países: Estados Unidos, Brasil, Noruega, Ghana, Oman, Índia. Um DP entre -2 e +2 é considerado normal e, acima ou abaixo disso, alterado.

Nas crianças com menos de dois anos de idade, o peso é o parâmetro antropométrico com maior velocidade de crescimento e o mais sensível na presença de agravos nutricionais, sendo o primeiro a modificar-se.

Nos pré-escolares e escolares, o crescimento é mais lento e constante, fazendo com que o peso varie mais em função da estatura (P/E), do que em função da idade.

O peso, em relação à altura, e a altura abaixo do DP classificam os casos de desnutrição ou déficit, e de baixa estatura (Tabela 2.1), que merecem a intervenção precoce da equipe multiprofissional.

COMPRIMENTO OU ESTATURA

O comprimento varia entre 48 cm e 52 cm, nos recém-nascidos de termo (aqueles nascidos com 37 a 41 semanas de gestação), e o seu aumento varia de acordo com a faixa etária. A curva de velocidade de crescimento (VC) permite a identificação de três momentos fundamentais: Fase 1 ou lactância, até os dois anos; Fase 2 ou infância (pré-puberal), dos 2-10 anos, aproximadamente; Fase 3 ou puberdade.

Vitamina D e sono interferem no ganho estatural

No recém-nascido e no lactente, ocorre o primeiro estirão, onde o crescimento é acelerado, a depender de uma combinação favorável, principalmente dos fatores extrínsecos, com pouca influência dos fatores endócrinos e hereditários. No primeiro semestre de vida é possível duplicar o peso e aumentar o comprimento em 30%. Em nenhum outro momento do ciclo vital tamanho crescimento tornará a ocorrer.

No primeiro ano de vida, a criança crescerá de 22 cm a 25 cm, com ganhos em torno de 3 cm/mês no primeiro trimestre; 2 cm/mês no segundo trimestre; 1 cm-1,5 cm/mês no terceiro e quarto semestres.

No segundo ano de vida, a criança crescerá de 10 cm a 15 cm, com média mensal de 1 centímetro.

Entre dois e quatro anos, o crescimento mantém-se em torno de 8 cm/ano. A partir daí, e até a pré-puberdade, a VC se dará em um ritmo constante e mais

Tabela 2.1 – Classificação da desnutrição e da baixa estatura

Classificação	DEP leve	DEP moderado	DEP grave
Peso/estatura	-2 ≤ escore Z < -1	-3 ≤ escore Z < -2 (70% – 90%)	Escore Z < -3 (< 70%)
Classificação	Baixa Estatura Leve	Baixa Estatura Moderada	Baixa estatura Grave
Estatura/idade	-2 ≤ escore Z < -1	-3 ≤ escore Z < -2 (85% – 89%)	Escore Z < - 3 (< 85%)

DEP: desnutrição energético-proteica. Fonte: OMS, 2006.

lento, com um acréscimo entre 4 cm e 6 cm/ano (0,5 cm/mês). Nessa fase, os fatores intrínsecos, como os genéticos e os hormonais (GH – hormônio de crescimento, testosterona), têm maior relevância e a velocidade, apesar de mais estável, também sofre oscilações. Portanto, a avaliação da estatura em curtos períodos pode levar a erro, pois há a impressão de que a criança não está crescendo. Alguns fatores extrínsecos, como os níveis de vitamina D e a qualidade do sono (para liberação do GH), também são importantes.

Dos 3 aos 12 anos (incompletos), pode-se acompanhar a variação média adequada da estatura utilizando as fórmulas: Idade × 5 + 90, ou (Idade – 3) × 6 + 95, onde: seis é o número de centímetros que a maioria das crianças ganha por ano, e 95, a estatura, em centímetros, da maioria das crianças aos três anos.

Na puberdade, ocorre o estirão do crescimento que, na menina, se apresenta logo no seu início (antes da menarca), e, nos meninos, na sua segunda metade. Após a menarca, o crescimento desacelera bruscamente e a menina chega à altura definitiva em três ou quatros anos ganhando, em média, de 6 cm a 9 cm nesse período, segundo a maioria das pesquisas. Já nos meninos, a desaceleração é mais lenta e se conclui por volta dos 18 anos. O ganho é de 1 cm a 1,5 cm/ano, sobretudo na região do tronco.

Para uma avaliação mais ampla do crescimento, devem-se investigar os dados sobre a gestação, condições do parto (anoxia neonatal, parto pélvico ou transverso), peso e comprimento ao nascer e anormalidades no período neonatal, como a presença de icterícia prolongada e episódios de hipoglicemia neonatal, sem causa aparente. História de traumatismo cranioencefálico (TCE) deve ser pesquisada ativamente, pois está relacionado à disfunção hipotálamo-hipofisária de maneira evolutiva. Avaliar sinais e sintomas de doenças sistêmicas, como a síndrome de má absorção, cardiopatias, pneumopatias, entre outros, e o uso de medicações que possam comprometer o crescimento, como os corticosteroides, muito utilizados durante a infância.

A estatura-alvo de uma criança pode ser previsível, de acordo com a estatura dos pais biológicos, desde que o desvio-padrão entre eles não seja significativo (acima de 1). Assim, se um deles for muito mais alto ou muito mais baixo do que o outro, essa interpretação não é precisa. Em meninas, a estatura final é obtida por: (estatura pai - 13) + estatura mãe/2 e, em meninos, por: estatura pai + (estatura mãe + 13)/2.

Outro aspecto importante para a sua avaliação é a idade óssea (IO) da criança.

O desenvolvimento dos ossos é caracterizado por uma sequência de maturação, na qual ocorre o aparecimento progressivo de núcleos de ossificação, que variam em tamanho e forma. O método de William W. Greulich e S. Idell Pyle é o mais clássico e simplificado para essa comparação, mas com o inconveniente de estabelecer padrões de IO com longos intervalos entre si, algumas vezes superiores a 12 meses.

Assim, o principal valor da idade óssea seria oferecer um índice de maturação endócrina global, visto que os fatores reguladores do desenvolvimento ósseo são similares aos que regulam a maturação hipotálamo-hipofisária. A IO deve ser avaliada por profissional experiente; atualmente há *softwares* disponíveis para essa finalidade.

A aferição do comprimento, até os 24 meses é realizada com a criança na posição horizontal, sobre uma superfície plana e firme e com o auxílio de régua antropométrica (toesa móvel). Para efetuar a leitura correta, a criança é completamente despida e descalça, e o procedimento deve contar com a participação do familiar. A medida correta exige precisão de até um milímetro, especialmente no recém-nascido e lactente pequeno; contudo, para evitar erros de medição aconselha-se arredondar o valor obtido para o meio centímetro mais próximo, quando necessário.

Após os dois anos de idade a criança já consegue permanecer ereta e imóvel, e sua estatura (ou altura) pode ser mensurada.

Para crianças e adolescentes entre dois e 12 anos com limitações físicas, neurológicas (encefalopatia crônica), cognitivas, ou deformidades ósseas (escoliose grave, contraturas), a estatura, em centímetros, pode ser estimada baseando-se na medida dos membros, com a utilização de equações, como as propostas pelo médico Richard D. Stevenson, em 1995, a saber:

- Comprimento superior do braço (CSB, distância do acrômio até a cabeça do rádio, medida com o membro fletido a 90º): Estatura = (4,35 × CSB) + 21,8 ± 1,7;
- Comprimento tibial (CT, distância da borda superior medial da tíbia até a borda do maléolo medial inferior): Estatura = (3,26 × CT) + 30,8 ± 1,4;
- Comprimento do membro inferior a partir do joelho, a mais indicada (CJ, distância do joelho ao calcanhar): Estatura = (2,69 × CJ) + 24,2 ± 1,1.

O crescimento deficiente se apresenta, clinicamente, de três formas:

a. Estatura abaixo da média familiar;
b. Estatura inferior ao padrão populacional (verificada nos gráficos);
c. Ganho inadequado ao sexo, à idade ou ao grau de desenvolvimento puberal.

A estatura é considerada inadequada, à média familiar, quando a criança ou o adolescente está mais de um desvio abaixo do esperado, em relação a seus pais.

Para diagnosticar a baixa estatura (BE) é necessário que o paciente esteja abaixo de dois DP, em relação à média da população.

O crescimento lento é identificado quando se mostra inferior ao percentil 25 (escore "Z" -2), de forma cumulativa, ao longo de muitos meses, dificultando o seu diagnóstico precoce.

Os pontos de corte, de acordo com a idade e o sexo, para a avaliação do comprimento (ou estatura), adotado para cada faixa de percentil ou do escore "Z" segue a recomendação da OMS, sendo divididos em gráficos para a população de 0-5 anos (exemplificado na Figura 2.1) e de 5-19 anos. Um percentil entre 3 e 15 ou escore "Z" entre -2 e -1 requer atenção especial de vigilância dos profissionais de saúde e da família. Escore -3 ou inferior indica baixa estatura.

PERÍMETRO CEFÁLICO

Os gráficos da OMS (Figura 2.2) registram como valores normais os perímetros entre 32 e 37 cm (escore "Z" +2 a -2) ao nascer, considerando as populações de todos os continentes. Ao nascimento, um PC ≤ 32 cm ou ≥ 37 cm, deve ser acompanhado.

O aumento do PC esperado nos primeiros seis meses de vida é de 1,7 cm a 2 cm/mês.

De maneira geral, o PC corresponde ao comprimento/2+10. Exemplificando: um lactente medindo 59 cm teria um PC = 39,5 cm (59/2+10).

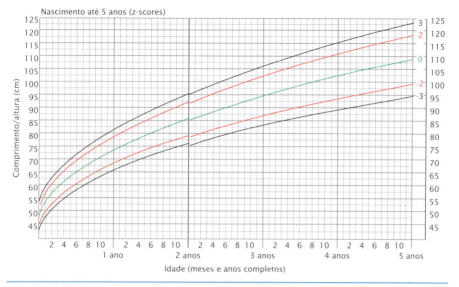

Figura 2.1 – Gráfico de crescimento para meninas entre 0-5 anos.
Fonte: WHO. Child Growth Standarts, 2007.

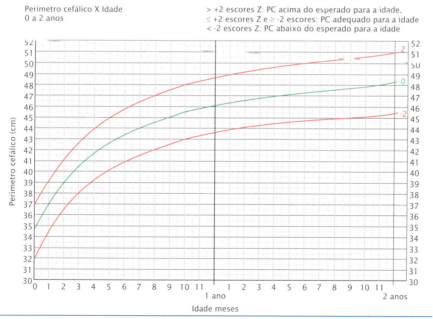

Figura 2.2 – Gráfico para acompanhamento do perímetro cefálico, em meninos, de acordo com a idade. Fonte: WHO. Child Growth Standarts, 2006, 2007.

Nos primeiros dois anos é importante que o perímetro cefálico seja comparado com o gráfico de peso por altura (P/A). Ambos os parâmetros devem se apresentar em linha ascendente, dentro dos escores de normalidade. O PC é cerca de 2 cm a 5 cm maior do que o perímetro torácico, o que se mantém até por volta dos seis meses de vida.

Se o PC for maior do que a relação P/A é levantada a hipótese de macrocefalia, e se o PC < P/A, sugere microcefalia.

Para o diagnóstico de microcefalia em recém-nascidos de termo, a OMS delimitou, desde novembro/2016, os perímetros de 30,5 cm para meninos, e de 30,2 cm para meninas.

A macrocefalia é causada por hidrocefalia, na maioria das vezes, e a microcefalia, por anomalias genéticas ou por infecções intrauterinas transmitidas ao feto (transmissão vertical), especialmente no primeiro trimestre de gestação, entre elas: toxoplasmose, rubéola, citomegalovírus, sífilis e Zika vírus (ZIKV), que é transmitido, à gestante, pelo mosquito *Aedes Egyptis*.

A infecção pelo ZIKV, como uma das causas de microcefalia é inédita para a comunidade científica mundial. Em 2015, o aumento da malformação chamou a atenção das autoridades do estado de Pernambuco. Foi descrita, pela primeira vez, no nordeste brasileiro, entre 2015-2016, quando o micro-organismo foi detectado no líquido amniótico de duas gestantes, do estado da Paraíba, e em necropsia de uma recém-nascida, do estado do Ceará. Desde então, foram diagnosticados milhares de casos de recém-nascidos microcéfalos.

A entrada do vírus, no Brasil, deu-se, provavelmente, após a realização da Copa das Confederações, da Federação Internacional de Futebol, em junho de 2013, devido ao trânsito interno de turistas e atletas da Polinésia francesa e do Sul asiático, aonde circula um vírus com a mesma sequência genética (*Science daily*, disponível em: https://www.sciencedaily.com/releases/2016/03/160324145916.htm).

O Ministério da Saúde brasileiro estima que, em 2015, a infecção pelo ZIKV acometeu entre 500 mil e 1.500 milhão pessoas, o que favoreceu a sua disseminação.

Peso

Nos lactentes e nos infantes, a avaliação do ganho de peso é importante para adequar a alimentação às necessidades da criança, além de identificar alterações como as de origem endócrina ou do sistema digestório, e implementar as condutas necessárias.

> Ganho esperado de peso
> 1º trimestre 700 g/mês
> 2º trimestre 600 g/mês
> 3º trimestre 500 g/mês
> 4º trimestre 400 g/mês

A maioria dos recém-nascidos de termo pesa entre 2.500 g e 3.500 g. Logo nos primeiros dias de vida há uma perda fisiológica de líquidos, entre 10% e 15% do peso original. Se a amamentação for efetiva, o bebê recuperará essa perda, em poucos dias.

A partir daí, o ganho de peso se mantem entre 25 g e 30 g/dia durante todo o primeiro trimestre de vida, totalizando um acréscimo de 700 g a 900 g/mês. No segundo trimestre de vida, a média de ganho ponderal é de 20 g a 25 g/dia (600 g/mês); no terceiro trimestre, de 15 g a 20 g/dia (500 g/mês) e no quarto trimestre, de 10 g a 15 g/dia (400 g/mês). Na prática clínica é motivo de preocupação do profissional, quando o ganho ponderal for inferior a 20 g/dia, no primeiro trimestre.

No gráfico para peso segundo idade e sexo, escores "Z" entre +2 e -2 são considerados adequados para a idade; escores entre -3 e -2 indicam baixo peso; abaixo de -3, muito baixo peso; e acima de +2, sobrepeso e obesidade.

O índice de Quetelet - Índice de Massa Corpórea (IMC), obtido pela fórmula: Peso/altura^2, também é usado para avaliar a adequação do peso, por meio de um gráfico, onde o escore "Z" de -2 a +1 indica peso normal.

Entre um e dois anos de vida, o lactente aumenta seu peso em 200 g/mês, no primeiro semestre e cerca de 180 g/mês, no segundo semestre. Entre três e oito anos, a criança tem um ganho de 150 g/mês e um pouco menos, daí até o final da adolescência.

O peso esperado, em menores de um ano, pode ser calculado pela fórmula: idade (em meses) × 0,5 + 4,5 e, após essa idade, pela fórmula: 2 × idade (em anos) + 8,5 (ou 9).

Aos 6 meses, o lactente terá dobrado o seu peso de nascimento e, aos 12 meses, o terá triplicado.

Quando necessário, a avaliação deve ser ampliada para identificar distúrbios nutricionais, como:

- Desnutrição grave: cada vez mais rara em nosso meio, devido à melhora no acesso à comida e aos programas sociais. Pode ser dividida em duas formas clínicas: marasmo e *kwashiorkor*.

O tipo marasmático acomete mais frequentemente os lactentes, e seus principais sinais são:

- Emagrecimento acentuado;
- Apatia;
- Atrofia muscular e subcutânea;
- Pele frouxa; costelas proeminentes;
- Desaparecimento da "bola de Bichat" (último depósito de gordura a ser consumido, localizado na região malar, próxima às "bochechas"), o que favorece o aspecto envelhecido (fácies senil);
- Abdome globoso;
- Cabelos finos.

O tipo *kwashiorkor* acomete, em geral, crianças acima de dois anos; seus principais sinais são: apatia; edemas (face "de lua", membros inferiores, ascite, anasarca); pele descamativa com lesões hipocrômicas e hipercrômicas; cabelos descoloridos; alopecia, hepatomegalia (decorrente de esteatose e edema).

- Obesidade e sobrepeso: é o aumento de massa gorda que atinge de 30% a 40% das crianças e dos adolescentes brasileiros; é uma doença multifatorial, sendo que o componente genético tem ganhado destaque, mesmo considerando o estilo de vida.

O depósito de gordura predomina sobre a região do tronco e do abdome, sendo essa última associada à complicações importantes, como: desenvolvimento tardio de doença cardiovascular; aparecimento de estrias; respiração bucal; infecção fúngica em dobras cutâneas; hepatomegalia sugestiva de esteatoepatite não alcoólica; doenças osteoarticulares (edema e dor em articulações, escoliose, joelho valgo etc.); acantose nigricans (pele com áreas escuras e hiperqueratose) e hirsutismo (pelos em regiões pouco comuns para o sexo e idade), ambos sugestivos de resistência insulínica.

- Anemia ferropriva: decorrente da privação ou da deficiência de ferro; é a carência nutricional prevalente em crianças de todas as classes sociais, afetando uma série de processos metabólicos importantes para o crescimento e o desenvolvimento. O principal sinal clínico da alteração é a palidez cutânea, principalmente na palma das mãos, e de mucosas, que aparecem tardiamente. Outros sinais: apatia; astenia; atraso pondero-estatural e neuropsicomotor. A suplementação de ferro é realizada para a maioria das crianças entre seis e 24 meses.

- **Hipovitaminoses:** especialmente a carência da vitamina A, que acomete os infantes e os pré-escolares, principalmente. O Ministério da Saúde preconiza a sua suplementação por via oral, e em altas doses (100.000 UI e 200.000 UI), semestralmente, nas crianças entre seis e 59 meses de vida, das regiões onde essa carência é prevalente. A deficiência das vitaminas do complexo B, especialmente B1 e B12, de vitamina C e D, também possuem importância epidemiológica. A fim de reduzir o déficit de vitamina D, recomenda-se a exposição solar de pernas e tronco, antes das 10 e após as 16h, a partir da segunda semana de vida, por cerca de seis minutos por dia.

PERÍMETRO TORÁCICO

É a medida da circunferência do tórax, em centímetros; importante para a avaliação do estado nutritivo, até os dois anos de idade. A mensuração é realizada com fita métrica inelástica, à altura dos mamilos, com a criança em decúbito dorsal, até os três anos de idade e, em pé, nas crianças maiores.

Até os seis meses de vida, o PC é maior do que PT, em cerca de 2 cm a 5 cm. Aos dois anos, o PT tem a mesma medida do PC e do PAb. A partir daí, há um predomínio nítido do PT.

PERÍMETRO ABDOMINAL

É a medida da circunferência do abdome, com fita métrica inelástica, posicionada à altura da cicatriz (ou do coto) umbilical; útil para monitorizar a evolução de ascite, tumores e visceromegalias. Antes dos 2 anos, o PAb não deve ser maior do que o PC.

Como em adultos, a medida da circunferência abdominal, aferida no ponto médio entre a última a costela e a crista ilíaca superior, reflete, de maneira indireta, a adiposidade central, fator preditivo para risco de dislipemia e doença cardiovascular.

O monitoramento do crescimento é uma das ações mais eficazes para identificar, precocemente, alterações clínicas na infância. O acompanhamento desses dados antropométricos requer pessoal treinado e pode ser realizado em diferentes cenários, a baixo custo. Embora rotineiro, os procedimentos para a sua mensuração devem seguir critérios rigorosos e registrados na carteira de saúde ou no prontuário.

Com o trabalho em equipe, médicos, enfermeiros e nutricionistas utilizam esses dados para intervirem nos casos suspeitos ou confirmados de alteração, especialmente nos menores de cinco anos.

BIBLIOGRAFIA CONSULTADA

1. Aquino LA. Acompanhamento do crescimento normal. Rev. Ped. SOCERJ. 2015 [acesso 10 dez 2016]; 12(Suppl 1). Disponível em: http://revistadepediatriasoperj.org.br/detalhe_artigo.asp?id=553.
2. Faria NR et al. Zika virus in the Americas: Early epidemiological and genetic findings. Science, 2016. [Acesso 10 dez 2016]. Disponível em: www.sciencedaily.com/releases/2016/03/160324145916.htm.
3. Frish RE, Nagel JS Prediction of adult height of girls from age of menarche and height at menarche. Pediatrics. 1974;85(6):838-41.
4. Greulich WW, Idell Pyle SI. Radiographic atlas of skeletal development of the hand and wrist. Radiology. 1959 [acesso 15 jan 2017];72(6). Disponível em: http://pubs.rsna.org/doi/pdf/10.1148/72.6.878.
5. Lourenço B, Queiroz LB. Crescimento e desenvolvimento puberal na adolescência. Rev. Med. (São Paulo). 2010 [acesso 10 dez 2016];89(2):70-5. Disponível em: http://www.revistas.usp.br/revistadc/article/viewFile/46276/49930.
6. Ministério da Saúde (Brasil). Secretaria de Atenção à Saúde. Departamento de Atenção Básica. Coordenação geral da política de alimentação e nutrição. Incorporação das curvas de crescimento da OMS de 2006 e 2007 no Sistema de Vigilância Alimentar e Nutricional - Sisvan. 2009. [acesso 17 dez 2016]. Disponível em: http://nutricao.saude.gov.br/docs/geral/curvas_oms_2006_2007.pdf.
7. Ministério da Saúde (Brasil). Secretaria de Atenção à Saúde. Departamento de Atenção Básica. Saúde da criança: crescimento e desenvolvimento/Ministério da Saúde. Secretaria de Atenção à Saúde. Departamento de Atenção Básica. – Brasília: Ministério da Saúde, 2012. 272 p.: il. – Cadernos de Atenção Básica, n.º 33. [Acesso 17 dez 2016]. Disponível em: http://bvsms.saude.gov.br/bvs/publicacoes/saude_crianca_crescimento_desenvolvimento.pdf.
8. Stevenson RD. Use of Segmental Measures to Estimate Stature in Children with Cerebral Palsy. Arch Pediatr Adolesc Med. 1995 [acesso 10 dez 2016];149(6):658-662. Disponível em: http://jamanetwork.com/journals/jamapediatrics/article-abstract/517576.
9. Sociedade Brasileira de Pediatria. Avaliação nutricional da criança e do adolescente – Manual de Orientação/Sociedade Brasileira de Pediatria. Departamento de Nutrologia. – São Paulo: Sociedade Brasileira de Pediatria. Departamento de Nutrologia, 2009. 112 p. [acesso 10 nov 2016]. Disponível em: http://www.sbp.com.br/pdfs/MANUAL-AVAL-NUTR2009.pdf.
10. Teixeira JS, Gomes MM. Avaliação antropométrica de pacientes pediátricos com encefalopatia crônica não progressiva segundo diferentes métodos de classificação. Rev. Paul. Pediatr. 2014;32(3).
11. World Health Organization (WHO). Estudo Multicêntrico de Referência Crescimento OMS. A curva de crescimento para o século XXI. 2004 [acesso 10 nov 2016]. Disponível em: http://www.who.int/childgrowth/mgrs/en/.
12. Word Health Organization (WHO). The WHO Child Growth Standards. 2006. [acesso 16 dez 2016]. Disponível em: http://www.who.int/childgrowth/en/.

Avaliação do Desenvolvimento Neuropsicomotor Infantil

3

Ana Paula Dias França Guareschi
Raquel Candido Ylamas Vasques
Aspásia Basile Gesteira Souza

A avaliação do desenvolvimento neuropsicomotor (DNPM) infantil é uma das intervenções do enfermeiro para o acompanhamento e a detecção de possíveis alterações, que necessitem de investigação e seguimento pela equipe multidisciplinar.

Desenvolvimento é a capacidade progressiva do indivíduo em realizar funções cada vez mais complexas. A expansão das capacidades individuais ocorre por meio do crescimento, amadurecimento (ou maturação) e aprendizagem. A aquisição de novas habilidades está relacionada não apenas à faixa etária da criança, mas, também, das interações vividas em seu grupo social.

Os estágios do desenvolvimento são descritos como: período pré-natal, da concepção ao nascimento; lactância: do nascimento aos 12 meses; primeira infância, de um a seis anos, infância média (ou segunda infância), de seis a 11 ou 12 anos; infância tardia (adolescência), dos 11 aos 19 anos.

Entre as décadas de 1920 e 1940, o psicólogo Arnold L. Gesell, a médica Catherine S. Amatruda e colaboradores avaliaram e estabeleceram os "marcos" (marcadores) do desenvolvimento das crianças, entre quatro semanas e 36 meses de vida (Escala de Desenvolvimento de Gesell e Amatruda), distinguindo-os em cinco áreas:

- Comportamento adaptativo: que reúne a cognição, e a organização sensorial e motora;
- Comportamento motor grosso: diz respeito às habilidades para adquirir novas posturas, como sustentação da cabeça e rolamento;
- Comportamento motor fino: habilidade para manipular as mãos, coordenação de movimentos mais precisos como o pinçamento (apreensão entre o polegar e o indicador), presente somente na espécie humana;
- Comportamento de linguagem: formas de se comunicar com palavras, gestos, desenhos;
- Comportamento pessoal e social: relação com normas, ambiente e autocuidado.

Seus estudos contribuíram para a compreensão do desenvolvimento infantil e serviram de base para outras pesquisas.

O período da primeira infância, fase em que a criança adquire grande parte das habilidades neuropsicomotoras, será abordado neste capítulo, assim como a prevenção de acidentes nesse período.

O DESENVOLVIMENTO NA PRIMEIRA INFÂNCIA

A lactância é dividida em:

a. Período neonatal, compreendido entre o nascimento e 28 dias de vida (incompletos);

b. Lactente, entre 28 dias e 12 meses (incompletos). Nesse período, ocorre um rápido desenvolvimento motor, cognitivo e social, e uma grande reciprocidade entre o lactente e seus pais e cuidadores, estabelecendo-se aí o início da confiança preliminar da criança com o mundo e as bases para relações interpessoais futuras.

Identificar fatores de risco para o DNPM

A primeira infância abrange os infantes (ou *toddlers*, em inglês), que são as crianças de um a três anos, e os pré-escolares, crianças de três (ou quatro) a seis anos. Os marcos do desenvolvimento desse período são a marcha ereta e a inserção da criança no ambiente escolar. Além disso, é notável o desenvolvimento físico e da personalidade, com avanços no ganho das habilidades motoras e na precisão dos movimentos, na aquisição da linguagem e de autocontrole, na ampliação das relações sociais e no aprendizado sobre os papéis e padrões, na percepção de dependência e independência, e de autoconceito.

O DNPM é influenciado por fatores intrínsecos e extrínsecos, que se apresentam favoráveis ou desfavoráveis e são avaliados na consulta de enfermagem.

Entre os fatores intrínsecos, destacam-se: hereditariedade; fatores neuroendócrinos e doenças genéticas. Dentre os fatores extrínsecos, destacam-se: nutrição; estimulação sensorial; nível socioeconômico familiar etc.

O acompanhamento do perímetro cefálico também é um dos indicadores para a avaliação do DNPM (ver Capítulo 6: *Aferição dos Sinais Vitais e Medidas Antropométricas em Pediatria*). Vale ressaltar que, aos dois anos de idade, o crescimento cerebral está praticamente completo, mas as conexões neuronais continuam a se estabelecer.

Os tipos de desenvolvimento

O desenvolvimento infantil engloba: a função sensorial; a habilidade motora grossa, motora delicada (ou fina), e de linguagem; o desenvolvimento social, emocional e cognitivo.

Com relação ao desenvolvimento social, emocional e cognitivo, muitas teorias foram elaboradas por diferentes autores (Quadro 3.1), para descrever os fundamentos teóricos que explicariam o desenvolvimento da personalidade (psicossexual, psicossocial e psicomoral), e o desenvolvimento mental (cognitivo/mental e espiritual). O enfermeiro deve recorrer a outros profissionais como psicólogos, pedagogos e psiquiatras, para dar suporte técnico às suas observações.

O desenvolvimento da personalidade

As teorias psicanalíticas afirmam que o desenvolvimento da personalidade é governado por processos inconscientes e conscientes, que ocorrem em estágios; cada um deles está centrado em uma determinada "tensão" ou "tarefa". A primeira infância

Quadro 3.1 – Teorias do desenvolvimento na lactância e primeira infância.

Autor	Freud	Erikson	Kohlberg	Piaget	Fowler
Fase	Psicossexual	Psicossocial	Psicomoral	Cognição/Mental	Espiritual
Lactância	Fase oral	Confiança × Desconfiança	Indiferenciado	Sensoriomotor (até 2 anos)	Indiferenciado
Primeira Infância (1-3 anos)	Fase anal	Autonomia × Vergonha e dúvida	Nível pré-convencional; estágio 1 (pré-moral) Orientação no sentido de obediência e punição	Pré-operacional (2-7 anos)	Fé intuitivo-projetiva
Primeira Infância (3-6 anos)	Fase fálica	Iniciativa × Culpa	Nível pré-convencional; estágio 2 (pré-moral) Orientação instrumental inocente; raciocínio moral egocêntrico		Fé mítico-literal

é considerada como o período sensível para a construção da personalidade, tema estudado por psicólogos, neurologistas e psiquiatras.

O médico neurologista Sigmund Scholomo Freud (1856-1939), considerado o "pai da psicanálise" propôs, em sua teoria, a existência de uma pulsão sexual básica, inconsciente e instintiva, a que denominou libido. Outro aspecto descrito por Freud diz respeito ao fato de que o material inconsciente é construído ao longo do tempo, por meio do funcionamento dos mecanismos de defesa, a saber: negação, repressão, projeção, regressão, deslocamento e racionalização, e que a personalidade tem uma estrutura que se desenvolve em fases. A personalidade é apresentada por Freud com três componentes: "id", que é a mente inconsciente, o "ego", a mente consciente e o "superego", ou a consciência (superconsciência).

Para Freud, o bebê e a criança pequena são totalmente "id" – instinto e desejo, sem a influência repressora do ego e do superego. O ego se desenvolve por volta dos dois anos até quatro ou cinco anos quando, então, ocorre a adaptação da estratégia de gratificação instantânea. Já o "superego" surge pouco antes da fase escolar, quando a criança incorpora a cultura e os valores dos seus pais (ou cuidadores).

Nessa teoria, os instintos sexuais são significativos para o desenvolvimento da personalidade. Assim, os estágios do desenvolvimento psicossexual seriam focados em determinadas regiões do corpo, que assumem um significado psicológico de destaque, sendo fontes de novos prazeres e conflitos, e que se desviam de uma parte para outra: estágio (ou fase) oral, anal, fálico, período de latência e estágio genital.

Do nascimento até um ano de vida, o lactente se encontra, segundo a teoria freudiana, no estágio oral, pois a principal fonte de prazer se concentra em atividades que envolvam a boca, como: sugar a mama e os dedos, mastigar e vocalizar.

Entre um e três anos, surge o estágio anal, devido ao desenvolvimento do controle esfincteriano, conforme a vontade da criança. As crianças, para satisfazer essa etapa do desenvolvimento psicossexual buscam brincar com objetos que simulam as excretas como massas, tintas, argila, alimentos cremosos. Pais e cuidadores devem oportunizar formas para que a criança se expresse, nessa fase.

No período compreendido entre três e seis anos, a criança se encontra na fase fálica, na qual a genitália se torna uma área interessante e sensível do corpo. Há a percepção da criança sobre a diferenciação dos sexos e uma maior curiosidade sobre estas diferenças. Assim, a criança não deve ser reprimida ao manifestar esses comportamentos. Nessa fase, para os meninos, a "mãe" (ou quem a represente) é o objeto do desejo e do prazer (conflito de Édipo), e para as meninas, o "pai" (conflito de Electra).

Para Freud, essas experiências podem ser mais ou menos positivas, durante a infância e, se por algum motivo a criança se fixar em uma daquelas fases, isso repercutirá sobre sua personalidade, na fase adulta.

A teoria psicossocial do desenvolvimento elaborada pelo psicanalista Erik H. Erikson (1902-1994), propõe o desenvolvimento em oito estágios psicossociais, do nascimento à morte, que são mais influenciados pelas demandas socioculturais comuns para uma determinada faixa etária, do que pelo amadurecimento, propriamente dito. Os quatro estágios iniciais são observados em crianças até 11 anos, e apresentados adiante.

Erikson mudou o enfoque da teoria psicossexual de Freud para o problema da identidade e das crises do ego, ancorados em um contexto sociocultural. Para o autor, todas as crianças passam por uma sequência fixa de tarefas, cada uma delas centrada no desenvolvimento de uma faceta da personalidade.

O aspecto favorável (vertente positiva) e desfavorável (vertente negativa) do conflito central seria um dos componentes de cada estágio psicossocial, e a evolução para o próximo estágio dependeria da resolução do conflito.

Do nascimento até um ano de vida o desenvolvimento sociocultural se dá em dois polos: confiança *versus* desconfiança. Confiança, quando os pais e cuidadores respondem às necessidades do bebê, de forma amorosa e consistente e, desconfiança, quando experiências promotoras de confiança são deficientes ou ausentes, ou quando as necessidades básicas não são supridas, de maneira consistente e adequadas. Nesse estágio, os resultados favoráveis são fé e otimismo. O amadurecimento ocorrerá de forma equilibrada se a criança sentir que tem segurança e afeto, adquirindo confiança nas pessoas e no mundo.

Entre um e três anos o desenvolvimento sociocultural é direcionado para a autonomia *versus* vergonha e dúvida. Autonomia é entendida como a capacidade da criança em controlar o próprio corpo, a si mesma e ao ambiente. Os sentimentos negativos de dúvida e vergonha surgem quando as crianças se sentem pequenas, suas escolhas são desastrosas, são ridicularizadas ou criticadas, ou quando adultos duvidam de sua capacidade de autonomia provocando uma volta ao estágio de dependência. Os resultados favoráveis são autocontrole e força de vontade.

Erikson descreve o estágio de iniciativa "versus" culpa, entre os três e seis anos de idade. Nesse estágio, a criança explora o mundo com comportamento vigoroso, intrusivo, empreendedor e com forte imaginação. Quando possuem objetivos e atividades conflitantes às de seus pais ou outras pessoas e, se a sua natural curiosidade "sexual" e intelectual for reprimida e castigada poderá desenvolver sentimento de culpa e diminuir sua iniciativa para explorar novas situações. A direção e o propósito são resultados permanentes dessa fase.

A criança com um desenvolvimento psicossocial pleno passará para outra etapa fortalecida, e seu comportamento refletirá essa condição.

A teoria do desenvolvimento moral do psicólogo americano Lawrence Kohlberg (1927-1987), afirma que a aquisição do raciocínio moral ocorreria em uma sequência de seis estágios, os quais podem ser agrupados em três níveis: pré-convencional, convencional e pós-convencional, cada qual com dois estágios.

A moralidade é entendida como uma atitude de respeito pelas pessoas e pelas regras. A preocupação fundamental de Kohlberg era de como se daria o desenvolvimento da noção de justiça.

Entre um e seis anos, a criança se encontra no nível pré-convencional e orienta-se, culturalmente, pelas diretrizes de bem e mal, e certo e errado, apoiada apenas em seus interesses próprios, como o medo de ser castigada, por exemplo.

Até os três anos, as crianças evitam as punições e obedecem, com pouco ou nenhum questionamento, as pessoas com o poder de determinar e impor regras e diretrizes (estágio da moralidade heterônoma). Entre os três e seis anos, as crianças apresentam um raciocínio moral egocêntrico (individualismo), e determinam que o comportamento correto consista naquele que satisfaz suas próprias necessidades (eventualmente, as necessidades de terceiros).

O nível convencional se dá após a primeira infância, onde a ação moral volta-se para o cumprimento das convenções e regras sociais ("bom menino", "boa menina") e para manter a ordem social.

Finalmente, há o nível pós-convencional onde, segundo o autor, o adolescente percebe moral como um modo de agir guiado por princípios éticos universais, pautados na reciprocidade e igualdade, e não somente por regras sociais.

O desenvolvimento mental

As teorias do desenvolvimento mental destacam o avanço da linguagem, da moral e da espiritualidade associadas à capacidade cognitiva. Incluem-se no grupo das teorias cognitivo-evolutivas.

A teoria do desenvolvimento cognitivo do biólogo e filósofo suíço Jean William Piaget (1896-1980), considera que a inteligência possibilita às crianças realizarem adaptações ao ambiente, para aumentar a possibilidade de sobrevivência e, por meio do seu comportamento, estabelecem e mantem o equilíbrio com o ambiente.

Piaget descreve essa adaptação em processos de assimilação, acomodação e equilibração. Durante esses a criança desenvolve "entendimentos" e "teorias" distintas sobre como o mundo funciona, baseada na sua exploração ativa do ambiente.

A teoria propôs três estágios: sensório-motor, operacional concreto e operacional formal. Cada um deles tem origem e é construído sobre as realizações dos estágios anteriores, em um processo contínuo e ordenado. Esses pressupostos formaram a base do método construtivista de aprendizagem.

Do nascimento até os dois anos, a criança se encontra no estágio sensório-motor do desenvolvimento intelectual, gerenciado por sensações em que o aprendizado simples acontece. A criança, nesse estágio, evolui da atividade reflexa por meio de comportamento repetitivo simples, para um comportamento de imitação. Nessa fase, ela se volta para si, porque não tem consciência do mundo além. Seu conhecimento é privado e não se baseia na experiência de outras pessoas ("o mundo é ele"). No final desse período, a criança começa a usar o pensamento representacional e a linguagem.

Entre dois e sete anos, a criança encontra-se no estágio pré-operacional, que se divide em dois períodos: o da inteligência simbólica (dos dois aos quatro anos) e o do período Intuitivo (dos quatro aos sete anos).

O desenvolvimento da linguagem é uma transformação muito importante em seu relacionamento com as coisas, com as pessoas e consigo mesma.

Essa fase é decisiva no desenvolvimento da criança, que vivencia um tipo de pensamento egocêntrico dentro da chamada "onipotência mágica". O seu egocentrismo a faz pensar que o mundo vive em função de si, e acredita que qualquer coisa ou objeto tem vida como ela mesma tem.

Ao cuidar de infantes e pré-escolares é importante conhecer esses aspectos, evitando usar termos e expressões com duplo sentido, que podem confundir a criança, como: "picada de formiga", ao se referir a uma injeção, ou "pegar uma veia do seu braço", ao se referir à punção venosa.

O escolar se encontra no estágio das operações concretas onde se consolidam as noções de número, peso, tempo, espaço, pensamento lógico. Após os 12 anos, o adolescente apresenta-se na fase das operações formais, nível mais alto do desenvolvimento cognitivo, onde desenvolve a abstração e a imaginação, testam hipóteses e forma suas próprias teorias.

A teoria do desenvolvimento espiritual, do psicólogo e teólogo americano James Fowler (1940-2015), foi elaborada a partir dos estudos de Erikson, Kohlberg e Piaget, e propõe que a pessoa passa por estágios relacionados à fé, durante toda a sua vida. A evolução entre esses pode não ocorrer, e o indivíduo permanecer em um determinado estágio.

As crenças espirituais estariam relacionadas com as questões éticas e morais do autoconceito da criança. Fowler apresentou sete estágios no desenvolvimento da fé, sendo os estágios de 0 a 3, os associados ao desenvolvimento cognitivo e psicossocial na infância e adolescência, e os demais a vida adulta e velhice:

- Pré-estágio – Fé indiferenciada (até os dois anos de vida);
- Fé intuitivo-projetiva (três a oito anos);
- Fé mítico-literal (7-11 ou 12 anos);
- Fé sintético-convencional (12-17 ou 18 anos);
- Fé individuativo-reflexiva (18 até 35 ou 40 anos);
- Fé conjuntiva (após 35 ou 40 anos);
- Fé universalizante (após os 55-60 anos de vida).

Do nascimento até dois anos, a criança está no estágio indiferenciado, pois não possui o conceito de certo e errado, não tem crenças ou convicções para direcionar o seu comportamento. Não há relação com um ser transcendental. O lactente confia no cuidador/provedor.

Dos três aos sete anos, aproximadamente, a criança encontra-se no estágio 1: fé intuitivo-projetiva, período em que apresenta o pensamento imaginativo e imita o comportamento religioso dos outros, principalmente dos pais, sem compreender o significado ou relevância das atitudes. Para Fowler, um lar não religioso mostra crianças com a mesma tendência.

Entre os sete aos onze anos, segundo o autor, a criança está no estágio 2: fé mítico-literal, onde a maioria se interessa por religião, e tende a testar e questionar os ensinamentos recebidos. Identifica-se com grupos religiosos, pela sensação de pertencimento. Deus é percebido como um orientador. Relacionam as atitudes dos pais com as de Deus. Aceitam o onipotente e esperam ser atendidas em seus pedidos; o bom comportamento tem recompensa e o mau comportamento é punido.

Entre os 12 e os 17 anos, encontram-se no estágio 3: fé sintético-convencional, quando, então, o adolescente duvida de tudo o que lhe foi transmitido na infância. Busca Deus numa perspectiva pessoal.

CARACTERÍSTICAS DO DNPM NA PRIMEIRA INFÂNCIA

O DNPM, nos primeiros anos de vida, influencia o restante do crescimento e as habilidades adquiridas pela criança, ao longo do tempo.

> Antes dos três meses, o lactente deve manter contato visual e sorrir, em resposta.

Com vistas a garantir as condições mínimas para a proteção de seu desenvolvimento físico e mental, a Lei n.º 13.257, Art. 5.º, de 08 de março de 2016, dispõe: "Constituem áreas prioritárias para as políticas públicas para a primeira infância a saúde, a alimentação e a nutrição, a educação infantil, a convivência familiar e comunitária, a assistência social à família da criança, a cultura, o brincar e o lazer, o espaço e o meio ambiente, bem como a proteção contra toda forma de violência e de pressão consumista, a prevenção de acidentes e a adoção de medidas que evitem a exposição precoce à comunicação mercadológica".

O ambiente em que a criança está inserida pode desempenhar um papel facilitador do seu desenvolvimento pleno, assim como um ambiente desfavorável pode restringir as suas possibilidades. Vale destacar que o desenvolvimento afetivo, caracterizado pelo apego, que é o vínculo afetivo básico da criança, tem seu início ao nascimento, se solidifica com a amamentação e com os cuidados carinhosos dos pais e outros cuidadores, durante o primeiro ano de vida, e deve se completar antes dos dois anos.

Ao avaliar um lactente ou infante, principalmente, o profissional deve observar a aquisição dos comportamentos esperados para a idade e, quando possível, utilizar algum roteiro estruturado, em forma de teste, como descrito adiante.

A avaliação conjunta com psicólogo, psicopedagogo e demais profissionais especializados na área favorece a identificação precoce dos casos suspeitos.

DESENVOLVIMENTO MOTOR GROSSO DO LACTENTE

A coordenação motora grossa é observada com a evolução postural.

- Controle da cabeça (Figura 3.1): quando em decúbito ventral, o recém-nascido (RN) de termo pode, por alguns segundos, manter a cabeça em linha média e paralela quando o corpo é suspenso, e levantar e girar a cabeça, de um

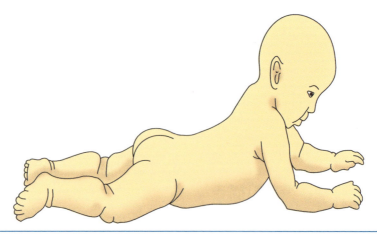

Figura 3.1 – Controle da cabeça do lactente em posição ventral, aos quatro meses de vida.

lado para o outro. Até os três meses de vida, o lactente mantém a cabeça para além do plano corporal. Aos quatro meses, o lactente já consegue levantar a cabeça e a parte frontal do peitoral aproximadamente 90º em relação a uma superfície plana, sustentando seu peso nos antebraços. Entre quatro e seis meses, controla e estabiliza a cabeça. O RN pré-termo (nascido com menos de 37 semanas de gestação), apresenta-se hipotônico ao nascer, adotando uma postura em extensão, quando em supino, em vez de assumir a tradicional postura flexora, o que acarreta um atraso na aquisição do controle cervical.

- Girar sobre o abdome (rolar): o lactente pode rolar devido ao arredondamento dorsal. Por volta dos cinco meses de vida ocorre o rolamento intencional, do decúbito ventral para o dorsal; aos seis meses, consegue rolar do decúbito dorsal para o ventral, o que aumenta o risco da "Síndrome da morte súbita do lactente", mais frequente nos bebês que permanecem de barriga para baixo. Como medida preventiva, recomenda-se o seu posicionamento em supino, durante o sono, e prono (ventral), quando acordado e sob a supervisão, para estimular outros movimentos posturais.

  > O lactente pode rolar, a partir do 4º mês

- Sentar com apoio: a habilidade para se sentar depende do controle cervical e da retificação dorsal. Após o 3.º mês de vida forma-se a curvatura cervical convexa e, aos quatro meses, a curvatura convexa da coluna lombar. Com a retificação da coluna cervical, é possível que o lactente permaneça na posição sentada, com apoio (Figura 3.2), pois ainda reclina o tronco para os lados, para frente e para trás ("tomba").

- Sentar sem apoio: aos sete meses, o lactente já consegue se sentar com a ajuda das mãos, como apoio. Senta-se bem aos oito meses e exploram o ambiente nessa posição. Após o 10.º mês, movimenta-se sozinho da posição prona para a sentada.

- Locomoção: depende de outras habilidades como suportar o peso, impulsionar-se para frente com o auxílio de mãos e pés, manter-se ereto com

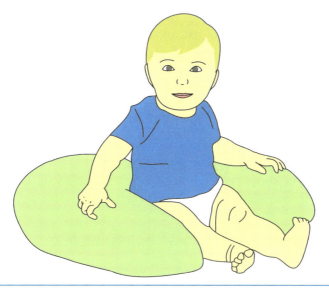

Figura 3.2 – Lactente sentado com apoio.

apoio, mover-se pelo ambiente com apoio e, a partir daí andar sozinho. Os primeiros deslocamentos dependem da coordenação dos braços, o que ocorre, aproximadamente, entre os quatro e seis meses de vida, e da força motora, para suportar o seu peso sobre as pernas, o que ocorre por volta dos sete meses. A evolução do rastejo para o engatinho, com mãos e joelhos (posição de quatro apoios), ocorre até os nove meses (Figura 3.3), e se dá de diferentes maneiras: avançar uma perna de cada vez, uma perna e o mesmo braço, uma perna e o braço oposto, todas elas eficientes para o deslocamento da criança no ambiente.

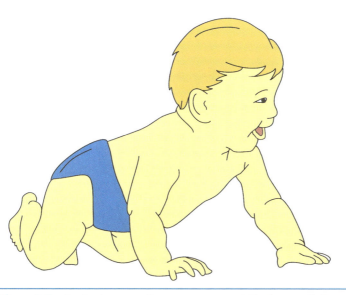

Figura 3.3 – Lactente com oito meses, em posição de engatinhar.

Até os 11 meses, a maioria dos lactentes já pode andar apoiando-se na mobília, com as duas mãos. Alguns poucos lactentes caminham sem apoio, antes de completar 12 meses.

Desenvolvimento motor grosso do infante

Para crianças entre um e três anos de idade, a locomoção é a aptidão motora grossa considerada como a mais importante. O desenvolvimento motor evolui de acordo com a melhora do equilíbrio, agilidade e da capacidade de correr e subir escadas. A partir dos 12-15 meses, podem andar sozinhas (Figura 3.4), e se equilibram melhor flexionando as pernas. Entre 14 e 16 meses, os infantes são capazes de andar para trás; aos 18 meses são capazes de subir degraus e correr, mesmo que de forma insegura.

Desenvolvimento motor grosso do pré-escolar

O pré-escolar já pode andar de triciclo, nas pontas dos pés, apoiar-se em um dos pés e saltar em distância. Aos quatro anos, as crianças pulam e saltam obstáculos de maneira eficiente, em um pé só, e agarram uma bola, com firmeza. Saltam com os pés alternados, pulam corda e andam de patins, aos cinco anos.

Desenvolvimento motor fino do lactente

A coordenação motora fina no lactente é observada com movimentos delicados com as mãos, como a preensão e garra palmar e plantar e, mais tarde, garra em pinça. A garra palmar é uma habilidade que usa toda a mão. Em sua evolução

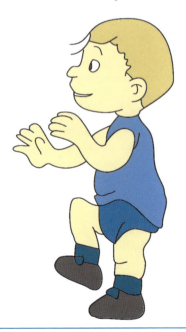

Figura 3.4 – Desenvolvimento motor grosso: andar sem apoio entre 12-15 meses de vida.

natural, o lactente a substitui pela garra em pinça, que é a habilidade de usar o polegar e o dedo indicador.

A preensão é a utilização das mãos e dedos para agarrar objetos, e ocorre de forma reflexa até o terceiro mês, já que é nessa fase que o lactente mantém suas mãos abertas (no primeiro mês, as mãos permanecem fechadas, na maior parte do tempo). Aos cinco meses já é capaz de segurar um objeto voluntariamente e vai aumentando suas habilidades gradativamente. Aos sete meses, já transferem objetos de uma mão para a outra e podem manipular mais de um objeto, como dois cubos, um em cada mão.

Entre os oito e dez meses de idade, o lactente apresenta a garra em pinça de forma rudimentar e, aos 11 meses, esta habilidade se apresenta mais amadurecida (Figura 3.5) e possibilitará o uso das mãos apanhar comida e objetos menores e, futuramente, do lápis para desenhar e escrever.

DESENVOLVIMENTO MOTOR FINO DO INFANTE

Antes de completarem 12 meses de vida, as crianças conseguem apreender, firmemente, um objeto pequeno nas mãos. Podem colocar uma uva-passa ou feijão em uma garrafa com gargalo estreito, aos 15 meses, além de lançar objetos e buscá-los; surgem as "garatujas", primeiros rabiscos/traços desenhados que a criança utiliza para representar o mundo (Figura 3.6). Ao completarem 18 meses, conseguem manter o equilíbrio ao lançar uma bola por sobre a cabeça; aos 24-30 meses empilham de quatro a seis cubos, para formar uma torre (Figura 3.7); aos três anos desenham círculos rudimentares.

DESENVOLVIMENTO MOTOR FINO DO PRÉ-ESCOLAR

As habilidades motoras finas permitem ao pré-escolar uma maior autonomia de suas atividades e cuidados pessoais, como, por exemplo, se vestir, desenhar

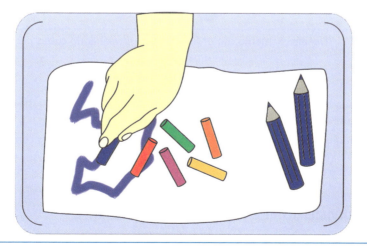

Figura 3.5 – Desenvolvimento motor fino: movimento de garra em pinça, aos 10 meses de vida.

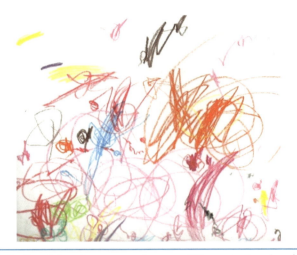

Figura 3.6 – Garatujas de uma menina com 20 meses. Arquivo da autora.

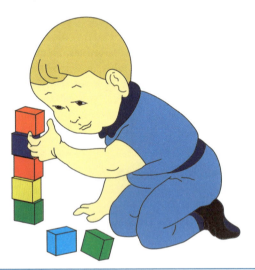

Figura 3.7 – Desenvolvimento motor fino: infante empilhando cubos para formar uma torre.

e realizar sua higiene de forma mais independente, auxiliando no ingresso na escola, onde a autonomia será mais exigida.

Aos quatro anos são capazes de desenhar uma figura humana com três segmentos (cabeça, braços e pernas), e de copiar um círculo e uma cruz. Aos cinco anos já desenham o esquema corporal completo, com seis ou mais partes (Figura 3.8).

Desenvolvimento pessoal e social do lactente

A confiança desenvolve-se à medida que aprendem que suas necessidades urgentes são atendidas com regularidade. Seu comportamento é influenciado pela interação entre ele e o seu cuidador principal.

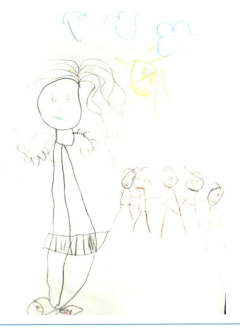

Figura 3.8 – Desenho da figura humana de uma menina com quatro anos. Arquivo da autora.

Um dos primeiros sinais de comunicação e interação é o sorriso social (em resposta), que surge após o 2.º mês, e que gera um efeito imediato nos familiares, evocando respostas recíprocas. A presença do sorriso em resposta sinaliza que o pequeno lactente é capaz de enxergar, e afasta, inicialmente, a suspeita de casos graves dos transtornos do espectro autista ((acesse: http://www.sbp.com.br/fileadmin/user_upload/2017/04/19464b-DocCient-Autismo.pdf). Aos quatro meses, os lactentes sorriem e gritam quando reconhecem um rosto amigável e, a partir dessa idade, são capazes de diferenciar os cuidadores de estranhos. Entre oito e 12 meses indicam o que querem, batem palmas e dão adeus; exigem a presença de familiares e necessitam que seu cuidador esteja sempre à vista.

Desenvolvimento pessoal e social do infante

Nessa fase do desenvolvimento, a criança inicia o processo de diferenciação e de individualização, e apresenta uma maior tolerância ao afastamento da mãe, o que facilita a sua socialização, embora ainda não compreenda as regras de convivência. Aceita a presença de pessoas estranhas, que não são mais consideradas uma ameaça ao seu vínculo com a mãe.

Estimular a independência para o autocuidado

Aos dez meses conseguem beber em copo com tampa; após os vinte meses usam colher, garfo e removem suas roupas.

Com dois anos de idade, o infante pode vivenciar um momento de conflito entre a necessidade de afeto e a necessidade de independência. Os pais e cuidadores precisam auxiliar a criança a ganhar autonomia.

Desenvolvimento pessoal e social do pré-escolar

Na fase pré-escolar, a criança supera a ansiedade associada à presença de pessoas fora de seu círculo social e o medo relacionado à separação dos pais. Relacionam-se com não familiares mais facilmente, e toleram breves separações com pouco ou nenhum protesto.

Podem enfrentar mudanças na rotina diária melhor do que as crianças menores. Entretanto, ainda necessitam da segurança, tranquilidade, orientação e aprovação dos pais. Tem aptidão para vestir-se, escovar os dentes e banhar-se com pouca ou nenhuma supervisão. Os cuidadores são orientados a evitar a superproteção e a favorecer a sua independência. Contam ou inventam pequenas histórias.

Desenvolvimento da linguagem do lactente

O desenvolvimento normal da linguagem oral é um processo interativo que requer, além de outros fatores, audição intacta e exposição à fala. O choro é o primeiro meio de comunicação verbal. Os lactentes vocalizam por meio de sons guturais, por volta da 5.ª ou 6.ª semana de vida. Emitem pequenos sons de vogais aos dois meses de vida, e as consoantes são adicionadas, após o terceiro mês. O lactente murmura e ri alto. Imita sons aos oito meses e, aos nove, consegue compreender e seguir instruções simples, como o "não", "dá para a mamãe" etc. A maioria dos lactentes pode dizer de três a cinco palavras, com claro significado, com um ano de idade.

> Pronunciar as palavras corretamente, ao falar com a criança

Desenvolvimento da linguagem do infante

A linguagem é considerada o desenvolvimento mais drástico, nessa faixa etária. Cresce o nível de compreensão e a denominação dos objetos coincide com o advento do pensamento simbólico. O vocabulário da criança aumenta de 10-15 palavras, aos 18 meses, para 50 a 100 palavras, ou mais, aos dois anos.

A capacidade de compreender a fala é maior do que o número de palavras que a criança é capaz de falar. Nesse estágio, elas reconhecem comandos duplos, como: "Tire os sapatos e guarde os brinquedos".

Antes de completarem três anos de idade, as crianças conseguem unir palavras para formar frases simples, dominam algumas regras gramaticais, como o uso do plural, e ampliam o seu vocabulário, em cinco palavras ao dia. O início da linguagem verbal marca o fim do período sensório-motor, descrito por Piaget. À medida que a criança usa símbolos para expressar suas ideias, a necessidade de cognição baseada em sensações diretas e em manipulação motora vai diminuindo.

Desenvolvimento da linguagem do pré-escolar

A linguagem verbal e não verbal, torna-se mais sofisticada durante a fase pré-escolar, e passa a ser um modo importante de comunicação e interação social, mesmo para as crianças surdas-mudas, que já se comunicam de formas alternativas. A partir da linguagem, o pré-escolar aprende a expressar sentimento de frustração ou raiva, sem representar.

Entre os cinco e seis anos, a criança nomeia quatro cores, conhece três adjetivos, e sabe definir mais de sete palavras.

A aquisição da linguagem depende, fundamentalmente, da riqueza do vocabulário no meio em que vive o que é determinado pela quantidade e variedade de palavras dirigidas à criança, bem como a frequência com que os adultos fazem perguntas e estimulam a verbalização.

O CONTROLE ESFINCTERIANO

Outro ponto crucial no DNPM da primeira infância é o controle dos esfíncteres, um dos primeiros sinais de independência da criança. Para o controle esfincteriano é necessário um adequado desenvolvimento do sistema urinário e do sistema nervoso central e periférico. O controle voluntário só se torna possível após esta primeira etapa de maturação, além de um adequado treinamento, o que pode levar meses.

A retirada das fraldas é uma etapa importante na vida da criança e de seus pais/cuidadores, gerando expectativas e dúvidas.

O treinamento para o controle dos esfíncteres deve ser iniciado após a criança andar com segurança, por volta dos 18-24 meses. Recomenda-se a orientação antecipada das famílias, durante as consultas de rotina, auxiliando-as a desenvolverem expectativas realistas e apropriadas ao lidarem com esse processo que pode ser longo e, muitas vezes, decepcionante.

Após os dois anos de idade, a maior parte das crianças apresenta as habilidades necessárias para um treinamento esfincteriano diurno bem-sucedido e, aos quatro anos, devem estar totalmente adaptadas ao uso do sanitário.

Considera-se precoce o início do processo de retirada das fraldas antes dos 18 meses e tardio, o treinamento realizado após os 36 meses.

Na maioria das vezes, o controle diurno antecede o noturno, em três a seis meses.

Fatores fisiológicos, psicológicos e socioculturais influenciam no aprendizado do controle esfincteriano.

O local que será utilizado para as eliminações é uma questão que deve ser discutida com a família. Inicialmente, recomenda-se o uso do vaso infantil (penico), pois o seu tamanho é apropriado, pode ser manuseado pela criança e possibilita o apoio dos pés, condição esta que facilita o relaxamento do esfíncter anal. Além disso, parece mais seguro para a criança. Após a primeira etapa, se a criança mostrar interesse pelo vaso sanitário comum pode-se providenciar um redutor de assento e um apoio para os pés.

Um controle inadequado pode associar-se a alterações, como: infecções urinárias de repetição; disfunção miccional (padrão miccional anormal, após a retirada de fraldas) com risco para pielonefrites; enurese que pode ser decorrente de um treinamento tardio ou o uso de métodos coercitivos, durante o processo; constipação crônica; encoprese (perda de fezes).

Entre os problemas relacionados ao treinamento esfincteriano, a enurese noturna primária (ENP) ganha destaque, por suas consequências sociais e emocionais. Ocorre em 15% das crianças com cinco anos de idade. Entre suas causas estão: poliúria noturna, capacidade vesical funcional pequena, resposta vesical de esvaziamento diminuída, e distúrbios do sono.

O tratamento da enurese noturna é individualizado e multidisciplinar, incluindo medidas gerais e comportamentais, como o registro do padrão miccional (diário), a restrição hídrica a partir das 19 horas, o esvaziamento vesical imediatamente antes de dormir e o uso de alarmes. É proibida a ingesta de mamadeiras durante o sono, medida que também reduz o risco para cáries, engasgamento e aspiração.

Essas orientações são fornecidas e reforçadas pelo enfermeiro, especialmente nas consultas ambulatoriais. No ambiente hospitalar é possível identificar esses casos no preenchimento do histórico de enfermagem (ver Capítulo 1: *A Consulta de Enfermagem*) ou durante a internação.

De acordo com o caso, são indicados medicamentos como a desmopressina intranasal, quando a capacidade vesical for diminuída; imipramina, quando a ENP for associada à hiperatividade e déficit de atenção, ansiedade, depressão, dislexia e enxaqueca; oxibutinina, nas crianças com contrações não inibidas e bexiga de pequena capacidade.

Outras intervenções positivas são: ensinar a higiene das mãos, após uso do sanitário; elogiar os esforços e os sucessos; não criticar as derrotas, e apoiar a criança.

Se a criança apresentar um episódio de enurese noturna, os pais e os cuidadores devem agir com tranquilidade, evitando condutas punitivas e humilhações, pois os seus efeitos podem aumentar a ocorrência dos episódios e piorar a sua autoestima e autoimagem. A criança é estimulada a trocar sua roupa e arrumar a cama.

TESTES PARA AVALIAR O DESENVOLVIMENTO

Inúmeros roteiros foram elaborados para avaliar o desenvolvimento infantil. Alguns desses examinam, diretamente, os comportamentos apresentados pela criança e outros consideram o relato dos pais. Entre os instrumentos que avaliam a criança, o Teste de Triagem do Desenvolvimento de Denver, versão II (TTDD, II) é o mais utilizado. A ficha de acompanhamento do desenvolvimento do Ministério da Saúde, inserido no cartão de saúde, também, pode servir como referência.

Outros roteiros de destaque são: *Ages and Stages Questionnaires* (ASQ/ Questionário de Idades e Estágios), *Parents' Evatuation of Developmental Status* (PEDS/Avaliação do Estado de Desenvolvimento dos Pais), *Child Development Inventory and Pediatric Symptom Checklist* (Inventário de Desenvolvimento da Criança e Lista de Verificação de Sintomas Pediátricos); Indicadores Clínicos de Risco para o Desenvolvimento Infantil (IRDI) e o Guia Washington, para promover o desenvolvimento de crianças pequenas.

O TESTE DE DENVER

O Teste de Triagem do Desenvolvimento de Denver (*Denver Developmental Screening* – DDST), publicado em 1967, foi idealizado por Willian K. Frankenburg e colaboradores, na Universidade do Colorado (cidade de Denver, EUA), ao acompanhar o desenvolvimento de 1.000 crianças entre zero e seis anos. O teste objetiva a triagem (*screening*) de crianças assintomáticas, o monitoramento de crianças com risco potencial, e a observação do comportamento, durante o exame.

O teste considera o avanço da idade e a evolução das habilidades, avaliando quatro áreas do desenvolvimento, baseados nos estudos de Gesell e Amatruda: Motor Grosso, Motor Fino-Adaptativo, Pessoal-Social e Linguagem. Entretanto, não fornece um diagnóstico e os casos suspeitos necessitam de encaminhamento para um atendimento especializado.

Em 1990, o teste foi revisado (TTDD, versão II), passando a ter 125 itens. Pode ser aplicado no ambiente hospitalar, ambulatorial, e na comunidade, por profissionais treinados, de preferência, em cursos ministrados por monitores habilitados. Alguns aspectos serão apresentados, a título de informação.

São testados os comportamentos correspondentes a cada idade cronológica. Para tal, o avaliador insere um traço vertical no roteiro impresso, e aplica apenas os itens cortados pela linha, que estão relacionados àquela faixa etária.

É necessário ajustar a idade das crianças nascidas prematuramente, pois elas adquirem algumas habilidades posteriormente à sua idade cronológica (de nascimento). Esse ajuste é realizado até os dois anos de idade. Os nascidos com idade gestacional inferior a 34 semanas ou peso < 1.500 g, mesmo quando não se observam sequelas neurológicas evidentes, mostram algum atraso motor e funcional, no segundo ano de vida.

Assim, é importante considerar os vários fatores que influenciam o desenvolvimento do bebê antes, durante e após o nascimento. Observar que o fato da criança estar incluída em algum fator de risco, isso não significa, necessariamente, que ela irá apresentar problemas futuros.

O material necessário para aplicação do teste é: ficha modelo; lápis colorido (vermelho); papel branco sem pauta; "pompom" ou lã vermelha; uvas passas ou feijão; frasco de plástico com abertura suficiente para a introdução de dedos; chocalho; boneca pequena; sineta; bola de tênis; oito cubos de 2,5 cm, coloridos; mamadeira ou similar; figuras (bola, gato, cachorro, pássaro, menino).

É importante informar os responsáveis de que a escala não é um teste de inteligência e não foi desenvolvido para diagnosticar distúrbios de aprendizagem ou emocionais.

Os itens avaliados são pontuados como "aprovado", "reprovado", "recusa" ou "falta de oportunidade". Correlaciona-se cada item com a idade e o percentual da população padronizada que realizou um determinado item ou comportamento. Na ficha, isso aparece como um retângulo que contém as idades em que 25%, 50%, 75% e 90% das crianças estudadas apresentaram as habilidades testadas. As áreas demarcadas na cor cinza correspondem às taxas de 75% a 90% de execução.

Exemplificando: no item "fala duas palavras", da área de linguagem, a extremidade direita da barra indica que 90% das crianças sem alterações tem essa capacidade aos 15 meses. Se o teste estiver sendo aplicado em uma criança com 16 meses que ainda não tem a capacidade de falar duas ou mais palavras, indica que ela está atrasada neste item em relação a 90% das crianças que, nessa idade, já possuem essa habilidade. Ainda que o desenvolvimento dela possa estar normal, e fazer parte dos 10% das crianças que adquirem aquela capacidade um pouco mais tarde, seu atual comportamento levanta a suspeita de atraso.

A interpretação dos escores do Questionário de Denver II pode identificar resultados classificados como:

- Avançado: aprovado em um item completamente à direita da linha etária (aprovação por menos de 25% das crianças).

- Adequado, "normal": aprovado; reprovado ou recusado em um item intersectado pela linha etária, entre o 25.º e 75.º percentis.
- Alerta: quando a criança não executa ou se recusa a realizar atividade que já é feita por 75% a 90% das crianças daquela idade.
- Atraso: quando a criança não executa ou se recusa a realizar atividade que já é executada por mais de 90% das crianças da sua idade.

De acordo com a interpretação, o teste é avaliado como: normal, sem nenhum atraso ou, no máximo, um alerta; suspeito, quando apresenta dois ou mais alertas e/ou um ou mais atrasos; não testável ("questionável"), se houver recusa em um ou mais itens completamente à esquerda da linha etária, ou em mais de um item à direita da linha etária, na área em que 75% das crianças já o executam.

Nos resultados "suspeitos" ou "não testáveis" recomenda-se repetir o TTDD II em outra ocasião, preferencialmente após duas semanas, para uma melhor avaliação da criança. Os cuidadores são orientados a praticar os itens recusados ou inadequadamente executados pela criança, sem exageros. Se o re-teste apontar para os mesmos resultados, realizar a anamnese do lar, levantando dados sobre o número de cuidadores, institucionalização etc.; esclarecer dúvidas e encaminhar para consulta especializada.

A presença de um responsável durante o exame é recomendável. Pode-se demonstrar a ação, caso a criança mostre dúvida. Não expressar juízo de valor e não fazer comentários. Preparar os infantes e os pré-escolares para o procedimento, como se esse fosse um jogo.

Ao término da sessão, questionar o cuidador se o desempenho apresentado pela criança foi típico do seu comportamento habitual. Se afirmativo, explicar os resultados, enfatizando os satisfatórios e, em seguida, os itens que não se esperava aprovação, devido à idade e, por fim, os itens que representaram erro. Não utilizar termos como: anormal, atraso, déficit.

Ao explicar qualquer atraso observar a reação dos pais, sua expressão não verbal, responder às perguntas e reforçar a necessidade de um novo teste. Arquivá-lo no prontuário e utilizá-lo em consultas semestrais ou anuais, registrando a data sobre cada linha que corresponde à idade (riscar com cores diferentes). Um mesmo roteiro é utilizado durante toda a infância, o que pode funcionar como uma retrospectiva do desenvolvimento da criança, até a fase escolar.

PREVENÇÃO DE ACIDENTES NA INFÂNCIA

A fase do desenvolvimento determina, em grande parte, a predisposição para alguns tipos de acidente na infância. A imaturidade física e mental, e a incapacidade para prever e evitar situações de risco são fatores potencias para a sua ocorrência.

Os acidentes são causados por fatores classificados como: químicos (medicamentos, produtos de limpeza etc.); físicos (líquidos quentes, forno); ambientais (escadas, facas); biológicos (animais) e estruturais (vigilância e negligência da família).

Os acidentes, ou lesões não intencionais, representam a principal causa de morte de crianças de um a 14 anos, no Brasil. Em 2013, segundo o Ministério da Saúde, 4.580 crianças morreram devido a acidentes e, em 2014, 122 mil foram hospitalizadas na rede pública, o que se configura em uma séria questão de saúde pública.

De acordo com o último Relatório Mundial sobre Prevenção de Acidentes com Crianças e Adolescentes (2008), da Organização Mundial da Saúde e do Fundo das Nações Unidas para a Infância (Unicef), ocorreram 830 mil óbitos em crianças, vítimas de acidentes, anualmente.

Estimativas apontam que, para cada criança que morre outras quatro apresentam sequelas permanentes. Atropelamentos e acidentes que atingem passageiros de veículos, motos e bicicletas representaram 38% das mortes, seguidos de afogamento (24%) sufocamento (18%), queimaduras (6%) e quedas (5%); intoxicações (2%); armas de fogo (1%), e causas inespecíficas (6%).

Infelizmente, muitos acidentes vêm aumentando entre os menores de cinco anos, como aqueles causados por choques elétricos que passaram de 20 óbitos, em 2014 para 32, em 2015, de acordo com a Associação Brasileira de Conscientização para os Perigos da Eletricidade (Abracopel).

Ao se considerar a faixa etária, a principal causa *mortis* no País continua sendo a sufocação, em menores de um ano, e afogamento, entre um e 14 anos. Os acidentes automobilísticos permanecem como a segunda causa, em todas as faixas etárias. As quedas ocupam a principal causa de hospitalização.

Os acidentes mais frequentes na primeira infância, e algumas formas para a sua prevenção são apresentados no Quadro 3.2. Como medidas gerais, recomenda-se avaliar a área onde a criança permanecerá, e aquela destinada a brincadeiras (visite: www.criancasegura.org.br). Investigar as condições de segurança de berçários, creche e pré-escola.

Diversas campanhas são realizadas para destacar a importância do tema: "Dia da prevenção de acidentes com crianças e adolescentes", comemorado no dia 30 de agosto; "Dia nacional da luta contra queimaduras", comemorado no dia 06 de junho, entre outros. Ainda assim, o número de acidentes e óbitos, apesar de apresentarem discreta redução na última década, ainda se mantém elevado.

Todos os profissionais envolvidos no cuidado pediátrico, especialmente aos menores de dez anos, devem abordar essa questão nas consultas e identificar indícios de riscos potenciais para orientar os cuidadores e intervir nas tristes estatísticas de causas preveníveis, que ceifam centenas de vidas de crianças e adolescentes.

Quadro 3.2 – Prevenção de acidentes na criança de 0-6 anos, segundo a causa.

Recém-nascido	
Local de maior risco: Ambiente doméstico.	
Acidentes mais frequentes	Prevenção
Engasgo/Sufocação	Posicionar o RN durante o aleitamento natural ou artificial, sempre com a cabeça elevada. Não alterar a abertura do bico da mamadeira, nos casos de aleitamento artificial. Após a mamada colocar o RN em posição supina para eructar.
Acidentes automobilísticos	Utilizar cadeira de transporte ("equipamento ou dispositivo de retenção"), tipo bebê conforto, no banco traseiro e na posição invertida (cabeça voltada para o motorista). O equipamento deve ser perfeitamente fixado pelo cinto de segurança do carro e o recém-nascido/lactente no cinto do próprio equipamento. O bebê conforto deve ser utilizado em crianças com até 13 kg ou cerca de um ano.

Continua

Quadro 3.2 – Prevenção de acidentes na criança de 0-6 anos, segundo a causa. (continuação)

Recém-nascido	
Local de maior risco: Ambiente doméstico.	
Acidentes mais frequentes	Prevenção
Síndrome da Morte Súbita	Manter durante o sono do RN a posição de decúbito dorsal com elevação da cabeceira do berço e carrinho.
	Evitar excesso de cobertor, mantas ao redor do rosto do RN.
	Não utilizar travesseiros volumosos, tendo preferência pelos antialérgicos.
Queimadura	Testar a temperatura da água do banho e da mamadeira.
	Não fumar ou cozinhar com o bebê ao colo.
Lactente/Infante	
Locais de maior risco: Ambiente doméstico, creche e berçário.	
Acidentes mais frequentes	Prevenção
Afogamento	Não deixar baldes e bacias com água e/ou sabão no chão. Fechar tampa do vaso sanitário.
	Atenção e vigilância contínua durante o banho em banheira. Colocar água até o nível da cintura, no máximo. Proibir o uso de banheira comum. Em praia, rio e piscina usar boia tipo colete inflável; evitar o uso de boias nos braços, pois não elevam o tronco e a cabeça. Proibir boias redondas.
Acidentes automobilísticos	Utilizar equipamento de segurança para transporte, tipo cadeira de segurança, certificado e adequado para veículos, no banco traseiro. O equipamento deve ser perfeitamente fixado pelo cinto de segurança do carro e a criança no cinto do próprio equipamento. A cadeira tipo bebê conforto é usada em crianças até 13 kg, aproximadamente, e a cadeira de segurança, em crianças entre 9-18 kg (ou entre 1-4 anos). Manter a posição invertida, até os 12 meses.
Quedas	Manter as grades do berço sempre elevadas. Baixar a altura do colchão, de acordo com o crescimento da criança. Trocar o berço por cama infantil quando a criança conseguir ficar em pé e escalar a grade (na impossibilidade, colocar o colchão no chão).
	Usar portões de segurança nas escadas. Usar grades ou telas fixas de proteção, em janelas.
	Retirar os tapetes escorregadios.
	Supervisionar a criança, durante o banho e a alimentação (em cadeira).

Continua

Quadro 3.2 – Prevenção de acidentes na criança de 0-6 anos, segundo a causa. (continuação)

Lactente/Infante	
Locais de maior risco: Ambiente doméstico, creche e berçário.	
Acidentes mais frequentes	Prevenção
Sufocação	Os brinquedos devem ser resistentes, sem pontas ou superfícies cortantes e grandes o suficiente para impedir que sejam engolidos (diâmetro maior do que a traqueia, como a de um rolo de filme fotográfico, por exemplo). Verificar sempre a indicação de faixa etária, pelo fabricante. Oferecer brinquedos certificados pelo Instituto Nacional de Metrologia, Qualidade e Tecnologia (Inmetro).
	Afastar sacos plásticos e fios soltos ou pendurados.
	Não usar cordões de chupeta em torno do pescoço. Atenção para pendentes de cortinas próximos ao berço.
	Adquirir berços com certificado de segurança, e que impeçam que a criança desloque o colchão e as suas laterais. Retirar objetos e acolchoados. Preferir vestir a criança ao invés de cobri-la.
	Supervisionar a criança mamando. Não aumentar o furo da mamadeira.
Queimaduras	Verificar a temperatura da água com o dorso da mão ou cotovelo antes de colocar a criança na banheira. Testar a temperatura do chuveiro.
	Testar a temperatura de bebidas e alimentos.
	Não fumar com a criança ao colo.
	Não cozinhar com o bebê ao colo.
Ingestão ou aspiração de corpos estranhos	Os objetos pequenos, os produtos de limpeza e os medicamentos devem estar fora do alcance das crianças.
	Botões, bexigas, moedas, grãos ou outros objetos que a criança possa engolir ou bronco aspirar devem ficar fora do alcance.
Choque elétrico	Verificar as condições das instalações elétricas e proteger fios desencapados.
	Manter as tomadas com proteção e os fios dos aparelhos longe do alcance das crianças.
Pequenos traumas	Os móveis não devem ter bordas pontudas ou cortantes.
	Evitar prateleiras e objetos nas paredes próximas ao berço.
Intoxicação exógena (Medicamentos, bebidas alcoólicas, pesticidas, plantas, produtos de limpeza)	Manter medicamentos, produtos de limpeza etc. hermeticamente fechados e fora do alcance. Usar as embalagens originais dos produtos; não adquirir produtos sem registro.
	Manter vasos com plantas e flores longe do alcance.
	Manter o número de contato do centro de intoxicação acessível a todos os cuidadores.

Continua

Quadro 3.2 – Prevenção de acidentes na criança de 0-6 anos, segundo a causa.
(continuação)

Pré-escolar	
Locais de maior risco: Ambiente doméstico e Pré-escola	
Acidentes mais frequentes	Prevenção
Afogamento	Vigilância contínua em banheira, piscina, rio, cachoeira, praia etc.
	Manter piscina vazia quando estiver fora de uso ou com rede protetora fixa; cobrir poços.
	Ensinar natação tão logo for possível. Usar boia tipo colete inflável; evitar o uso de boias nos braços, pois não elevam o tronco e a cabeça.
Atropelamento e acidentes automobilísticos	Trancar ou bloquear janelas, portas, escadas, acesso para a rua ou áreas perigosas para a criança.
	Não permitir que atravessem a rua sem a supervisão de adultos.
	Orientar a criança quanto aos riscos de atropelamento.
	Utilizar assentos de elevação em crianças entre 15-36 kg. Usar cinto de segurança somente em crianças com altura acima de 1,45 m.
Quedas e traumas	Colocar tapetes de plástico ou borracha, antiderrapantes, no box e junto à banheira comum. Evitar tapetes soltos no ambiente.
	Utilizar os equipamentos de proteção para veículos e brinquedos como skate e bicicleta.
	Colocar grades ou telas de proteção fixas nas janelas.
	Retirar móveis que possam ser usados como "escada" pela criança ou que possuam arestas ou bordas cortantes
	Verificar fixação de pia, vaso sanitário e tanque.
	Orientar sobre os perigos de brincar na laje da casa. Murar lajes.
	Atenção com objetos em locais altos que possam ser puxados ou cair sobre a criança.
	Manter objetos quebráveis, cortantes e perfurantes, como vidros, facas, pregos em armários e gavetas fora do alcance.
Queimaduras	Manter líquidos e alimentos quentes, ferro elétrico, bule, garrafa térmica fora do alcance das crianças.
	Não deixar a tábua de passar roupa montada ou o ferro ligado sem a presença de adulto.
	Manter os cabos de panelas voltados para o centro do fogão.
	Guardar fósforos, acendedores e álcool fora do alcance.
	Proibir a permanência da criança na cozinha.
Choque elétrico	Colocar protetores nas tomadas elétricas e manter fora do alcance da criança qualquer tipo de fio elétrico.
	Não soltar pipas próximas à rede elétrica.

Continua

Quadro 3.2 – Prevenção de acidentes na criança de 0-6 anos, segundo a causa.
(continuação)

Pré-escolar	
Locais de maior risco: Ambiente doméstico e Pré-escola	
Acidentes mais frequentes	Prevenção
Ferimentos de animais	Ensinar a criança a não brincar com os animais enquanto eles comem; ensinar que os animais atacam quando estão comendo ou dormindo e quando estão com os filhotes pequenos.
	Ensinar a não colocar a mão dentro de portões de casas com animais.
	Orientar as crianças a não tocarem em animais peçonhentos. Apresentar figuras com serpentes, escorpião, aranha etc.
	Verificar se as plantas do jardim ou quintal não são perigosas ou venenosas.
Intoxicações exógenas	Deixar remédios fora de alcance e não trocar as embalagens originais e identificação.
	Alocar os produtos químicos e objetos potencialmente perigosos trancados, ou em locais de difícil acesso para as crianças.

Todos os aspectos envolvidos no desenvolvimento infantil devem avaliados. Nesse sentido, foi publicada a Lei n.º 13.438/2017, tornando obrigatória a adoção pelo Sistema Único de Saúde (SUS) de protocolo ou outro instrumento que facilite a detecção de risco para o desenvolvimento psíquico, nos primeiros 18 meses de vida.

BIBLIOGRAFIA CONSULTADA

1. Associação Brasileira de Conscientização para os Perigos da Eletricidade – Abracopel. Mortes por choque elétrico aumentam em crianças pequenas. Notícias. [acesso 30 jan 2016]. Disponível em: abracopel.org.br.
2. Bataglia PUR, Morais A de, Lepre RM. A teoria de Kohlberg sobre o desenvolvimento do raciocínio moral e os instrumentos de avaliação de juízo e competência moral em uso no Brasil. Estud. psicol. 2010. [acesso 15 dez 2016];15(1). Disponível em: http://www.scielo.br/scielo.php?script=sci_arttext&pid=S1413-294X2010000100004.
3. Bee H, Boyd D. A criança em desenvolvimento. 12. ed. São Paulo: Artmed, 2011. Cap. 2 e 3.
4. Berticelli G, Henker CF, Roveda PO, Mayer VNK. Estudo do desenvolvimento neuropsicomotor de crianças nascidas prematuras. Saúde, Santa Maria. 2015; 41(2):139-48.
5. Brasil. Leis. Gabinete da Presidência. Lei n.º 13.257, de 08 de março de 2016. Dispõe sobre as políticas públicas para a primeira infância e altera a Lei n.º 8.069, de 13 de julho de 1990 (Estatuto da Criança e do Adolescente), o Decreto-Lei n.º 3.689, de 3 de outubro de 1941 (Código de Processo Penal), a Consolidação das Leis do Trabalho (CLT), aprovada pelo Decreto-Lei n.º 5.452, de 1º de maio de 1943, a Lei n.º 11.770, de 9 de setembro de 2008, e a Lei n.º 12.662, de 5 de junho de 2012. Brasília – DF. DOU, 1.ª seção, 9 de março de 2016.
6. Brito CML, Vieira GO, Costa MCO, Oliveira NF. Desenvolvimento neuropsicomotor: o teste de Denver na triagem dos atrasos cognitivos e neuromotores de pré-escolares. Cad. Saúde Pública, Rio de Janeiro, 2011;27(7):1403-14.
7. Criança segura. Organização não governamental. Relação dos acidentes com as fases do desenvolvimento da criança. [acesso 15 dez 2016]. Disponível em: http://criancasegura.org.br/page/relacao-dos-acidentes-com-as.

8. Drachler ML, Marshall T, Carvalho-Leite JC. A continuous-scale measure of child development for population-based epidemiological surveys: a preliminary study using Item Response Theory for the Denver Test. Paediatr Perinat Epidemiol 2007; 21:138-53.
9. Feigelman S. A criança pré-escolar. In: Kliegman R, Jenson HB, Behrman RE. Nelson - Tratado de Pediatria. 18. ed. Rio de Janeiro: Elsevier, 2009. Cap 10 p. 54-7.
10. Filho OBS, Jr CJMC, Leal JC. O desenvolvimento espiritual infantil: caminhos para a formação da identidade cristã em crianças de 0 a 7 anos. Hermenêutica. 2011;11(2):65-91.
11. Frankenburg WK, Dodds JB, editors. Denver II technical manual. Denver: Denver Developmental Materials Inc.; 1990.
12. Frankeburg WK, Dodds J, Archer P, Shapiro H, Bresnick B. The Denver II: A Major Revision and Restandardization of the Denver Developmental Screening Test. Pediatrcs. 1992. [acesso 15 dez 2016];89(1). Disponível em: http://pediatrics.aappublications.org/content/89/1/91.
13. Franklin Q., Prows C. Influências Genéticas e de Desenvolvimento na Promoção de Saúde da Criança. In: Hockenberry MJ, Wilson D. Wong - Fundamentos de Enfermagem Pediátrica. 9. ed. São Paulo: Elsevier, 2014. Cap.5.
14. Gallueh DL, Ozmun JC, Goodway JD. Compreendendo o desenvolvimento motor de bebês, crianças, adolescentes e adultos. 7. ed. Porto Alegre: AMGH, 2013.
15. Kliegman R, Jenson HB, Behrman RE. Nelson - Tratado de Pediatria. 19. ed. São Paulo: Elsevier, 2013.
16. Lopes RMDA. Comportamento infantil e etapas do desenvolvimento. In: Júnior DC, Burns DAR, Lopez FA. Tratado de Pediatria: Sociedade Brasileira de Pediatria. 2. ed. São Paulo: Manole, 2010. Cap. 2 p. 287-90.
17. Madeira IR, Silva RRF. Acompanhamento do Crescimento e Desenvolvimento. In: Júnior DC, Burns DAR, Lopez FA. Tratado de Pediatria: Sociedade Brasileira de Pediatria. 3. ed. São Paulo: Manole, 2014. Seção 23. Cap. 2.
18. Ministério da Saúde (Brasil). Secretaria de Atenção à Saúde. Departamento de Atenção Básica. Saúde da criança: crescimento e desenvolvimento/Ministério da Saúde. Secretaria de Atenção à Saúde. Departamento de Atenção Básica. Brasília: Ministério da Saúde, 2012. 272 p:il. (Cadernos de Atenção Básica, n.º 33). [acesso 15 dez 2016]. Disponível em: http://bvsms.saude.gov.br/bvs/publicacoes/saude_crianca_crescimento_desenvolvimento.pdf.
19. Ministério da Saúde (Brasil). Plano Nacional da Primeira Infância. Projeto observatório Nacional da Primeira Infância. Mapeamento da Ação Finalística Evitando Acidentes na Primeira Infância. 2014. [acesso 15 dez 2016]. Disponível em: http://api.ning.com/files/iPu63cE5yCCrQZRXXVPdiaUsH6WebXbqa-tM7Vs17Yh8CIubFGyCuAMjx6qKNJbrlTfEOYMzm*xeMLiRkb*wzbkHVF7QRj/RELATORIODEMAPEAMENTOEVITANDOACIDENTESversao22.pdf.
20. Monroe RA. Promoção da saúde do pré-escolar e de sua família. In: Hockenberry MJ, Wilson D. Wong - Fundamentos de Enfermagem Pediátrica. 9. ed. São Paulo: Elsevier, 2014. p. 391-93; 402.
21. Mota DM, Barros AJ. Treinamento esfincteriano: métodos, expectativas dos pais e morbidades associadas. Jornal de Pediatria.2008;84(1):9-17.
22. Pina JC, Mello DF de, Lunardelo SR. Utilização de instrumento de registro de dados da saúde da criança e família e a prática do enfermeiro em atenção básica à saúde. Rev. bras. enferm. 2006;59(3).
23. Pinto FCA, Isotani SM, Sabatés AL, Perissinoto J. Denver II: comportamentos propostos comparados aos de crianças paulistanas. Rev. CEFAC [Internet]. 2015 Aug. [acesso 10dez 2016];17(4):1262–9. Disponível em: http://www.scielo.br/pdf/rcefac/v17n4/1982-0216-rcefac-17-04-01262.pdf.
24. Rabello ET, Passos JS. Erikson e a teoria psicossocial do desenvolvimento. [acesso 15 dez 2016]. Disponível em: http://www.josesilveira.com/artigos/erikson.pdf.
25. Restiffe AP, Gherpelli JLD. Comparison of chronological and corrected ages in the gross motor assessment of low-risk preterm infants during the first year of life. Arq Neuro-Psiquiatr. 2006. [acesso 15 dez 2016];64(2B):418-25. Disponível em: http://www.scielo.br/pdf/anp/v64n2b/a13v642b.pdf.
26. Santos RS, Araújo APQC, Porto MAS. Diagnóstico precoce de anormalidades no desenvolvimento em prematuros: instrumentos de avaliação. J Pediatr (Rio J.), 2008;84:289–99.

27. Silva NDSH, Lamy Filho F, Gama MEA et al. Instrumentos de avaliação do desenvolvimento infantil de recém-nascidos prematuros. Rev Bras Crescimento Desenvolvimento Hum. 2011; 21(1): 85-98.
28. Souza SC, Leone C, Takano OK, Moratelli HB. Desenvolvimento de pré-escolares na educação infantil em Cuiabá, Mato Grosso, Brasil. Cad Saúde Pública 2008; 24(8):1917-26.
29. Souza ES, Magalhães LC. Desenvolvimento motor e funcional em crianças nascidas pré-termo e a termo: influência de fatores de risco biológico e ambiental. Rev Paul Pediatr. 2012;4:462–70.
30. Tavares ÉO, Buriola AA, Santos JAT, Ballani T da SL, Oliveira MLF de. Fatores associados à intoxicação infantil. Esc. Anna Nery. 2013 Mar;17(1):31-7.
31. Wilson D. Promoção da saúde da criança de um a três anos e de sua família. In: Hockenberry MJ, Wilson D. Wong - Fundamentos de Enfermagem Pediátrica. 9. ed. São Paulo: Elsevier, 2014. p. 364-68; 380-7.
32. Wilson D. Promoção da saúde do lactente e da família. In: Hockenberry MJ, Wilson D. Wong - Fundamentos de Enfermagem Pediátrica. 9. ed. São Paulo: Elsevier, 2014. p. 296-310; 330-35.

A Unidade Pediátrica e o Processo de Hospitalização

4

Luciana de Lione Melo
Ana Márcia Chiaradia Mendes-Castillo
Karina Jorgino Giacomello

O Sistema Único de Saúde (SUS) e o Estatuto da Criança e do Adolescente (ECA, 1990), pautados na Constituição Federal, asseguram atendimento integral à saúde da criança e garantem acesso universal e igualitário às ações e serviços que devem ser organizados de forma a garantir amplo acesso e total cobertura à população em seus níveis de atenção: primário, secundário e terciário, de acordo com o tipo de atendimento e a complexidade do serviço.

Com base nesses direitos esse capítulo abordará alguns aspectos a serem considerados pelos serviços de saúde hospitalares destinados ao atendimento do paciente pediátrico na Unidade de Pronto Socorro Infantil (PSI), Unidade de Internação Pediátrica e Unidade de Terapia Intensiva Pediátrica (UTI-P).

A unidade pediátrica é destinada à assistência de clientes com até 14 anos, em regime de internação, embora a definição de criança e adolescente considere os indivíduos de até 12 e 18 anos, respectivamente, de acordo com o ECA, e de até 19 anos de acordo com o Ministério da Saúde. Considerando, portanto, essa variação para a definição de criança e pediatria e o fato das instituições não terem serviços voltados somente aos adolescentes – Unidade Hebiátrica, a idade dos pacientes atendidos em serviços pediátricos varia de acordo com cada instituição, uma vez que muitas delas determinam o limite de 12 anos para a admissão de crianças em unidades pediátricas e as demais são atendidas em unidades para adultos.

Essas unidades devem abrigar a criança e a família, e acomodar a equipe, em um ambiente terapêutico e seguro, para evitar acidentes e infecção. Sua ambientação é planejada para proporcionar conforto e tranquilidade para as crianças, famílias, visitantes e equipe. O uso de cores suaves e desenhos coloridos tornam as unidades mais acolhedoras. As paredes devem ser laváveis, com pintura apropriada ou com laminado melamínico, sem cantos. O piso deve ser linóleo em manta, e os rodapés arredondados.

Atentar para o espaçamento entre os leitos, e entre esses e as paredes; improvisações devem ser evitadas.

O Estatuto da Criança e a Resolução do Conselho Nacional dos Direitos da Criança e do Adolescente (CONANDA), n.º 41 garantem a permanência de um responsável acompanhante, por todo o período da internação, que deve ser acomodado ao lado do leito, em poltronas confortáveis.

UNIDADE DE PRONTO-SOCORRO INFANTIL

Conforme definição do Ministério da Saúde, a Unidade de Pronto-Socorro é um estabelecimento de saúde destinado a prestar assistência a doentes, com ou sem risco de morte, cujos agravos necessitem de atendimento imediato ou com a maior brevidade possível. Essas unidades devem permanecer em funcionamento ininterrupto e dispor de leitos para observação.

As crianças constituem um grupo vulnerável no atendimento de urgência e emergência por suas peculiaridades biológicas e psicológicas, exigindo da equipe uma atuação rápida e eficiente para minimizar os riscos de morte.

Por urgência entende-se uma ocorrência imprevista de agravo potencial à saúde, sendo necessária assistência imediata; já na emergência o agravo à saúde implica em risco iminente ou sofrimento intenso, sendo necessário tratamento imediato, muitas vezes sem a pré-avaliação de rotina.

O Ministério da Saúde ao publicar a Portaria MS/GM n.º 1.600/2011 reformula a Política Nacional de Atenção às Urgências e institui a Rede de Atenção às Urgências no âmbito do SUS, por meio da estratégia "Saúde Toda Hora", e organiza a Rede de Atenção às Urgências e Emergência objetivando ampliar e qualificar o acesso humanizado e integral aos usuários em situação de urgência nos serviços de saúde.

CRITÉRIOS PARA ADMISSÃO

São atendidos todos os pacientes até 12-14 anos, segundo a ordem de prioridade. Entre as principais causas de atendimento em PSI podem-se citar: crise de asma; febre a esclarecer; pneumonia; diarreia; vômitos; desidratação; estado convulsivo; intoxicação exógena (plantas, produtos de limpeza, medicamentos); queimadura em diferentes gravidades e extensões; acidentes e trauma, estes últimos considerados os maiores agravos nas emergências pediátricas.

Por ser um serviço disponível 24 horas, os prontos-socorros funcionam como porta-de-entrada do sistema de saúde, acolhendo pacientes de real urgência, pacientes com quadros percebidos como urgências, pacientes não atendidos na atenção primária ou na especializada, e as urgências sociais.

Para melhor organizar o fluxo de atendimento a todos esses pacientes que procuram as unidades de urgência/emergência, de forma a garantir um atendimento resolutivo e humanizado, o Ministério da Saúde, por meio da Portaria n.º 2.048/02, propõe a implantação do acolhimento com "triagem classificatória de risco" (Acolhimento com Classificação de Risco – ACCR), considerado uma ferramenta tecnológica do processo de trabalho em unidades de urgência e emergência, aplicado com a utilização de códigos por cinco cores (Quadro 4.1), segundo o Protocolo de Manchester, criado na Inglaterra, em 1994 ou outros (consulte: http://idor.org/geral/clariped), objetivando avaliar o grau de urgência, colocando-os em ordem de prioridade, para o atendimento.

A aplicação do ACCR deve ser realizada por um profissional de saúde, de nível superior, mediante treinamento específico e utilizando protocolos pré-estabelecidos, considerando: a queixa principal do paciente (início, evolução e tempo de doença), estado físico, escala de dor e escala de Glasgow, medicamentos em uso, doenças preexistentes, resposta emocional, alergias e vícios, bem como os dados vitais: pressão arterial, frequência respiratória e cardíaca, temperatura, saturação de O_2, além de glicemia,

Quadro 4.1 – Classificação de risco de urgência e emergência em pediatria

Prioridade/Cor	Atendimento médico	Avaliação do enfermeiro
Prioridade I Emergência – Vermelho	Imediato	Contínua
Prioridade II Muito urgente – Laranja	Até 10-15 minutos	A cada 15 minutos
Prioridade III Urgente – Amarelo	Até 30-60 minutos*	A cada 30 minutos
Prioridade IV Pouco urgente – Verde	Até 60-120 minutos*	A cada 60 minutos
Prioridade V Não urgente – Azul	Por ordem de chegada, de preferência em até 4h, ou encaminhamento por escrito a outro centro de Saúde com contato telefônico prévio e garantia de atendimento.	A cada 2 horas. Orientações.

*Menor tempo possível. Há discordância entre protocolos. N/A.

avaliação de superfície corporal queimada etc. É proibida a dispensa de pacientes, sem a avaliação médica.

CARACTERÍSTICAS DE ATENDIMENTO

A unidade deve estabelecer rotinas de funcionamento e atendimento formais, por escrito, assinadas pelo responsável técnico (RT) da unidade, e abordar todos os processos envolvidos na assistência, desde os aspectos organizacionais até os operacionais e técnicos.

Com relação às atividades a serem desenvolvidas, a Reunião da Diretoria Colegiada – RDC n.º 50/2002, que aprovou o regulamento técnico destinado ao planejamento, programação, elaboração, avaliação e aprovação de projetos físicos de estabelecimentos assistenciais de saúde, determina que, nos casos de urgência de baixa e média complexidade, cabe àquela unidade: fazer triagem para os atendimentos; prestar atendimento social ao paciente e/ou acompanhante; fazer higienização do paciente; realizar procedimentos de enfermagem; realizar atendimentos e procedimentos de urgência; prestar apoio diagnóstico e terapêutico por 24 h; manter em observação o paciente por período de até 24 h e fornecer refeição para o paciente.

Já nos casos de emergência e urgência de alta complexidade, cabe à unidade: prestar o primeiro atendimento ao paciente; prestar atendimento social ao paciente e/ou acompanhante; fazer higienização do paciente; realizar procedimentos de enfermagem; realizar atendimentos e procedimentos de emergência e urgência de alta complexidade; prestar apoio diagnóstico e terapia por 24 h; manter em observação o paciente por período de até 24 h e fornecer refeição para o paciente.

ESTRUTURA FÍSICA

A área física de um pronto socorro é estruturada de acordo com o tamanho, complexidade e perfil assistencial da unidade, sendo ela adequada para o acolhimento e atendimento especializado considerando danos e/ou agravos específicos em situação de urgência ou emergência.

No que diz respeito ao dimensionamento e instalação, a RDC n.º 50/2002 determina que as unidades de atendimento imediato às urgências de baixa e média complexidade devem conter diferentes áreas de apoio, como: recepção; sala de utilidades; sala de observação e de espera próprias, diferenciadas das de adultos; sanitários (masculino, feminino), e, minimamente, o disposto na Tabela 4.1.

As unidades de atendimento imediato às urgências de alta complexidade e emergências devem conter, além das áreas citadas para unidades de urgência de baixa e média complexidade, outros ambientes de apoio como: área para guarda de pertences de pacientes; área para depósito de equipamento; sala para estocagem ou distribuição de hemocomponentes (*in loco*, ou não); banheiros para pacientes (salas de observação e isolamento); rouparia; banheiro para funcionários; quarto de descanso para plantonista

Tabela 4.1 – Ambientes e instalações em unidades de urgência de baixa e média complexidade. RDC n.º 50/2002.

Unidade/Ambiente	Quantificação	Dimensão	Instalações
Área externa para desembarque de ambulâncias	1	21 m² de área coberta	
Sala de triagem médica e/ou de enfermagem	1	8,0 m²	HF
Sala de serviço social	1	6,0 m²	
Sala de higienização		8,0 m²	HF; HQ
Sala de suturas/curativos	1	9,0 m²	HF; FAM; EE
Sala de reidratação		6,0 m²/leito	HF; FAM; EE
Sala de inalação	1	1,6 m²/paciente	HF; FAM; FO; EE
Sala de aplicação de medicamentos		5,0 m²	HF
Sala de gesso e redução de fraturas	1	10,0 m² ou 4,0 m²/box individual	HF; HQ; CD; EE
Sala para exame indiferenciado	1	7,5 m²	HF; EE
Sala para exame diferenciado (oftalmologia, otorrinolaringologia etc.).	n.º de salas: 1 NAU = PG × CHA × A	A depender do equipamento utilizado	HF; EE; ADE
Sala de observação	1 – Quando não existir a unidade de emergência	8,5 m²/leito	HF; EE
Posto de enfermagem e serviços		6,0 m²	HF; EE

¹NAU: N.o de atendimentos de urgência; PG: População geral; CHA: No de consultas/habitantes/ano; A: Estimativa percentual do total de consultas médicas que demandam atendimento de emergência; HF: Água fria; HQ: Água quente; FV: Fonte de Vapor; FG: Fonte de Gás combustível; FO: Fonte de Oxigênio (6); FN: Fonte de Óxido nitroso; AC: Ar condicionado (1); CD: Coleta e afastamento de efluentes diferenciados (2); EE: Elétrica de emergência (3); ED: Elétrica diferenciada (4); E: Exaustão (5); ADE: A depender dos equipamentos utilizados (obrigatória a apresentação do *layout* da sala com o equipamento); FVC: Fonte de Vácuo clínico (6); FVL: Fonte de Vácuo de limpeza; FAM: Fonte de Ar comprimido medicinal (6); FAI: Fonte de Ar comprimido industrial. (1). Refere-se à climatização destinada a ambientes que requerem controle na qualidade do ar. (2). Refere-se à coleta e afastamento de efluentes que necessitam de algum tratamento especial. (3). Refere-se à necessidade de o ambiente ser provido de sistema elétrico de emergência. (4). Refere-se à necessidade de o ambiente ser provido de sistema elétrico diferenciado dos demais, na dependência do equipamento instalado. Exemplo: sistema com tensão diferenciada, aterramento etc. (5). É dispensável quando existir sistema de ar recirculado. (6). Canalizado ou portátil.

e, ainda, copa privativa, sala administrativa e posto policial (opcionais). Os ambientes minimamente obrigatórios na unidade estão dispostos na Tabela 4.2.

Tabela 4.2 – Ambientes e instalações em unidades de urgência de alta complexidade e emergência. RDC n.º 50/2002.

Unidade/ Ambiente	Quantificação	Dimensão	Instalações
Posto de enfermagem/ prescrição médica	1 para cada 12 leitos	6,0 m²	HF; EE
Sala de serviços	1	5,7 m²	HF; EE
Sala de isolamento		8,0 m²	HF; HQ; FO; FAM; EE
Sala coletiva de observação de pediatria	1 de pediatria. O n.º de leitos é calculado sobre a estimativa do total de atendimento de emergência e urgência. A sala de pediatria é opcional quando o n.º de leitos total de observação for ≤ 6	8,5 m² por leito	HF; FO; FAM; EE
Sala de procedimentos especiais (invasivos)		8,5 m² por leito	HF; FO; FAM; EE
		15,0 m²	FO; FN; FVC; FAM; AC; EE; ED
Área de escovação	2 torneiras por sala de procedimentos invasivos	1,10 m²/torneira	HF; HQ
Sala de emergências (politraumatismo, parada cardíaca etc.).	1	12 m²/leito (2 leitos no mínimo), com distância de 1 m entre estes e paredes, exceto cabeceira e com espaço suficiente para manobra da maca junto ao pé dessa. Pé-direito mínimo = 2,7 m.	HF; FO; FN; FVC; FAM; AC; EE

HF: Água fria; HQ: Água quente; FV: Fonte de Vapor; FG: Fonte de Gás combustível; FO: Fonte de Oxigênio (6); FN: Fonte de Óxido nitroso; AC: Ar condicionado (1); CD: Coleta e afastamento de efluentes diferenciados (2); EE: Elétrica de emergência (3); ED: Elétrica diferenciada (4); E: Exaustão (5); ADE: A depender dos equipamentos utilizados (obrigatória a apresentação do *layout* da sala com o equipamento); FVC: Fonte de Vácuo clínico (6); FVL: Fonte de Vácuo de limpeza; FAM: Fonte de Ar comprimido medicinal (6); FAI: Fonte de Ar comprimido industrial. (1). Refere-se à climatização destinada a ambientes que requerem controle na qualidade do ar. (2). Refere-se à coleta e afastamento de efluentes que necessitam de algum tratamento especial. (3). Refere-se à necessidade de o ambiente ser provido de sistema elétrico de emergência. (4). Refere-se à necessidade de o ambiente ser provido de sistema elétrico diferenciado dos demais, na dependência do equipamento instalado. Exemplo: sistema com tensão diferenciada, aterramento etc. (5). É dispensável quando existir sistema de ar recirculado. (6). Canalizado ou portátil.

EQUIPE DE ENFERMAGEM

Enquanto líder da equipe, o enfermeiro defronta-se com diversos desafios para gerenciar o cuidado no serviço de emergência pediátrica, pois, além de conhecimento técnico e científico, ele precisa saber aliar fundamentação teórica à capacidade de liderança, iniciativa e habilidades assistencial e de ensino para que permitam a coordenação da equipe, de forma a adequá-la às condições de atendimento disponíveis, à quantidade e à gravidade do quadro clínico dos pacientes.

O atendimento em Unidades de Pronto-Socorro é marcado por uma assistência caracterizada pela imprevisibilidade, pelo ritmo acelerado do trabalho, pela sobrecarga física dos profissionais, e, em se tratando de um Pronto-Socorro Infantil, somam-se ainda, a carga emocional, o sofrimento e a dor dos pais e das crianças que necessitam de atendimento nesse serviço de forma a aumentar a tensão e angústia no ambiente. Desse modo, o profissional também precisa de sensibilidade e empatia para atender as crianças e os seus familiares.

O Ministério da Saúde, por meio da Portaria n.º 2.048 de 05 de novembro de 2002, determina que uma unidade de pronto socorro deva contar com um enfermeiro coordenador; enfermeiros, técnicos de enfermagem e auxiliares de enfermagem em quantitativo suficiente para o atendimento de urgência e emergência nas 24 horas do dia, e todas as atividades dele decorrentes.

De acordo com a Resolução do Conselho Federal de Enfermagem (Cofen) n.º 527/2016, que atualiza e estabelece parâmetros para o dimensionamento do quadro de profissionais de enfermagem nos serviços/locais em que serão realizadas atividades de enfermagem, o quantitativo de enfermagem necessário a uma unidade de pronto atendimento deve ser realizado conforme cálculo para Unidade Assistencial Especial - UE, onde a unidade de medida é realizada pelo Sítio Funcional – SF.

Por UE compreende-se: locais onde são desenvolvidas atividades especializadas por profissionais de saúde em regime ambulatorial, que não possuem leito de internação ou para atendimento de demanda ou produção de serviço, com ou sem auxílio de equipamentos de alta tecnologia. E por SF compreende-se: unidade de medida que tem um significado tridimensional para o trabalho de enfermagem. Ele considera a(s) atividade(s) desenvolvida(s), a área operacional ou local de atividade e o período de trabalho de uma semana padrão.

UNIDADE DE INTERNAÇÃO PEDIÁTRICA

Conforme definição do Ministério da Saúde, unidade de internação ou unidade de enfermagem é o conjunto de elementos destinados à acomodação do paciente internado, e que englobam facilidades adequadas à prestação de cuidados necessários a um bom atendimento, sendo que por unidade de internação pediátrica (em hospital geral) compreende-se o conjunto de elementos destinados a pacientes de idade até 14 anos, reunidos por grupo etário, possuindo não mais de 70 leitos, por unidade, ressaltando-se o fato de que esse limite de idade não é seguido por todas as instituições de saúde.

Critérios para admissão

Conforme a RDC n.º 50/2002, a unidade de internação é o local destinado à acomodação e assistência aos pacientes internados que necessitam de assistência direta programada por período superior a 24 horas. Vale ressaltar que essa assistência se caracteriza, a princípio, como de baixa ou média complexidade.

Características de atendimento

Com relação às atividades a serem desenvolvidas, aquela resolução determina que as unidades de internação de pacientes adultos e infantis devem: proporcionar condições de internar pacientes em ambientes individuais ou coletivos, conforme a faixa etária, patologia, sexo e intensidade de cuidados; executar e registrar a assistência médica diária; executar e registrar a assistência de enfermagem, administrando as diferentes intervenções sobre o paciente; prestar assistência nutricional e distribuir alimentação a pacientes (em locais específicos ou no leito) e a acompanhantes (quando for o caso); prestar assistência psicológica e social; realizar atividades de recreação infantil e de terapia ocupacional e prestar assistência pedagógica infantil (de 1.º grau) quando o período de internação for superior a 30 dias.

Estrutura física

O planejamento do ambiente físico da unidade de internação pediátrica deve ser realizado de modo a atender as características do crescimento e do desenvolvimento infantil, e ainda de forma que seja harmônico com as necessidades da família, da equipe e da sociedade.

No que diz respeito ao dimensionamento e instalação dessas unidades a RDC n.º 50/2002 determina que a unidade de internação pediátrica contenha, minimamente, os dispositivos apresentados na Tabela 4.3, e outros ambientes de apoio, como: sala de utilidades; banheiro para acompanhantes; sanitários para público e funcionários (masculino e feminino); rouparia; sala de estar para acompanhantes (opcional no caso de apartamentos individuais); depósito de material de limpeza; banheiro para pacientes (cada quarto ou enfermaria (exceto lactentes) deve ter acesso direto a um banheiro, podendo este servir a, no máximo duas enfermarias) e outras áreas opcionais como para guarda de maca, cadeira de rodas e equipamentos; sala administrativa; copa de distribuição etc.

Devem ser previstos espaços para poltrona de acompanhante ao lado do leito (ECA; Resolução CONANDA n.º 41; Lei n.º 8.069/90).

Equipe de enfermagem

Embora a definição de unidade de internação não considere a admissão de casos complexos, as enfermarias de pediatria têm recebido cada vez mais crianças com doenças crônicas e graves, sendo preciso que os profissionais de enfermagem desenvolvam um fazer que considere o uso de tecnologias de excelência, a incorporação constante de novos conhecimentos sobre doenças raras, limitações do desenvolvimento e maturação dos pacientes.

Além dos aspectos técnicos é preciso considerar que a doença e a hospitalização provocam uma ruptura significativa no mundo da criança, bem como a desarticulação de sua organização familiar e o afastamento de seu lar e rotina, sendo imprescindível considerar os aspectos sociais, emocionais e a inclusão da família no cuidar do paciente pediátrico.

A Resolução Cofen n.º 293/2004 foi revogada pela Resolução Cofen n.º 0527/2016, adequando o dimensionamento quantitativo e qualitativo do quadro de

Tabela 4.3 – Ambientes e instalações em unidades de internação pediátrica. RDC n.º 50/2002.

Unidade/Ambiente	Quantificação	Dimensão	Instalações
Posto de enfermagem/prescrição médica	1 posto a cada 30 leitos	6,0 m²	HF; EE
Sala de serviço	1 sala para cada posto de enfermagem	5,7 m²	HF; EE
Sala de exames e curativos	1 a cada 30 leitos (quando existir enfermaria que não tenha subdivisão física dos leitos)	7,5 m²	HF; FAM; EE
Área para prescrição médica		2,0 m²	
Área de cuidados e higienização de lactente	1 a cada 12 berços ou fração	4,0 m²	HF; HQ
Enfermaria de lactente	15% dos leitos do estabelecimento. Deve haver no mínimo um quarto que possa servir para isolamento a cada 30 leitos ou fração.	4,5 m²/leito = lactente 9,0 m²/quarto de 1 leito	
Quarto de criança		5,0 m²/leito = criança	
Enfermaria de criança		n.º máximo de crianças até 2 anos por enfermaria = 12	
Quarto de adolescente		10,0 m² = quarto de 1 leito 7,0 m²/leito = quarto de 2 leitos 6,0 m²/leito = enfermaria de 3 a 6 leitos n.º máximo de leitos por enfermaria = 6 Distância entre leitos paralelos = 1 m Distância entre leitos e paredes: • cabeceira = inexistente; • pé do leito = 1,2 m; • lateral = 0,5 m.	HF; HQ; FO; FAM; EE; ED; EE; AC
Enfermaria de adolescente			
Área de recreação/lazer/refeitório	1 para cada unidade de pediatria	1,2 m²/paciente em condições de exercer atividades recreativas/lazer	HF
Área ou antecâmara de acesso ao quarto de isolamento		1,8 m²	HF
Sala de aula		0,8 m²/aluno	

profissionais de enfermagem que continuam a se basear em características relativas à instituição/empresa, ao serviço de enfermagem e à clientela.

No que diz respeito à organização, deve considerar: sua missão; porte; estrutura organizacional e física; tipos de serviços e/ou programas; tecnologia e complexidade dos serviços e/ou programas; política de pessoal, de recursos materiais e financeiros; atribuições e competências dos integrantes dos diferentes serviços e/ou programas e indicadores hospitalares do Ministério da Saúde.

Quanto ao serviço de Enfermagem considera-se a fundamentação legal do exercício profissional (Lei n.º 7.498/86 e Decreto n.º 94.406/87); o Código de Ética dos Profissionais de Enfermagem (atualmente em reformulação); as Resoluções do Cofen e decisões do Conselho Regional de Enfermagem (COREN) nas suas respectivas seções; os aspectos técnicos e administrativos, como dinâmica de funcionamento das unidades nos diferentes turnos; modelo gerencial; modelo assistencial; métodos de trabalho; jornada de trabalho; carga horária semanal; padrões de desempenho dos profissionais; índice de segurança técnica (IST); taxa de absenteísmo (TA) e taxa de ausência de benefícios (TB) da unidade assistencial; proporção de profissionais de enfermagem de nível superior e de nível médio; e indicadores de avaliação da qualidade da assistência.

Com relação à clientela, é necessário aplicar um sistema de classificação de pacientes (SCP), e conhecer sua realidade sociocultural e econômica. O referencial mínimo para o quadro de profissionais de Enfermagem, incluindo todos os elementos que compõem a equipe, referido no Art. 2.º da Lei n.º 7.498/86, para as 24 horas de cada Unidade de Internação, deve considerar o SCP, as horas de assistência de Enfermagem, os turnos e a proporção funcionário/leito.

Segundo a nova Resolução, para efeito de cálculo, devem ser ponderadas como horas de Enfermagem, por leito, nas 24 horas:

- 4 horas de Enfermagem, por cliente, no cuidado mínimo ou autocuidado;
- 6 horas de Enfermagem, por cliente, no cuidado intermediário;
- 10 horas de Enfermagem, por cliente, no cuidado semi-intensivo;
- 10 horas de Enfermagem, por cliente, no cuidado de alta dependência;
- 18 horas de Enfermagem, por cliente, no cuidado intensivo.

O quantitativo de profissionais estabelecido deverá ser acrescido de um índice de segurança técnica não inferior a 15% do total.

A distribuição percentual do total de profissionais deve observar as seguintes proporções e o SCP, sendo que a distribuição por categoria deverá seguir o grupo de pacientes de maior prevalência:

- Para assistência mínima e intermediária: 33% são enfermeiros (mínimo de seis) e os demais, auxiliares e/ou técnicos de enfermagem;
- Para assistência de alta dependência: 36% são enfermeiros, e os demais auxiliares e/ou técnicos de enfermagem;
- Para a assistência semi-intensiva: 42% são enfermeiros e os demais, técnicos de enfermagem;
- Para assistência intensiva: de 52% são enfermeiros e os demais, técnicos de enfermagem.

Essa Resolução, publicada em 2016, esclarece que na unidade de internação com crianças menores de seis anos o cuidado deve ser classificado, no mínimo, como intermediário, independente da presença do acompanhante.

Além disso, o responsável técnico de enfermagem deve dispor de 3% a 5% do quadro geral de profissionais de enfermagem para cobertura de situações relacionadas à rotatividade de pessoal e participação de programas de educação continuada, e o quadro de profissionais de enfermagem da unidade de internação composto por 60% ou mais de pessoas com idade superior a 50 anos, deve ser acrescido de 10% ao IST.

UNIDADE DE TERAPIA INTENSIVA PEDIÁTRICA

Conforme definição do Ministério da Saúde, Unidade de Tratamento Intensivo (UTI) é o conjunto de elementos destinados a receber pacientes em estado grave, com possibilidades de recuperação, exigindo assistência médica e de enfermagem permanente, além da utilização eventual de equipamento especializado.

Empatia é a palavra-chave no cuidado em UTI Pediátrica.

Em outro documento, o Ministério da Saúde define UTI como área crítica destinada à internação de pacientes graves, que requerem atenção profissional especializada de forma contínua, materiais específicos e tecnologias necessárias ao diagnóstico, monitorização e terapia, sendo a UTI-P aquela destinada à assistência a pacientes com idade de 29 dias até 14 ou 18 anos, sendo este limite definido de acordo com as rotinas da instituição; e a Unidade de Terapia Intensiva Pediátrica Mista (UTI-Pm) aquela destinada à assistência a pacientes recém-nascidos e pediátricos numa mesma sala, porém havendo separação física entre os ambientes de UTI Pediátrica e UTI Neonatal.

Essa definição é bastante semelhante à da Associação de Medicina Intensiva Brasileira (AMIB), mas difere em relação à UTI-Pm citando as idades exatas de cada faixa etária, sendo considerado recém-nascido o indivíduo de 0-28 dias e pediátrico, o indivíduo de 29 dias a 14 ou 18 anos, colocando também que o limite de idade deve ser definido de acordo com as rotinas hospitalares internas.

Critérios para admissão

As indicações para admissão na UTI-P são atribuições exclusivas do médico intensivista, tendo indicação para admissão nessa unidade, a criança ou adolescente com alteração clínica grave ou de risco, porém com probabilidade de sobrevida e recuperação ou o paciente em morte cerebral, por tratar-se de potencial doador de órgãos.

Características de atendimento

É obrigatória a existência de UTI em hospitais terciários e em hospitais secundários com capacidade maior ou igual a 100 leitos, bem como nos especializados que atendam pacientes graves ou de risco e em Estabelecimentos Assistenciais de Saúde (EAS) que atendam gravidez/parto de alto risco. Neste último caso, devem dispor de UTI adulto e neonatal.

Os leitos necessários para fornecer uma cobertura segura e adequada para pacientes gravemente doentes dependem da população atendida no hospital, quantidade de cirurgias, grau do compromisso de cuidados intensivos pela administração, pelos médicos e enfermeiros e dos recursos institucionais. O número de leitos de UTI em cada hospital deve corresponder a um mínimo de 6% do total de seus leitos, não podendo ser inferior a cinco leitos por unidade. Considera-se como ideal, do ponto de vista funcional, unidades com 8 a 12 leitos, sendo indicado a divisão em subunidades, caso seja necessário um número maior, já que esta divisão proporciona maior eficiência no atendimento da equipe de trabalho.

Os pacientes devem ficar localizados de modo que a visualização direta ou indireta, seja possível durante todo o tempo, especialmente em pediatria, permitindo a monitorização do estado dos pacientes, sob as circunstâncias de rotina e de emergência. O projeto preferencial é aquele que permite uma linha direta de visão, entre o paciente e o posto de enfermagem.

As atividades desenvolvidas em unidades de internação de pacientes em regime de terapia intensiva, conforme determina a RDC n.º 50/2002 são: proporcionar condições de internar pacientes críticos, em ambientes individuais ou coletivos, conforme grau de risco, faixa etária (exceto neonatologia), patologia e requisitos de privacidade; executar e registrar a assistência médica intensiva; executar e registrar a assistência de enfermagem intensiva; prestar apoio diagnóstico laboratorial, de imagens, hemoterápico, cirúrgico e terapêutico durante 24 horas; manter condições de monitoramento e assistência respiratória 24 horas; prestar assistência nutricional e distribuir alimentação aos pacientes; manter pacientes com morte cerebral, nas condições de permitir a retirada de órgãos para transplante, quando consentida; e prestar informações e assistência aos acompanhantes dos pacientes.

Estrutura física

Toda UTI deve ocupar uma área física própria dentro do hospital, de acesso restrito, constituindo-se em uma unidade física exclusiva, e possuir acesso facilitado às unidades de tratamento semi-intensivo, de urgência/emergência, centro cirúrgico e, quando existentes no hospital, ambulatório, centro obstétrico e demais unidades correlacionadas.

No que diz respeito ao dimensionamento e instalação dessas unidades a RDC n.º 50/2002 determina que possuam ambientes de apoio como: quarto e banheiro para plantonista; rouparia; depósito de equipamentos e materiais; sanitários com vestiários para funcionários (masculino e feminino); sala de espera para acompanhantes e visitantes; sanitário para paciente; sala administrativa (secretaria); depósito de material de limpeza; copa; área de estar para equipe de saúde (opcional) e, minimamente, o disposto na Tabela 4.4.

Na UTI pediátrica deve ser prevista poltrona para acompanhante junto aos leitos, sem que isto implique em aumento de área prevista para cada leito.

Materiais e equipamentos

Os equipamentos e instrumentos necessários ao atendimento na UTI-P devem estar disponíveis para uso exclusivo, de acordo com a faixa etária e peso do paciente (Tabela 4.5).

Tabela 4.4 – Ambientes e instalações em UTI pediátrica. RDC n.º 50/2002.

Unidade/Ambiente	Quantificação	Dimensão	Instalações
Posto de enfermagem/ área de serviços de enfermagem	1 para cada área coletiva ou conjunto de quartos, independente do n.º de leitos.	Ao menos um dos postos (quando houver mais de um) deve possuir 6,0 m²	HF; EE
Área para prescrição médica		1,5 m²	
Quarto (isolamento ou não)	Mínimo de 5 leitos podendo existir quartos ou áreas coletivas, ou ambos a critério do EAS. O n.º de leitos de UTI deve corresponder a, no mínimo, 6% do total de leitos do EAS. Deve ser previsto um quarto de isolamento para cada 10 leitos de UTI, ou fração.	10,0 m² com distância de 1 m entre paredes e leito, exceto cabeceira; pé do leito = 1,2 m.	HF; FO; FA; AC; EE; FVC; ED; E
Área coletiva de tratamento (exceto neonatologia)		9,0 m²/leito com distância de 1 m entre paredes e leito, exceto cabeceira; 2 m entre leitos; pé do leito = 1,2 m (o espaço destinado à circulação da unidade pode estar incluído nessa distância).	HF; FO; FAM; AC; EE; FVC; ED
Sala de higienização e preparo de equipamentos/ material	1 (dispensável se esta atividade ocorrer na CME)	4,0 m² com dimensão mínima igual a 1,5 m	HF
Sala de entrevistas		6,0 m²	

Além do material mencionado, a UTI-P ou mista deve dispor de:

- aparelho de fototerapia (01 para dois leitos);
- poltrona removível destinada ao acompanhante (01 por leito);
- régua antropométrica (01 para a unidade);
- fita métrica inelástica (01 por leito neonatal);
- balança fixa (01/unidade);
- material para cateterismo umbilical e exsanguinotransfusão;
- capacetes, halos ou tendas para oxigenoterapia.

Equipe de enfermagem

A UTI é um ambiente repleto de tecnologias, onde o processo de trabalho de enfermagem é caracterizado por complexas atividades assistenciais, que exigem das profissionais competências específicas para um cuidado seguro.

Nesse cenário, o cálculo para o dimensionamento dos profissionais de Enfermagem, além de suprir a demanda dos cuidados ao paciente crítico deve, também, contribuir para que sejam mantidas as condições favoráveis de trabalho, fundamentando o planejamento e a avaliação do quantitativo e qualitativo de pessoal previamente estabelecido de acordo com as normas, regimentos, filosofia, estrutura da instituição e singularidade de cada serviço (leia a Resolução 0527, 03 de novembro de 2016 em: http://www.cofen.gov.br/resolucao-cofen-no-05272016_46348.html).

Tabela 4.5 – Materiais e equipamentos obrigatórios em UTI-P. RDC n.º 50/2002.

Materiais/Equipamentos	Quantidade
Cama com ajuste de posição, grades laterais e rodízios ou berços com ajuste de posição, grades laterais e rodízios (para serviços pediátricos) ou incubadora com parede dupla ou berço de terapia intensiva (para serviços neonatais)	01 por leito
Equipamento para monitoração contínua de eletrocardiograma (monitor cardíaco)	01 por leito, com reserva operacional de 01 equipamento para cada 10 leitos.
Equipamento para monitoração de pressão arterial não invasiva (PANI – monitor)	01 por leito, com reserva operacional de 01 equipamento para cada 10 leitos.
Equipamento de oximetria de pulso	01 por leito, com reserva operacional de 01 equipamento para cada 10 leitos.
Equipamento para monitoração de pressão invasiva	01 para cada 05 leitos, com reserva operacional de 01 equipamento para cada 10 leitos.
Ventilador pulmonar mecânico microprocessado	01 por leito, com reserva operacional de 01 equipamento para cada 05 leitos, sendo que cada equipamento deve dispor de, no mínimo, 02 circuitos completos.
Equipamento para ventilação mecânica não invasiva	01 para cada 05 leitos, quando o ventilador pulmonar mecânico microprocessado não possuir recursos para realizar a modalidade de ventilação não invasiva.
Equipamentos de interface facial para ventilação pulmonar não invasiva, adaptáveis às idades dos pacientes	02 para cada 05 leitos para a UTI pediátrica e 02 para cada 02 leitos para a UTI neonatal ou mista.
Ressuscitador manual do tipo balão auto inflável com reservatório e máscara facial	01 por leito, com reserva operacional de 01 para cada 05 leitos.
Conjunto de nebulização em máscara	01 por leito
Máscara facial que permita diferentes concentrações	01 para cada 02 leitos, exceto para os serviços neonatais.
Equipamento para infusão contínua e controlada de drogas (bomba de infusão)	03 por leito, com reserva operacional de 05 equipamentos para cada 10 leitos, sendo que, em caso de nutrição enteral, deve ser reservada uma bomba de infusão específica para esta finalidade.
Termômetro	01 por leito.
Estetoscópio	01 por leito.
Capnógrafo	01 por unidade.

Continua

Tabela 4.5 – Materiais e equipamentos obrigatórios em UTI-P. RDC n.º 50/2002.
(Continuação)

Materiais/Equipamentos	Quantidade
Material de emergência para reanimação, composto por carro ou maleta de emergência, contendo medicamentos, ressuscitador manual com reservatório, máscaras, laringoscópio completo (lâminas retas e curvas, nos tamanhos 0, 1, 2, 3), tubos endotraqueais com e sem balonete (calibres: 3,0 a 7,0 ou mais, considerando-se adolescentes obesos), conectores, máscaras laríngeas (tamanhos 1 a 3), cânulas de Guedel e fio guia estéril	01 carro para cada 10 leitos ou fração. Os demais equipamentos na proporção de 01 para cada 05 leitos.
Aparelho desfibrilador e cardioversor,	
Marcapasso cardíaco temporário, eletrodos e gerador;	01 para a UTI-P ou mista
Aspirador a vácuo portátil	01 por unidade
Eletrocardiógrafo portátil	01 para cada 20 leitos, exceto UTI-Pediátrica, Mista ou Neonatal, que deverão ter acesso a este equipamento no próprio hospital, 24 horas por dia.
Negatoscópio	01 por unidade, exceto quando a UTI utilizar radiologia digital;
Oftalmoscópio	01 por unidade
Otoscópio (com espéculos infantis)	01 por unidade
Equipamento para aferição de glicemia capilar	01 por unidade
Fitas para aferição de glicemia capilar, glicosúria e densidade urinária	Sem especificação de quantidade
Material para diálise peritoneal em sistema fechado	
Material para drenagem torácica em sistema fechado	
Material para punção pericárdica	
Material para curativos	
Material para flebotomia	
Material para acesso venoso profundo	
Material para punção lombar	
Material para drenagem liquórica em sistema fechado	
Material para cateterismo vesical de demora em sistema fechado	
Material para traqueostomia	
Foco cirúrgico portátil;	

Continua

Tabela 4.5 – Materiais e equipamentos obrigatórios em UTI-P. RDC n.º 50/2002.
(Continuação)

Materiais/Equipamentos	Quantidade
Relógio visível	01 para todos os leitos
Geladeira, exclusiva para guarda de medicamentos, com monitorização e controle da temperatura	01 por unidade
Balança portátil (de preferência digital)	01 por unidade

Devido às inúmeras peculiaridades os colaboradores, ao serem admitidos naquele setor, devem receber capacitação para atuar na unidade, por meio de um programa de educação permanente, contemplando as normas e rotinas técnicas desenvolvidas na unidade, a incorporação e treinamento para manusear as novas tecnologias, a segurança de pacientes e profissionais, a prevenção e o controle de infecções relacionadas à assistência à saúde, entre outros. O gerenciamento dos riscos inerentes às atividades desenvolvidas na unidade também é abordado na capacitação do enfermeiro.

O Parecer n.º 046/2011 (Coren-SP, atualizado em 2013) sobre o dimensionamento de pessoal de Enfermagem em UTI, pautado pela Portaria n.º 3.432/1998 do Ministério da Saúde, aponta a necessidade do dimensionamento de pessoal de acordo com o nível de complexidade da UTI (Tipo I, II ou III). Nessa regulamentação há a determinação de que UTI do Tipo I e II devem contar com um enfermeiro coordenador, exclusivo da unidade, responsável pela área de enfermagem; um enfermeiro, exclusivo da unidade, para cada dez leitos ou fração, por turno de trabalho; um auxiliar ou técnico de enfermagem para cada dois leitos ou fração, por turno de trabalho. Já a UTI do tipo III deve além dos requisitos anteriores, contar com enfermeiro exclusivo da unidade para cada cinco leitos por turno de trabalho e somente técnicos de enfermagem para assistir ao paciente.

A Resolução n.º 07/2010 da Agência Nacional de Vigilância Sanitária (Anvisa) determinava que toda UTI-P deveria manter, no mínimo, um enfermeiro assistencial para cada oito leitos ou fração, em cada turno; um técnico de enfermagem para cada dois leitos, em cada turno; e um técnico de enfermagem por unidade e por turno, para desempenhar serviços de apoio assistencial.

Porém, em maio de 2012, a Anvisa publicou a RDC n.º 26, que revogou a determinação do primeiro texto e definiu, também, o quantitativo de um enfermeiro assistencial para cada dez leitos.

Embora existam essas recomendações é bastante frequente nos depararmos com unidades de cuidados intensivos ou intermediários com um quantitativo de enfermeiros abaixo do preconizado o que impacta, negativamente, na qualidade e na segurança da assistência.

O IMPACTO DA HOSPITALIZAÇÃO PARA A CRIANÇA E FAMÍLIA

A hospitalização da criança ocorre quando seu estado de saúde determina cuidados que não podem ser realizados apenas no domicílio. Embora necessária para restabelecer a

Protestar é uma reação natural da criança

saúde, deve fundamentar-se em algumas premissas, como considerar o processo de crescimento e desenvolvimento e compreender a família como unidade de cuidado, pois representa não só uma mudança para a criança, mas também interfere na dinâmica familiar, gerando diferentes impactos.

Nas últimas décadas, a assistência à criança hospitalizada tem se modificado, em decorrência do avanço nos conhecimentos das ciências médicas, humanas e sociais que modificaram a compreensão das necessidades emocionais da criança, e estimularam a equipe de saúde a criar métodos de assistência que possibilitem um cuidado atraumático e um ajustamento da criança à doença e à hospitalização.

As crianças reagem aos fatores estressantes da hospitalização de acordo com o seu estágio de desenvolvimento neuropsicomotor, as experiências pregressas com doença e hospitalização, as habilidades de enfrentamento já adquiridas e o sistema de apoio disponível.

Interrupção na rotina diária, ambientes estranhos e equipamentos assustadores podem aumentar o estresse das crianças durante a hospitalização, sendo que aquelas menores de sete anos apresentam maiores transtornos emocionais e dificuldades comportamentais mais duradouras e frequentes.

Anos de estudo sobre as respostas de enfrentamento das crianças à hospitalização descrevem reações como: ansiedade de separação, desapego, regressão, tristeza, apatia, hiperatividade e agressão. Estudos complementares sobre a hospitalização na infância evidenciaram perda de habilidades recém-adquiridas, atrasos de desenvolvimento, solidão e isolamento.

A experiência da hospitalização na infância e/ou ser submetido repetidamente a procedimentos invasivos, dolorosos ou desconfortáveis podem resultar em sequelas emocionais e comportamentais que permanecem por até 10 anos, especialmente em crianças pequenas, nos casos de hospitalização superior a sete dias.

A ansiedade de separação, também chamada depressão anaclítica, descrita pelo médico e psicanalista austríaco-americano René Spitz, em 1961, é o principal fator de estresse em crianças de seis a 30 meses de e surge da privação parcial da relação afetiva, especialmente a materna. O autor chamou a atenção para o sofrimento e para a dor psíquica em fases precoces do desenvolvimento. Essa privação, frequente durante a internação hospitalar ou em instituições asilares, pode evoluir para uma forma mais prolongada e profunda, dando origem ao que se denominou "hospitalismo", com consequências importantes sobre o desenvolvimento global do indivíduo.

As manifestações da ansiedade de separação podem ser divididas em três fases:

- Fase de protesto: as crianças reagem chorando e gritando à separação dos pais. Procuram por eles com os olhos e os chamam, além de recusarem a atenção de qualquer outra pessoa, ficando inconsoláveis. Quando estão no colo dos pais, os agarram. Os *toddlers* (ou infantes - crianças entre um e três anos) podem agredir física e verbalmente pessoas estranhas. Esses comportamentos podem ser contínuos e durar horas ou dias, cedendo apenas quando há exaustão física;
- Fase de desesperança: as crianças param de chorar, tornam-se menos reativas, não demonstram interesse pelo ambiente, por brinquedos ou por alimentos, e podem isolar-se (Figura 4.1). Apresentam fácies de tristeza e podem regredir aos comportamentos de fases anteriores, como chupar o dedo, urinar na cama etc. É difícil estimar um tempo de duração para esta fase;

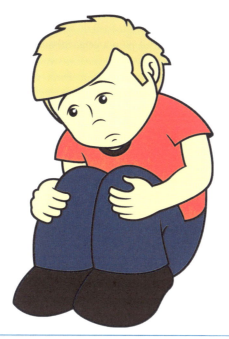

Figura 4.1 – Ansiedade da separação: fase de desesperança caracterizada por tristeza e isolamento.

- Fase de desligamento ou negação: as crianças aparentam uma falsa adaptação, pois parecem mais interessadas no ambiente e nas pessoas. Entretanto, trata-se de resignação e não de contentamento. As crianças podem desligar-se dos pais na tentativa de suportar a dor emocional. Formam novas relações, porém superficiais. Apresentam-se cada vez mais egocêntricas, dando muita importância aos próprios objetos. Embora possível, a fase de desligamento é mais incomum já que a separação dos pais imposta pela hospitalização é temporária.

A fase do desenvolvimento é essencial para a compreensão dos fenômenos que ocorrem durante a hospitalização. A perda de controle é um fator estressor que pode afetar a capacidade de enfrentamento da criança diante das novas situações.

Para o lactente, a confiança é um dos atributos mais importantes de um cuidado consistente e ele a percebe por meio da manutenção das rotinas. No hospital, como nem sempre é possível manter a sua rotina, nem um ambiente familiar, ele pode perceber o cuidado como inconsistente e, consequentemente, perceber uma perda do controle.

Já os infantes, que buscam autonomia por meio de habilidades motoras, brincadeiras, relações interpessoais e atividades de vida diária, reagem com negativismo a qualquer restrição, como se manter ao leito ou permanecer com o membro imobilizado.

Os pré-escolares também se incomodam com a restrição física, as alterações de rotinas e a dependência imposta pela hospitalização. Tendo eles pensamento egocêntrico e mágico, suas percepções são mais exageradas e amedrontadoras do que os próprios fatos, o que lhes traz sofrimento.

Os escolares são particularmente vulneráveis a eventos que causem alteração dos papéis familiares, incapacidade física, além de relatarem medo da morte, do abandono, de lesões permanentes e de não serem aceitos pelos colegas.

Os adolescentes consideram crises significativas qualquer acontecimento que os separem de seus sistemas de apoio usuais, como grupo de amigos e escola, representando uma ameaça à liberdade e identidade pessoal.

O ideal seria preparar a criança e adolescente para a admissão em uma unidade hospitalar. O momento e a forma de fazê-lo dependerão da fase do seu desenvolvimento, de aspectos inerentes à personalidade e da duração do tratamento. Nesse sentido o brinquedo com uso terapêutico pode ser uma estratégia útil, a depender de cada caso (ver Capítulo 5: *Preparando a Criança para Procedimentos*).

As crianças pequenas precisam de informações curtas e objetivas; já as maiores carecem de informações mais detalhadas, com esclarecimentos verdadeiros às suas dúvidas. Contudo, não se devem antecipar as perguntas, mas sim esperar que as crianças as façam de acordo com seu grau de curiosidade e necessidade de conhecimento.

O enfermeiro e equipe podem implementar algumas atividades para ajudar as crianças a enfrentarem o período de hospitalização. Dentre essas ações sugere-se:

- Favorecer o entrosamento da criança e acompanhante com outras crianças hospitalizadas, principalmente as que estão no mesmo quarto;
- Escalar o mesmo colaborador para cuidar da criança, sempre que possível;
- Incentivar a participação da criança nos seus cuidados como, por exemplo, pedir ajuda para retirar o esparadrapo, segurar o estetoscópio, retirar o termômetro;
- Permitir que a criança manuseasse os materiais hospitalares que serão utilizados, de modo a minimizar o medo do desconhecido;
- Respeitar os horários de sono, de alimentação e de higiene;
- Favorecer a entrada de objetos pessoais da preferência da criança;
- Instituir horários flexíveis de visitas, ao longo do dia;
- Ampliar o número de visitas para incluir amigos, irmãos, avós e outros;
- Explicar os procedimentos utilizando linguagem apropriada para a fase do desenvolvimento e nível de compreensão;
- Incluir as diversas modalidades de brinquedo com uso terapêutico no plano assistencial, conforme necessidade da criança;
- Favorecer e incentivar momentos de recreação;
- Valorizar as queixas e as solicitações da criança;
- Manter pessoa significativa na ausência dos pais.

Embora o impacto da hospitalização para a criança seja bastante significativo devido as suas características desenvolvimentais, a família também sofre com essa crise, pois a doença de um membro desestrutura os demais, principalmente em se tratando de uma criança.

Estar no hospital com o filho doente e a mercê de normas e rotinas que, frequentemente, não consideram o processo de crescimento, de desenvolvimento e as particularidades da criança, é muito difícil para os pais, pois além da doença, há uma série de situações desconhecidas, como a linguagem técnica, os procedimentos invasivos e dolorosos, o diálogo verticalizado e até a imprevisibilidade da evolução do quadro da doença.

Embora o Estatuto da Criança e do Adolescente e a Resolução do Conselho Nacional dos Direitos da Criança e do Adolescente (Conanda) n.º 41/1995 (ver Anexo A: *Resolução Conanda n.º 41: Direitos da Criança e do Adolescente Hospitalizados*), garantam a internação conjunta e o direito de participação dos pais no cuidado ao filho, na prática esse cuidado é, por vezes, delegado pela equipe de enfermagem, sem ao menos conhecer o desejo dos pais.

A literatura é consistente ao afirmar que os pais também possuem necessidades durante a internação do filho e, portanto, criança e família devem ser compreendidas como uma unidade de cuidado, o que significa planejar a assistência de forma tanto a envolvê-los, como a atendê-los em suas particularidades, o que leva a uma modalidade ampliada de cuidado: "O cuidado centrado na criança e na família."

O CUIDADO CENTRADO NA CRIANÇA E FAMÍLIA

Existem três principais abordagens na assistência à criança hospitalizada, a saber:

- Cuidado centrado na patologia da criança: assemelha-se ao modelo biomédico, o foco é na doença e não na pessoa. A assistência é voltada para diagnosticar e tratar a doença; há grande preocupação com procedimentos técnicos e exames. O ambiente das unidades é semelhante ao dos adultos e a família é pouco considerada nas decisões.

- Cuidado centrado na criança: considera a criança como um ser diferente do adulto, com características peculiares de crescimento e desenvolvimento e busca amenizar os efeitos da doença e hospitalização sobre esse processo. A unidade é realmente concebida para o uso infantil e o ambiente parece mais acolhedor, com a inclusão de salas de convivência, brinquedoteca etc.

- Cuidado centrado na criança e na família (ou cuidado centrado na família): considera a criança como parte de um contexto maior, e que o cuidado completo só se dá à medida que o sistema familiar também é incorporado nas ações de avaliação e intervenção de saúde. A unidade contempla as necessidades da família, o que pode ser observado com a reestruturação da planta física para acomodá-la, implantação de rotinas menos rígidas, abertura para visitas em horários alternativos, estímulo para a sua participação nos cuidados à criança, esforço da equipe para integrar as famílias etc.

É consenso, entre pesquisadores e enfermeiros pediatras, que essa filosofia deve permear a assistência de Enfermagem. O cuidado centrado na criança e na família tem sua definição clássica como sendo "um modelo de cuidado para crianças e suas famílias nos serviços de saúde que asseguram que o cuidado é planejado de forma a considerar e envolver toda a família, não apenas o membro doente; sendo assim, todos da família são reconhecidos como receptores do cuidado". Os nove elementos que o caracterizam e que são considerados como os seus distintivos são:

1. Reconhecer a família como uma constante na vida da criança;
2. Facilitar a colaboração entre pais e profissionais, em todos os níveis de cuidado à saúde;

3. Honrar a diversidade das famílias em seus aspectos raciais, étnicos, culturais e socioeconômicos;
4. Reconhecer forças da família, bem como a individualidade e respeitar diferentes métodos de enfrentamento (*coping*);
5. Compartilhar informações com a família de forma completa, não enviesada e com regularidade;
6. Encorajar e facilitar apoio e rede de contatos entre as famílias;
7. Responder às necessidades de desenvolvimento da criança e família como parte da prática de cuidado à saúde;
8. Adotar políticas e práticas que promovam apoio emocional e financeiro às famílias;
9. Desenvolver um plano de cuidado que seja flexível, culturalmente compatível, e que encontre as demandas da família.

As palavras-chave do cuidado centrado na criança e família e seus distintivos são a comunicação e as habilidades de negociação, ingredientes indispensáveis ao profissional que atua em unidades pediátricas com esse enfoque, e que podem ser desenvolvidos com treinamentos voltados aos fundamentos e técnicas de comunicação, conhecimentos sobre dinâmica familiar e resolução de conflitos.

BIBLIOGRAFIA CONSULTADA

1. Algren C. Cuidado centrado na família da criança durante a doença e a hospitalização. In: Hockenberry MJ, Winkelstein W. Wong Fundamentos de Enfermagem Pediátrica. Rio de Janeiro: Elsevier; 2011. Cap. 21, p. 637-705.
2. Alves CA, Deslandes SF, Mitre RMA. Desafios da humanização no contexto do cuidado de enfermagem pediátrica de média e alta complexidade. Comunicação, Saúde, Educação. 2009;13(1):581-94.
3. Arrué AM, Neves ET, Buboltz FL et al. Demanda de um pronto socorro pediátrico: caracterização dos atendimentos de enfermagem. Rev Enferm UFPE [online]; 2013; 7(4):1090-7.
4. Associação de Medicina Intensiva Brasileira (AMIB). Portaria n.º 11/2005. Regulamento técnico para funcionamento de unidades de terapia intensiva. São Paulo, 24 de abril de 2009. [Acesso 01 dez 2016]. Disponível em: http://www.amib.org.br/detalhe/noticia/portaria-no-11-de-5-de-janeiro-de-2005/.
5. Associação de Medicina Intensiva Brasileira (AMIB). RDC n.º 07 - Agora é pra valer! 2013. [acesso 01 dez 2016]. Disponível em: http://www.amib.org.br/detalhe/noticia/rdc-07-agora-e-pra-valer.
6. Brasil. Lei n.º 8.069. Dispõe sobre o Estatuto da Criança e do Adolescente - ECA. Brasília; 13/7/1990.
7. Conselho Federal de Enfermagem - Cofen. Resolução n.º 293/2004. Fixa e estabelece parâmetros para o dimensionamento do quadro de profissionais de enfermagem nas unidades assistenciais das instituições de saúde e assemelhados. [Acesso 05 dez 2016]. Disponível em: http://www.cofen.gov.br/resoluo-cofen-2932004_4329.html.
8. Conselho Regional de Enfermagem de São Paulo (Coren-SP). Parecer n.º 44/2011. Dimensionamento de pessoal de enfermagem para unidades de pronto socorro. [Acesso 05 dez 2016). Disponível em: http://portal.coren-sp.gov.br/sites/default/files/parecer_coren_sp_2011_44.pdf.
9. Conselho Regional de Enfermagem de São Paulo (Coren-SP). Parecer n.º 46/2011. Revisão e Atualização em 2013. Dimensionamento de Pessoal de Enfermagem em Unidade de Terapia

Intensiva. [Acesso 05 dez 2016]. Disponível em: http://www.coren-sp.gov.br/sites/default/files/Parecer_046_de_2011_Dimens.pdf.

10. Conselho Federal de Enfermagem - Cofen. Resolução n.º 0527/2016. Atualiza e estabelece parâmetros para o Dimensionamento do Quadro de Profissionais de Enfermagem nos serviços/locais em que são realizadas atividades de enfermagem. [Acesso 23 fev. 2017]. Disponível em: http://www.cofen.gov.br/resolucao-cofen-no-05272016_46348.html.
11. Elsen I, Patrício ZM. Assistência à criança hospitalizada: tipos de abordagens e suas implicações para a Enfermagem. In: Schmitz, EM. A Enfermagem em Pediatria e Puericultura. Rio de Janeiro: Atheneu, 2001.
12. Gomes GC, Oliveira PK. Vivências da família no hospital durante a internação da criança. Rev Gaúcha Enferm 2012;33(4):165-71.
13. Institute For Family-Centered Care. Partnering with patients and families to design a patient-and family-centered health care system: recommendations and promising practices. 2008 [acesso em 01 dez 2016]. Disponível em: http://www.familycenteredcare.org/pdf/PartneringwithPatientsandFamilies.pdf.
14. Jolley J, Shields L. The evolution of family-centered care. J Pediatr Nurs 2009; 24(2):164-70.
15. Johson BH. The changing role of the families in health care. Child Health Care.1990; 19:234-41.
16. Mafra AA, Martins P, Shimazaki ME, Barbosa YR, Rates SMM et al. Protocolo de acolhimento com classificação de risco em pediatria. Ministério da Saúde. Prefeitura de Fortaleza. Fortaleza. 2008.
17. Magalhães FJ. Validação do protocolo de acolhimento com classificação de risco em pediatria. Dissertação [Mestrado em Promoção à Saúde], Universidade Federal do Ceará. 2012.
18. Ministério da Saúde (Brasil). Coordenação de assistência médica e hospitalar. Secretaria nacional de ações básicas de saúde. Conceitos e definições em saúde. Brasília; 1977.
19. Ministério da Saúde (Brasil). Secretaria Nacional de Organização e Desenvolvimento de Serviços de Saúde. Terminologia básica em saúde/Ministério da Saúde, Secretaria Nacional de Organização e Desenvolvimento de Serviços de Saúde. – Brasília: Centro de Documentação do Ministério da Saúde, 1987. 47 p. (Série B: Textos básicos de saúde, 4).
20. Ministério da Saúde (Brasil). Constituição da República Federativa do Brasil. Centro Gráfico do Senado Federal: Brasília; 1988.
21. Ministério da Saúde (Brasil). Lei Orgânica do SUS - n.º 8.080 de 19 de setembro de 1990. Assessoria de Comunicação Social: Brasília; 1990.
22. Ministério da Saúde (Brasil). Secretaria Executiva. Coordenação da Saúde da Criança e do Adolescente. Programa Saúde do Adolescente. Bases Programáticas. 2.a Brasília; Ministério da Saúde, 1996. p. 32. [Acesso 05 dez 2016]. Disponível em: http://bvsms.saude.gov.br/bvs/publicacoes/cd03_05.pdf.
23. Ministério da Saúde (Brasil). Departamento nacional de auditoria do SUS. Coordenação de sistemas de informação. Sistema único de saúde - Legislação Federal. Ministério da Saúde. Secretaria de Vigilância Sanitária. Portaria n.º 466/1998. DO 106-E, de 05/06/98. Consulta Pública.
24. Ministério da Saúde (Brasil). Agência Nacional de Vigilância Sanitária. Resolução da Diretoria Colegiada, RDC n.º 50, de 21 de fevereiro de 2002. Dispõe sobre o Regulamento técnico para planejamento, programação, elaboração e avaliação de projetos físicos de estabelecimentos assistenciais de saúde. Diário oficial da União da República Federativa do Brasil. Brasília; 2002. [Acesso 30 nov 2016]. Disponível em: http://portal.anvisa.gov.br/wps/wcm/connect/ca36b200474597459fc8df3fbc4c6735/RDC+N%C2%BA.+50,+DE+21+DE+FEVEREIRO+DE+2002.pdf?MOD=AJPERES.
25. Ministério da Saúde (Brasil). Portaria n.º 2.048, de 05 de novembro de 2002. Regulamento Técnico dos Sistemas Estaduais de Urgência e Emergência. Brasília; 2002.
26. Ministério da Saúde (Brasil). Secretaria de Atenção à Saúde. Política Nacional de Humanização da Atenção e Gestão do SUS. Acolhimento e classificação de risco nos serviços de urgência/Ministério da Saúde, Secretaria de Atenção à Saúde, Política Nacional de Humanização da Atenção e Gestão do SUS. Brasília: Ministério da Saúde, 2009. 56 p. (Série B. Textos Básicos de Saúde). [Acesso 05

dez 2016]. Disponível em: http://bvsms.saude.gov.br/bvs/publicacoes/acolhimento_classificaao_risco_servico_urgencia.pdf.

27. Ministério da Saúde (Brasil). Agência Nacional de Vigilância Sanitária. Resolução n.º 7/2010. Dispõe sobre os requisitos mínimos para funcionamento de Unidades de Terapia Intensiva e dá outras providências. [Acesso 30 nov 2016]. Disponível em: http://bvsms.saude.gov.br/bvs/saudelegis/anvisa/2010/res0007_24_02_2010.html.

28. Pine DS, Cohen JA. Trauma in children and adolescents: risk and treatment of psychiatric sequelae. Biol Psychiatry 2002;51(7):519-31.

29. Pinto JP, Ribeiro CA, Pettengill MM, Balieiro MMFG. Cuidado centrado na família e sua aplicação na enfermagem pediátrica. Rev. Bras. Enferm. Brasília. 2010;63(1).

30. Potasz C, Varela MJV, Carvalho LC, Prado LF, Prado GF. Effect of play activities on hospitalized children´s stress: a randomized clinical trial. Scand J Occup Ther 2013;20(1)71-9.

31. Robertson J. Some responses to young children to loss of maternal care. Nurs Times 1953; 49(16): 382-6.

32. Servin, SCN, Pinheiro E, Maciel DO, Neto AS, Matos R et al. Protocolo de acolhimento com classificação de risco. Protocolo Municipal de Humanização. Hospitais municipais. São Luís. MA. São Luiz, 2010. [Acesso 25 nov 2016]. Disponível em: http://bvsms.saude.gov.br/bvs/publicacoes/protocolo_acolhimento_classificacao_risco.pdf.

33. Silva JB, Leite TMC. Hospitalização infantil. In: Carvalho SD. (Org.) O enfermeiro e o cuidar multidisciplinar na saúde da criança e do adolescente. São Paulo: Atheneu; 2012. p.101-5.

34. Silva LC, Weiss EM, Bernardes DB, Souza AI. Hospitalização e morte na infância: desafio das famílias. Fam. Saúde Desenv. 2006; 8(1): 73-9.

35. Small L, Melnik BM, Sidora-Arcoleo K. The effects of gender on the coping outcomes of young children following an unanticipated critical care hospitalization. JSPN 2009;14(2):112-22.

36. Tronchin DMR. Acolhimento de usuários em um Pronto-Socorro Infantil na perspectiva dos enfermeiros. Acta Paul Enferm. 2011;24(6):799-803.

37. Valentim MRS, Santos MLSC. Políticas de emergência e enfermagem. Rev. Enferm. UERJ, Rio de Janeiro, 2009 abr/jun.; 17(2):285-9.

38. Wehbe G, Galvão MC. O enfermeiro de unidade de emergência de hospital privado: algumas considerações. Rev Latino-am Enfermagem. 2001; 9(2):2-9.

Preparando a Criança para Procedimentos

5

Aspásia Basile Gesteira Souza

O cuidado à saúde e o tratamento de doenças impõe experiências estressantes e, por vezes, desconfortáveis à criança. A hospitalização é um dos eventos que mais lhe causa impacto, ao se deparar com um ambiente desconhecido, convivendo com pessoas estranhas e enfrentando procedimentos dolorosos. A mudança em sua rotina e a distância da família e dos amigos faz aflorar sentimentos de ansiedade, insegurança e medo, sobretudo na criança pequena, que responde a essa agressão com intensa demonstração de desconforto emocional, sinais de regressão, apatia, distúrbios do sono, entre outros, que podem repercutir na vida adulta.

Um recente estudo coordenado pela psicóloga Darya Gaysina (Reino Unido, 2017), identificou uma elevada associação de casos de depressão e ansiedade em adultos portadores de doenças crônicas na infância, como: asma, cardiopatia, diabetes 1, câncer, epilepsia, fibrose cística e insuficiência renal, cujas características requerem cuidados prolongados e internações.

A criança hospitalizada tem necessidades que vão além do atendimento de saúde, pois a internação altera seu equilíbrio psíquico e emocional.

Crianças menores de sete anos (lactentes, infantes e pré-escolares) são as mais afetadas, uma vez que o seu pensamento fantasioso e egocêntrico dificulta a compreensão sobre os fatos atípicos ao seu cotidiano, passando a crer que a doença e/ou hospitalização seja uma punição por mau comportamento, ou um castigo imposto pela família.

Uma das grandes tendências na assistência pediátrica é o cuidado atraumático, que é aquele que ameniza, ao máximo, as condições perturbadoras, dolorosas e assustadoras à criança e família, proporcionando um ambiente amistoso e seguro. Dentre as estratégias utilizadas nesse cuidado humanizado, a inclusão do brinquedo e da brincadeira se mostra bastante eficaz.

Brincar (do latim *brinco* - vínculo, fazer laços) é uma atividade importante para o desenvolvimento neuropsicomotor. Brincar envolve a utilização de diferentes materiais e situações que se relacionam ao caráter espontâneo e prazeroso do ato, não sendo, portanto, estruturado.

A criança usa a brincadeira para diversão, liberar sentimentos, representar vivências ou para lhes dar outro significado, pois, ao brincar, ela pode controlar a situação e, por meio do seu imaginário, recriar a realidade.

Como atividade lúdica e recreacional, brincar é um ato universal desde a idade média e antiguidade (Figura 5.1), sendo observado em diferentes registros, ao longo da História.

No século XV, por exemplo, o pintor belga-holandês Pieter Bruegel (1525?-1569), "O Velho", retratou, em seu famoso quadro "Jogos Infantis", cenas do cotidiano europeu, onde é possível identificar 84 brincadeiras, muitas delas conhecidas até hoje, como: ciranda, bola de gude, cadeirinha, cabra-cega, bambolê, pega-pega (Figura 5.2).

A brincadeira pode ser influenciada por fatores intrínsecos, próprios da criança, como: sua idade, presença de alterações físicas ou genéticas, fase do desenvolvimento, e por fatores extrínsecos e ambientais, como: a cultura em que ela está inserida, nível socioeconômico de sua família, tipo e complexidade do brinquedo disponível etc.

Brincar é um direito da criança, garantido por diferentes leis e defendida por organizações. Entre elas, destacam-se:

Brincar é um direito da criança

- Declaração Universal dos Direitos Humanos (Assembleia Geral das Nações Unidas – ONU, 1948), que estabelece, em seu artigo 24: "O direito ao repouso e ao lazer";
- Declaração Universal dos Direitos da Criança, aprovada pelo Fundo das Nações Unidas para a Infância (UNICEF – ONU, 1959), Princípios IV: "A criança terá direito a desfrutar de alimentação, moradia, lazer e serviços médicos adequados"; e VII: "Direito à educação gratuita e ao lazer infantil";
- Convenção sobre os Direitos da Criança (ONU, 1989), artigo 31: "Direito da criança ao descanso e ao lazer, ao divertimento e às atividades recreativas próprias da idade, bem como à livre participação na vida cultural e artística";
- Estatuto da Criança e do Adolescente (ECA), Lei n.º 8.069, de 1990, Capítulo II, artigo 16: "Direito de brincar, praticar esportes e divertir-se";

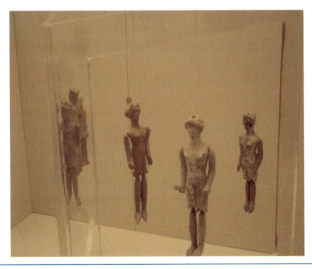

Figura 5.1 – Bonecas de barro (200 a. C. - 300 a. C.) Museu Arqueológico Nacional de Atenas, Grécia. Arquivo da autora.

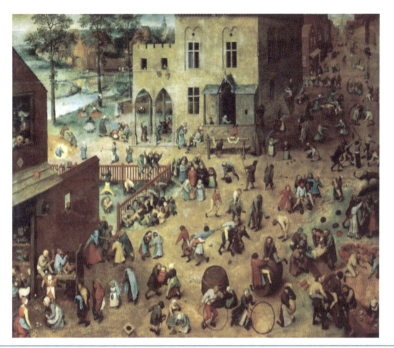

Figura 5.2 – "Jogos Infantis" (1560). Óleo sobre madeira, de Pieter Bruegel, o Velho. Museu de História da Arte, Viena (Áustria).

- Resolução n.º 41/1995 do Conselho Nacional dos Direitos da Criança e do Adolescente – Conanda (ver Anexo A: *Resolução Conanda n.º 41: Direitos da Criança e do Adolescente Hospitalizados*), do Ministério da Justiça;
- IPA (*Internacional Play Association* – Associação Internacional de Jogos), entidade filiada à ONU, que surgiu na Dinamarca (1961), para promover, preservar e proteger o direito da criança de brincar, com atuação em vários países (Figura 5.3).

Apesar de todas essas garantias e dos estudos que destacam seus aspectos sociais e psicológicos, o direito de brincar tem sido negligenciado por governos e cuidadores.

Para Lev Vygotsky, psicólogo e pesquisador russo, ao brincar, a criança assume papéis e aceita regras para tarefas que, no mundo real, ela ainda não está apta para executar ou as considera desagradáveis.

Para Sigmund Freud, o "pai" da psicanálise, brincar é a única atividade normal da mente da criança.

A psicanalista Arminda Aberastury afirma que o não desejo de brincar pode ser o único sinal de neurose grave na infância.

Florence Erickson destaca que, além de lazer, o brinquedo propicia a autocura e possibilita à criança adquirir domínio sobre si e sobre o ambiente.

O pediatra e psicanalista inglês Donald W. Winnicott acredita que a brincadeira seja um espaço entre a realidade interna e a realidade externa, onde a criança utiliza objetos ou fenômenos a serviço de seu mundo interior: "É no brincar, e talvez apenas no brincar, que a criança ou o adulto fluem sua liberdade de criação e podem utilizar sua personalidade integral e é somente sendo criativo que o indivíduo descobre o eu".

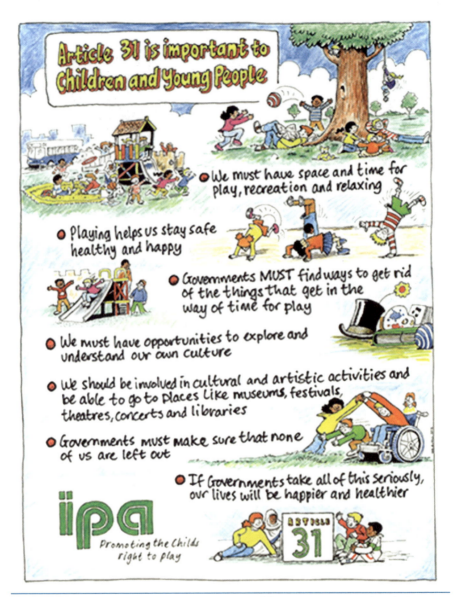

Figura 5.3 – Direitos da Criança. Art. 31. Folder. Fonte: *Internacional Play Association* (IPA, http://ipaworld.org/childs-right-to-play/article-31/).

Para o autor, os distúrbios mentais são desencadeados por falhas ocorridas durante a primeira infância e se instalam como algo que faltou para que o desenvolvimento fosse alcançado. Essa falta do ambiente não necessariamente implica na ausência de atitude, mas, às vezes, ao excesso de conteúdo apresentado num momento em que a criança não estava pronta para acessá-lo.

A brincadeira ocupa o topo das necessidades básicas da infância, exceto nos casos onde haja um elevado nível de tensão, medo ou privação. Essa visão corrobora a percepção da família e dos profissionais de que, ao brincar, a criança mostra bem-estar.

O brinquedo pode favorecer a auto-organização de sentimentos, especialmente antes da idade escolar, quando sua expressão verbal ainda é limitada.

De acordo com o seu uso, o brinquedo assumirá diferentes papéis.

O brinquedo recreativo ou normativo é espontâneo, com a finalidade de lazer, estímulo e socialização, sendo utilizado em pequenos grupos ou individualmente.

Quando o brinquedo e a brincadeira forem direcionados para um determinado objetivo, torna-se terapêutico.

O brinquedo utilizado na ludoterapia é uma técnica para o tratamento clínico-psicanalítico, ao acessar conteúdos inconscientes. Portanto, o brinquedo ludoterápico é diferente do brinquedo com uso terapêutico (BT), que é indicado para qualquer criança que viva uma experiência atípica para sua idade e que pode ser ameaçadora, requerendo mais do que um brinquedo recreacional, para se expressar. Nessa perspectiva, os brinquedos tornam-se terapêuticos quando promovem o bem-estar psicofisiológico.

O brinquedo com uso terapêutico é classificado em três tipos, de acordo com a sua função:

- BT dramático ou catártico: a catarse (alívio) permite à criança canalizar a expressão de suas emoções e necessidades, dando oportunidade para ela compreender o ambiente e modificar o seu comportamento;
- BT instrucional: utilizado para esclarecer e orientar a criança sobre um evento. No ambiente hospitalar, em especial, e ambulatorial, é importante para explicar os procedimentos, a fim de que ela compreenda o que deve esperar e como pode participar. Favorece comportamentos compatíveis com seu desenvolvimento e pode incluir seus pais;
- BT capacitador de funções fisiológicas: é aquele que ensina a criança a manusear equipamentos, com o intuito de melhorar seu estado físico e a utilizar suas capacidades fisiológicas dentro de suas possibilidades, aceitando novas condições de vida.

No contexto hospitalar, o brinquedo com uso terapêutico pode ser considerado, também, uma ferramenta para a humanização do cuidado, que se refere à individualização da assistência, direcionando-a para as necessidades do indivíduo, considerando a sua perspectiva e valorizando aspectos como a ética e o respeito, além dos técnicos.

Nesse movimento de humanização, a instalação de brinquedotecas tornou-se obrigatória em hospitais que ofereçam atendimento pediátrico que, providas de brinquedos e jogos, destinam-se a estimular crianças e acompanhantes para brincar (Lei Federal n.º 11.104/2005).

Nesse cenário, o brinquedo se transforma em um objeto de transição e enfrentamento entre a realidade da hospitalização e a vida interna da criança, possibilitando que ela elabore seus conflitos e dê vazão à ansiedade, funcionando como uma forma natural de autoterapia, que pode influenciar, positivamente, no restabelecimento físico e emocional, ao tornar o processo de hospitalização menos traumatizante. Os reflexos do bem-estar da criança se estendem ao familiar.

O brinquedo terapêutico pode ser utilizado por diferentes profissionais (psicólogos, terapeutas ocupacionais e pedagogos), como estratégia para compreender a criança diante da doença, hospitalização, processo de luto, violência e conflito familiar, entre outras situações ansiogênicas. Entretanto, a equipe de enfermagem é a única a manter um contato contínuo com a criança e a família, sobretudo durante as intervenções. Sendo assim, o enfermeiro poderia usar essa técnica como uma estratégia para planejar a assistência.

Curioso saber que o uso do brinquedo foi apontado por Florence Nightingale, já no final do século XIX, em seu livro "Notas sobre Enfermagem", enfatizando que a brincadeira é indispensável para a recuperação adequada da criança frente à doença.

Nesse sentido, o Conselho Federal de Enfermagem (Cofen), em sua resolução n.º 295/2004 determina que, compete ao enfermeiro que atua na área pediátrica, enquanto integrante da equipe multiprofissional de saúde, a utilização da técnica do Brinquedo/Brinquedo Terapêutico, na assistência à criança e à família hospitalizada.

Historicamente, o brinquedo como parte integrante do cuidar entre enfermeiras brasileiras, tem início na década de 1940 e 1950, no Hospital das Clínicas da Universidade de São Paulo, e no Hospital São Paulo, da Escola Paulista de Medicina/Universidade Federal de São Paulo, sendo fato relevante, também, a iniciativa da enfermeira Profa. Dra. Esther de Moraes, em 1967, ao introduzir o tema, na Escola de Enfermagem da Universidade de São Paulo.

É possível utilizá-lo para qualquer criança em uma situação adversa, tanto no ambiente hospitalar, situação mais frequente, quanto nas unidades básicas de saúde e ambulatórios clínicos, onde o brinquedo instrucional e o capacitador podem ser empregados para fins específicos, como o reforço de um treinamento ou para compreender a alteração da terapêutica. Assim, o enfermeiro recorre a esse instrumento, basicamente, em três momentos: durante a rotina diária; no preparo das crianças para a cirurgia e para procedimentos invasivos; durante a realização de procedimentos dolorosos ou desconfortáveis, facilitando o alívio da tensão, após os mesmos.

Brincar apresenta-se, também, como um recurso facilitador do processo de comunicação favorecendo o estabelecimento de laços entre o profissional e a criança e família o que, indiretamente, promove um ambiente mais acolhedor e tranquilo, fazendo-os sentir mais seguros.

Na criança doente, o brinquedo permite liberar a tensão, repetir experiências dolorosas a fim de compreendê-las, restabelecer um elo entre o lar e o hospital, e readquirir o controle.

Apesar de todas essas vantagens, a utilização do brinquedo na prática assistencial é ainda incipiente e raramente aplicada durante a internação, em função de algumas dificuldades apontadas pelos profissionais de saúde, com destaque para a falta de tempo, de estrutura e despreparo em relação ao seu uso, que, embora existam, não devem se constituir em empecilhos que justifiquem a não prática, já que se trata de um direito da criança.

O BT pode ser aplicado individualmente ou em pequenos grupos.

A escolha do brinquedo

A escolha do objeto que será utilizado como brinquedo terapêutico deve seguir alguns critérios:

- Avaliar o objetivo da brincadeira;

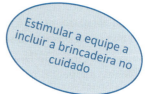

Estimular a equipe a incluir a brincadeira no cuidado

- Selecionar os objetos de acordo com a idade;
- Optar por brinquedos familiares à criança (boneco, bichinhos), para diminuir a sensação de estranhamento e o temor;
- Evitar brinquedos ou acessórios pequenos, que podem ser engolidos por crianças menores;
- Utilizar objetos que simulem os materiais do ambiente hospitalar (estetoscópio, suporte de soro, termômetro, máscara, gorro, sonda, seringa);
- Adotar um compartimento como maleta, caixa colorida, para guardar o material;
- Preferir os brinquedos inquebráveis, de fácil higienização, duráveis, atóxicos e aprovados pelos órgãos federais.

O Procedimento

A sessão de brincadeira pode ser aplicada no leito, quarto, sala de recreação ou qualquer outra área conveniente, inclusive no posto de enfermagem onde a criança pode desvendar o "mistério" daquele ambiente restrito e oculto, por detrás de um balcão.

É importante ressaltar que a preocupação está voltada para a manifestação da criança durante o brincar, e não para a interpretação da atividade.

Quando o brinquedo for utilizado antes dos procedimentos, o enfermeiro deve questionar o conhecimento do cuidador e da criança a respeito daquelas intervenções.

Higienizar as mãos e o local com álcool 70%. Separar os brinquedos avaliando suas características, riscos e limpeza.

Para uso do BT instrucional pode-se iniciar contando-se uma história a respeito de outro paciente, por exemplo, enquanto dramatiza o procedimento nos bonecos.

Nas crianças entre um e três anos, solicitar a presença dos pais para que elas se sintam mais seguras. Demonstrar o procedimento logo antes de sua execução, para que associem a brincadeira à intervenção. Em pré-escolares, o brinquedo instrucional pode ser aplicado 30 minutos antes. Já no caso de preparo pré-operatório, o BT é utilizado alguns dias antes da cirurgia (Figura 5.4).

As sessões são breves, entre 15-45 minutos, mas as crianças podem continuar a brincar. Avisá-las que o material será recolhido.

Deixar a criança brincar, livremente. Um brinquedo da própria criança também é bem-vindo. Nos tipos: instrucional e capacitador, demonstrar a ação e deixar que a criança repita o procedimento. Solicitar que ela "examine" o seu paciente (Figura 5.5).

Atentar para o fato de que as informações sobre o procedimento devem ser concretas e objetivas, utilizando brinquedos e desenhos, adotando uma linguagem simples de acordo com as características da criança. Evitar termos abstratos ou com duplo sentido (Quadro 5.1), que confundem e amedrontam as crianças menores.

Higienizar os brinquedos após o uso, seguindo as recomendações da comissão de infecção hospitalar. Separá-los de acordo com o tipo de doença, tipo de procedimento e idade dos pacientes. Rotineiramente, proceder à lavagem com água e sabão, enxaguar, secar, friccionados com álcool 70%, por três vezes ou mais.

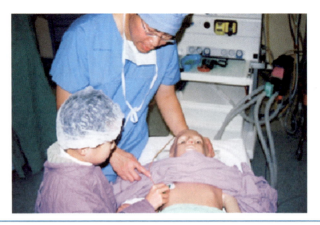

Figura 5.4 – Simulação dos procedimentos pré-anestésicos, em sala de cirurgia.
Fonte: PhD Ho Cheung W Li (*The University of Hong Kong*); Violeta Lopez (*Australian National University*). Disponível em: https://www.researchgate.net/publication/5486822_Effectiveness_and_Appropriateness_of_Therapeutic_Play_Intervention_in_Preparing_Children_for_Surgery_A_Randomized_Controlled_Trial_Study
[Acesso em: Mar 10, 2017]

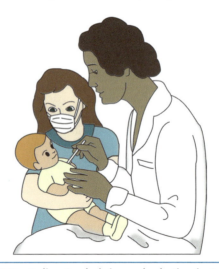

Figura 5.5 – Aplicação do brinquedo do tipo instrucional.

Se o brinquedo foi utilizado por crianças em isolamento ou o brinquedo entrar em contato com secreções como saliva e urina, lavar com água e sabão e imergir em solução de hipoclorito de sódio 10%, por trinta minutos. Guardar o material limpo.

Cuidados gerais

Alguns cuidados adicionais devem ser observados pela equipe, como:

- Não mentir para a criança: "Isso não dói nada", "Você já vai pra casa", mas também não exagerar na descrição de detalhes;

Quadro 5.1 – Palavras e expressões substitutas, para orientar crianças pequenas.

Evitar o termo	Substituir por
Picadinha de abelha, Picadinha de formiga	Picada, Furinho
Teste	Como funciona
Corte	Uma abertura especial
Edema	Um pouco de água parada debaixo da pele
Falta de ar	O ar está difícil de entrar no nariz e na boca
Jejum	Não pode comer nada, não pode beber nada, nem água
Maca	Cama especial
Dor	Machucado, "dodói"
Indolor	Você não vai sentir nada
Soro	Água especial que sai de uma garrafa de plástico
Colocar o termômetro	Ver se o corpo está quente com esse aparelho
Ver sua pressão	Apertar um pouco o seu braço com esse aparelho e depois soltar
Cateter	Tubo pequeno, caninho, canudinho diferente
Monitor	Televisão diferente
Veia	Caninho que passa dentro da pele
Sangue	Água vermelha que passa no caninho dentro da pele
Punção	Colocar um tubo pequeno no caninho que passa dentro da pele
Fazer curativo	Limpar o seu machucado, bem devagar

- Deixar a criança tocar nos materiais: separar os que oferecerem risco;
- Enfatizar para a criança que o procedimento será realizado apenas naquela parte do corpo e que ele voltará a ter a mesma capacidade: "Vou fazer um furinho no seu braço e ele vai ficar igual depois", "Você vai continuar falando depois que operar a sua garganta";
- Reforçar o objetivo e as consequências do procedimento: "Preciso tirar um pouco da água vermelha que passa nesse caninho do seu braço para o médico saber qual o melhor remédio para você", "Depois que você fizer xixi nesse potinho poderá voltar para casa";
- Esclarecer o significado de palavras estranhas à rotina: "Tenho que colocar um tubinho dentro do buraco do seu nariz";
- Descrever, honestamente, as possíveis sensações que a criança poderá experimentar como dor e compressão, sem assustá-la: "Quando eu for colocar esse tubinho no seu braço, você vai sentir uma picada que logo vai melhorar"; "Esse aparelho engraçado enche que nem balão e aperta o braço só um pouquinho";
- Estimular evasão da dor: segurar na mão do cuidador, abraçar um brinquedo, contar até três, deixando claro que ela pode chorar e que isso não a torna diferente das outras;

- Elogiar a criança, ao término da intervenção, mesmo que ela não tenha cooperado como se esperava: "Parabéns! Você foi muito corajoso", "Obrigada! Você me ajudou muito".

BT EM PROCEDIMENTOS ESPECÍFICOS

O preparo das crianças menores de seis anos, antes dos procedimentos mais frequentes na assistência pediátrica devem seguir algumas recomendações, descritas a seguir:

Separar o material específico para cada procedimento

- Aferição dos sinais vitais: colocar o material em bandeja limpa e próximo à criança; verificar os sinais na sequência: frequência respiratória; oximetria e pulso; temperatura; pressão arterial.

Demonstrar o procedimento em um brinquedo (boneco, bichinho de pelúcia) e oportunizar que ela manipule os equipamentos; solicitar que a mãe ou responsável instale o oxímetro, em um dos dedos, e o termômetro, sob a supervisão do colaborador; oferecer um brinquedo, enquanto verifica a frequência cardíaca e a frequência respiratória.

- Inaloterapia: preparar a vaporização e aproximar o inalador de um brinquedo, demonstrando o seu correto posicionamento; solicitar que a mãe ajuste-o à face da criança; afixar uma figura ou posicionar um boneco com inalador, em lugar visível, em unidades de urgência e emergência e em salas para medicações.

No caso de crianças muito agitadas, chorosas e agressivas, administrar a inalação com a criança ao colo de um dos pais, orientando-os a ficarem em pé; mostrar um jogo eletrônico ou um vídeo, durante o procedimento; estimular as crianças para brincarem com a "nuvem" de vapor (soprar, engolir).

- Punção venosa ou muscular: explicar o procedimento enquanto demonstra em um brinquedo; desenhar uma figura próximo ao local da punção (coração, flor, símbolo do time de futebol, "carinhas"); combinar um tempo máximo para a punção, contando até cinco com a criança, por exemplo. Permitir que escolha o membro e aonde quer que o procedimento seja realizado.

Após a punção, colocar um adesivo colorido (personagens infantis, símbolo do time de futebol, flores etc.) sobre o curativo de fixação ou de hemostasia, ou fazer um desenho com caneta colorida. Escrever o nome da criança sobre a fixação.

- Soroterapia: mostrar um brinquedo "recebendo" soro (ou uma figura); colocar um adesivo colorido no frasco de soro ou no equipo, de modo que ela consiga visualizá-lo.

Em escolares e adolescentes o preparo para essas intervenções pode ser realizado com explicações mais detalhadas ou com um desenho esquemático. Durante o procedimento sugerir que eles ouçam uma música, manuseiem um jogo eletrônico etc.

O uso do brinquedo na assistência de enfermagem à criança facilita uma resposta positiva durante os procedimentos, o que é demonstrado por seu comportamento e pelos parâmetros vitais próximos aos níveis pré-intervenção.

Para assistir a criança nesse contexto é importante admitir que brincar é uma necessidade básica, tal como dormir e comer e que, no mundo infantil, sua importância é a mesma que se dá aos medicamentos e às punções.

Embora se reconheça que as dificuldades para a efetivação do uso do brinquedo terapêutico existam, não há argumentos que as justifiquem.

Investir tempo para brincar com a criança ou prepará-la para procedimentos é a concretização de um cuidado realmente voltado para as suas necessidades. Assim, o brinquedo terapêutico não pode ser visto como uma atividade banal, mas como uma conduta que produz resultados positivos para a criança e sua família.

BIBLIOGRAFIA CONSULTADA

1. Amans NSS. Brinquedo terapêutico: conhecimento e prática de enfermeiras que atuam em pediatria no município de Guarulhos – SP. Dissertação [mestrado] - Universidade de Guarulhos. 2008.
2. Belo F, Scodeler K. A importância do brincar em Winnicott e Schiller. Tempo Psicanal. 2013. [acesso 10 set 2016];45(1):91-109. Disponível em: http://pepsic.bvsalud.org/pdf/tpsi/v45n1/v45n1a07.pdf
3. Brasil. Lei n.º 8.069, de 13 de julho de 1990: Dispõe sobre o Estatuto da Criança e do Adolescente e dá outras providências. Brasília - DF, 1990.
4. Brasil. Lei n.º 11.104, de 21 de março de 2005. Dispõe sobre a obrigatoriedade de instalação de brinquedotecas nas unidades de saúde que ofereçam atendimento pediátrico em regime de internação. Brasília-DF, 2005. [Acesso 10 fev. 2017]. Disponível em: http://www.planalto.gov.br/ccivil_03/_Ato2004-2006/2005/Lei/L11104.htm
5. Brown T. Especificidades pediátricas das intervenções de enfermagem. In: Hockenberry J, Wilson D. Wong Fundamentos de Enfermagem Pediátrica. 9. ed. Rio de Janeiro: Elsevier. 2014, p.610-18.
6. Caleffi CCF, Rocha PK, Anders JC, Souza AIJ de, Burciaga VB, Serapião LS. Contribuição do brinquedo terapêutico estruturado em um modelo de cuidado de enfermagem para crianças hospitalizadas Rev. Gaúcha Enferm. 2016;37(2).
7. Castro ADRV. Validação de conteúdo de sítio virtual sobre uso do brinquedo na enfermagem pediátrica. Tese [doutorado] – Escola de Enfermagem da Universidade de São Paulo. 2010.189 p.
8. Cintra SMP, Silva CV, Ribeiro CA. O ensino do brinquedo/brinquedo terapêutico nos cursos de graduação em enfermagem no Estado de São Paulo. Rev. bras. enferm. 2006;59(4):497-501.
9. Conselho Federal de Enfermagem - Cofen. Resolução no 295/2004. Dispõe sobre a utilização da técnica do Brinquedo/Brinquedo Terapêutico pelo Enfermeiro na assistência à criança hospitalizada. Rio de Janeiro, 24 de outubro de 2004.
10. Francischinelli AGB, Almeida FA, Fernandes DMSO. Uso rotineiro do brinquedo terapêutico na assistência a crianças hospitalizadas: percepção de enfermeiros. Acta Paul. Enferm. 2012;25(1).
11. Fundo das Nações Unidas para a Infância (UNICEF). Organização das Nações Unidas – ONU. Convenção sobre os Direitos da Criança. Assembleia, 20 de novembro de 1989.
12. Garanhani ML, Valle ERM. O significado da experiência cirúrgica para a criança. Cienc. Cuid saúde. 2012; 11(supl.):259-66.
13. Haiat H, Bar-Mor G, Shochat M. The world of the child: a world of play even in the hospital. J Pediatr Nurs. 2003;18(3):209-14.
14. Hall C, Reet M. Enhancing the state of play in children's nursing. J Child Health Care. 2000;4(2):49-54.
15. IPA - International Play Association. Article 31 of the Convention on the Rights of the Child. [Acesso 10 fev. 2017]. Disponível em: http://ipaworld.org/childs-right-to-play/article-31/
16. Leite TMC, Shimo AKK. O brinquedo no hospital: uma análise da produção acadêmica dos enfermeiros brasileiros. Esc. Anna Nery Rev. Enferm. 2007;11(2):343-50.
17. Li HCW, Lopez V. Effectiveness and appropriateness of therapeutic play intervention in preparing children for surgery: a randomized controlled trial study. J Spec Pediatr Nurs. 2008 [acesso 09 mar 2017];13(2):63-73. Disponível em: https://www.researchgate.net/publication/5486822_Effectiveness_and_Appropriateness_of_Therapeutic_Play_Intervention_in_Preparing_Children_for_Surgery_A_Randomized_Controlled_Trial_Study

18. Maia EBS, Guimarães RN, Ribeiro CA. O significado da medicação intratecal para a criança pré-escolar, expresso em sua brincadeira. Rev. Paul Enferm. 2003;22(3):268-76.
19. Maia EBS, Ribeiro CA, Borba RIH de. Brinquedo Terapêutico: benefícios vivenciados por enfermeiras na prática assistencial à criança e família. Rev. Gaúcha Enferm. 2008;29(1):39-46.
20. Maia EBS, Ribeiro CA, Borba RIH de. Compreendendo a sensibilização do enfermeiro para o uso do brinquedo terapêutico na prática assistencial à criança. Rev. Esc. Enferm. USP. 2011;45(4):839-46.
21. Malaquias TSM, Baena JA, Campos APS, Moreira SRK, Baldissera VDA, Higarashi IH. O uso do brinquedo durante a hospitalização infantil: saberes e práticas da equipe de enfermagem. Cienc. Cuid Saúde 2014 Jan/Mar;13(1):97-103
22. Martins MR, Ribeiro CA, Borba RIH, Silva CV. Protocolo de preparo da criança pré-escolar para punção venosa, com a utilização do brinquedo terapêutico. Rev. Latino Am Enferm. 2001;9(2):76-85.
23. Melo LL, Valle ERM. A Brinquedoteca como possibilidade para desvelar o cotidiano da criança com câncer em tratamento ambulatorial. Rev. Esc. Enferm USP. 2010;44(2):517-25.
24. Nightingale F. Notas sobre Enfermagem: o que é e o que não é. Lisboa: Lusodidacta. 2006. 204 p.
25. Oliveira CS. Brinquedo terapêutico na assistência a criança e família: percepção dos enfermeiros pediatras do Hospital São Paulo [monografia]. São Paulo: Universidade Federal de São Paulo; 2009.
26. Ribeiro PJ, Sabatés AL, Ribeiro CA. Utilização do brinquedo terapêutico como um instrumento de intervenção de enfermagem no preparo de crianças submetidas à coleta de sangue. Rev. Esc. Enferm USP. 2001;35(4):420-8.
27. Ribeiro CA, Maia EBS, Sabatés AL, Borba RIH, Rezende MA, Almeida FA. O brinquedo e a assistência de enfermagem à criança. Enferm Atual. 2002;2(24):6-17.
28. Ribeiro CA, Almeida FA, Borba RI. A criança e o brinquedo no hospital. In: Almeida FA, Sabatés AL. Enfermagem pediátrica: a criança, o adolescente e sua família no hospital. São Paulo: Manole; 2008. p.65-77.
29. Secinti E, Thompson EJ, Richards M, Gaysina D. Research Review: Childhood chronic physical illness and adult emotional health - a systematic review and meta-analysis. Journal of Child Psychology and Psychiatry. 2017;58(6):1-17.
30. Simões Junior JS, Costa RMA. A construção do brinquedo terapêutico: subsídios para o cuidar em enfermagem pediátrica. Rev. Pesqui Cuid Fundam. [periódico na Internet]. 2010. [acesso 10 fev. 2017]; 2(supl.):728-31. Disponível em: http://www.seer.unirio.br/index.php/cuidadofundamental/article/viewFile/1107/pdf_269
31. Souza LPS, Silva CC da, Brito JAB de, Santos APO de, Fonseca ADG et al. O Brinquedo Terapêutico e o lúdico na visão da equipe de enfermagem. J Health Sci Inst. 2012;30(4):354-8
32. Winnicott, DW. O brincar e a realidade. Trad. José Octavio de Aguiar Abreu e Vanede Nobre. 2. ed. Rio de Janeiro: Imago. 1975.

Aferição dos Sinais Vitais e Medidas Antropométricas em Pediatria

Aspásia Basile Gesteira Souza

A mensuração e a avaliação dos sinais vitais e das medidas antropométricas são realizadas a intervalos regulares, durante as consultas de "puericultura", especialmente nos primeiros dois anos de vida, período crítico do crescimento e do desenvolvimento neuropsicomotor infantil, necessitando, portanto, de um rigoroso monitoramento. O Ministério da Saúde recomenda um agendamento mínimo para esse atendimento que se inicia na primeira semana pós-natal (ou até 15 dias) e, depois, quando a criança completar o 1.º, 2.º, 4.º, 6.º, 9.º, 12.º, 18.º e 24.º mês de vida.

Os dados antropométricos verificados ao nascimento têm uma relação direta com o crescimento fetal e a saúde materna, mas, a partir daí, o crescimento será influenciado por fatores intrínsecos como: hereditariedade, presença de malformações, produção hormonal, e por fatores extrínsecos ou ambientais como: alimentação, higiene, imunização, afeto, nível socioeconômico do cuidador.

A aferição e a avaliação dos sinais vitais e dos dados antropométricos fazem parte do exame físico (ver Capítulo 1: *A Consulta Pediátrica*), mas serão apresentados separadamente, neste capítulo.

OS SINAIS VITAIS

Antes de verificar os sinais vitais na criança, são necessários alguns cuidados específicos, como escolher o material de acordo com a idade e o peso, e explicar o procedimento para o cuidador e para a criança, de acordo com o seu nível de entendimento e de forma lúdica, utilizando ferramentas como o brinquedo (Capítulo 5: *Preparando a criança para procedimentos*).

A manipulação da criança deve ser delicada e os sinais verificados na sequência: Frequência respiratória (FR); Frequência cardíaca (FC); Temperatura (T); Pressão arterial (PA), evitando-se, assim, alterações como a taquipneia e a taquicardia, causadas por choro ou estresse. Em escolares e adolescentes com bom nível de entendimento e cooperação, a verificação dos sinais pode ser simultânea, como em adultos.

A dor, considerada como o 5.º sinal vital, pode ser avaliada no início e, sempre que possível, obter a saturação periférica de oxigênio (SpO_2), juntamente com a frequência cardíaca.

Em ambiente hospitalar, o intervalo para aferição dos sinais variará de acordo com a evolução clínica do paciente. Portanto, evitar horários pré-estabelecidos e as manipulações desnecessárias.

MATERIAL

- Bandeja limpa; luvas descartáveis;
- Relógio com ponteiro de segundos ou cronômetro;
- Estetoscópio, com diafragma e campânula, desinfetado com álcool 70%;
- Esfigmomanômetro aneroide ou digital calibrado, com braçadeira adequada ao tamanho do braço ou da coxa;
- Termômetro digital, infravermelho ou similar, desinfetado;
- Roteiro para avaliar a presença de dor, adotado pela instituição;
- Oxímetro de pulso com sensor de silicone tamanho pediátrico e adulto.

Desvios fisiológicos dos parâmetros vitais ocorrem de acordo com a idade, o peso e a atividade, como choro e sono e devem ser considerados na avaliação.

AVALIAÇÃO DA DOR

A experiência da dor já pode ser comprovada a partir da 20.ª semana de gestação, mas as vias de controle para a autorregulação só estarão desenvolvidas ao final do desenvolvimento fetal.

É importante reconhecer que as experiências precoces e repetidas de episódios de dor, nos primeiros meses de vida, parecem exercer influência sobre as experiências posteriores, tanto na sensibilidade dolorosa, quanto na forma com que a criança lida com ela. Assim, os profissionais da saúde devem se conscientizar que as intervenções potencialmente dolorosas e desconfortáveis resultarão em uma "memória" com consequências em longo prazo.

A avaliação da dor nas crianças, em especial nos lactentes e infantes, reveste-se de particularidades que obrigam a considerá-la separadamente de outros grupos etários, uma vez que sua expressão verbal, ainda insuficiente, e os sinais comportamentais demonstrados frente à dor nem sempre indicam, ou são percebidos, pelos cuidadores.

Apesar de ser possível avaliar e tratar a dor no paciente pediátrico, o que se observa, na prática é uma tendência a não identificá-la.

Como norma de boa prática, observar os princípios que norteiam a sua avaliação e que devem fazer parte do cuidado à criança:

- Acreditar sempre no relato da criança;
- Privilegiar a autoavaliação, a partir dos três anos, sempre que possível;
- Dar tempo para a criança se expressar;
- Conhecer (ou questionar o cuidador), qual o comportamento habitual da criança, frente a dor;
- Observar a criança e utilizar um instrumento para objetivo de avaliação;
- Levantar o histórico anterior de dor, no momento da admissão ou na primeira consulta;

- Manter o mesmo instrumento em todas as avaliações da criança, sempre que possível;
- Aplicar o instrumento seguindo, rigorosamente, as instruções metodológicas;
- Em situação aparente de dor intensa, priorizar o tratamento em detrimento da sua avaliação.

A dor pode ser aguda (até seis meses), ou crônica. É classificada em: nociceptiva (ativada através da estimulação de células sensoriais); neuropática (por lesão no sistema nervoso); mista e psicogênica.

Sempre que possível, a avaliação da dor é realizada de acordo com suas características semiológicas, quais sejam: localização; qualidade (sensação); intensidade; duração; evolução; relação com órgãos; fatores agravantes e atenuantes; manifestações associadas e outros fatores, como: uso e efeito de medidas farmacológicas e não farmacológicas para seu controle; de que forma a criança expressa dor; se já houve experiências traumatizantes; como a criança reage à dor e às doenças em geral; efeitos e impacto da dor na vida diária, quando crônica.

A avaliação de alguns aspectos fisiológicos pode indicar a presença de dor, embora estejam presentes, também, em outras alterações clínicas; entre eles: aumento da frequência respiratória, frequência cardíaca e pressão arterial; presença de sudorese; diminuição da pressão parcial de oxigênio; aumento nos níveis de cortisol.

Em geral, as crianças com mais de dois anos são capazes de avaliar quantitativa e qualitativamente a dor, o que não ocorre com as que se encontram na fase pré-verbal, naquelas com alterações em seu desenvolvimento, e com alterações sensoriais ou cognitivas. Aos cinco anos conseguem descrevê-la e definir a sua intensidade. Assim, a escolha de um método apropriado para aferir a dor deve ser baseada na fase de desenvolvimento cognitivo e comportamental da criança.

O autorrelato, embora eficaz, não pode ser usado em algumas daquelas crianças; por isso, a observação do comportamento dá pistas importantes sobre a ocorrência da dor: magnitude e frequência do choro ou gemido; expressões faciais de sofrimento; movimentos do corpo; posições adotadas; interferências nas atividades de vida diária (sono, alimentação, recreação), e no estado de humor (raiva e tristeza).

Algumas escalas foram elaboradas (Figura 6.1) para instrumentalizar a avaliação da dor, em crianças. Essas escalas podem considerar o episódio doloroso como uma qualidade simples e unidimensional, quantificando a sua severidade, ou podem considerá-la como um evento multidimensional (sensorial, avaliativa, afetiva, comportamental, fisiológica etc.). Entre elas, as mais frequentemente utilizadas são:

- FLACC (*Face, Legs, Activity, Cry, Consolability* – Face, Pernas, Atividade, Choro, Consolabilidade): apropriada para aplicação em crianças com até quatro anos, naquelas sem capacidade para verbalizar ou que apresentem multideficiências (FLACC Revisada).
- FPS-R (*Faces Pain Scale – Revised* – Escala de Faces de Dor – Revisada): válida a partir dos quatro anos;
- Wong-Baker FACES® Pain Rating Scale (Escala de Classificação da Dor – Faces de Wong-Baker®): válida a partir dos três anos; é uma forma mais lúdica utilizada para crianças pequenas a fim de identificar sua dor a partir de figuras com expressões diferentes, que sinalizam alegria e tristeza.

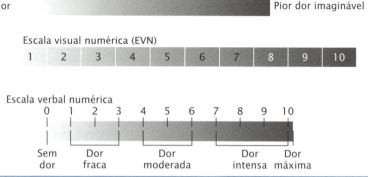

Figura 6.1 – Escalas de dor para aplicação em crianças.

- Escala Visual Analógica (EVA): utilizada a partir dos seis anos, e consiste em uma linha horizontal (ou vertical) com 10 cm de comprimento, com os dizeres "Sem dor" (ou ausência de dor) na extremidade esquerda que corresponde ao ponto zero, e "Dor máxima" (ou pior dor possível) na extremidade direita, que corresponde ao ponto 10. O escolar ou adolescente assinala a "quantidade" de sua dor nessa linha (com um X ou traço perpendicular) e o profissional mede, em centímetros, do ponto zero ao ponto identificado pelo paciente, registra a classificação numérica obtida.

- Escala Visual Numérica (EVN): também válida a partir dos seis anos, consiste em uma linha numerada de 0 a 10 (0 = dor ausente; 1-3 = fraca intensidade; 4-6 = moderada intensidade; 7-9 = forte intensidade; 10 = insuportável), onde o escolar ou adolescente aponta qual a equivalência da intensidade da sua dor, que será registrada e avaliada pelo profissional. A Escala Verbal Numérica é semelhante a EVN, mas não utiliza um modelo impresso.

A escala idealizada por Donna Lee Wong e por Connie Morain Baker (Figura 6.2) é a mais utilizada (acesse: http://wongbakerfaces.org/). Para a sua aplicação, explicar para a criança que aquelas "carinhas" mostram o quanto alguém está alegre porque não sente dor, apontando para a primeira figura (à esquerda) e o quanto alguém está triste porque sente um pouco de dor, apontando para as figuras mais centrais, ou

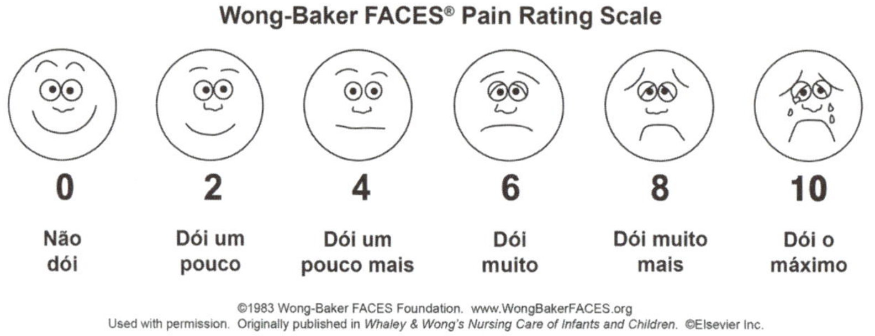

Figura 6.2 – Escala de Wong-Baker Faces® para avaliar a dor em crianças menores de três anos.[32]

muita dor, apontando para as últimas figuras (à direita). Solicitar que a criança mostre como está sua dor apontando para as faces do instrumento.

Em recém-nascidos e lactentes, a avaliação da dor é realizada com escalas específicas.

A dor em escolares e adolescentes pode ser investigada por meio da escala APPT (*Adolescent Pediatric Pain Tool* – Ferramenta para Dor Pediátrica e Adolescente). Essa escala é autoaplicável e direcionada para avaliar a dor quanto a sua: localização (representação gráfica do corpo); intensidade (escala graduada: sem dor, pouca dor, dor média, muita dor, pior dor possível); qualidade (56 descritores, como: ruim, horrível, machuca, pontada, arde, pica, pressão etc.). A APPT foi validada culturalmente (2011), para aplicação no Brasil.

As escalas faciais podem ser adaptadas para figuras típicas da cultura local, como a escala de dor da APLS (*Advanced Pediatric Life Support* – Suporte Avançado de Vida em Pediatria), que combina a descrição de dor com a figura de um panda.

Uma vez detectada, a dor deve ser sempre tratada. As estratégias farmacológicas para o tratamento da dor aguda nos pacientes pediátricos incluem a administração de analgésicos anti-inflamatórios não esteroidais, os analgésicos opioides, os analgésicos adjuvantes. Já as estratégias não farmacológicas incluem indução ao relaxamento, por comandos verbais; estimulação cutânea por meio de massagens; aplicação de frio e calor local; toque firme e suave. Outras ferramentas como a musicoterapia, aromaterapia e hipnose vem sendo aplicadas, com sucesso.

Frequência respiratória

É verificada observando-se as incursões ventilatórias presentes em um minuto. Evitar a aferição em tempo menor, que pode incorrer em erros. A mensuração pode ser efetuada observando-se os movimentos torácicos ou abdominais ou, ainda, palpando-se o tórax.

A respiração pode ser do tipo abdominal ou do tipo diafragmática, e seu ritmo regular ou irregular. Quando a ventilação pulmonar ocorre sem dificuldade e com frequência dentro da normalidade, a respiração é denominada eupneica.

A frequência respiratória esperada em recém-nascidos varia entre 40 e 50 respirações por minutos (rpm) ou movimentos por minuto (mpm), considerando um ciclo completo (inspiração e expiração), e se apresenta de forma irregular, nesses pacientes, alternando pausas e taquipneia compensatória. Apneias breves e esporádicas, de até 20 segundos são esperadas e normais, desde que não acompanhadas por cianose, hipotonia ou queda na saturação periférica de O_2.

A FR é um dado isolado; assim, outros parâmetros do sistema respiratório devem ser avaliados, para identificar possíveis alterações, como: expansibilidade (aumento do diâmetro lateral) e distensibilidade (aumento do diâmetro anteroposterior) torácicas; coloração de mucosa labial e das extremidades; eupneia; ausência de retrações; ausência de batimentos de aletas nasais; ausculta pulmonar.

Frequência respiratória acima do valor de referência (Tabela 6.1) é denominada taquipneia e abaixo do valor de referência, bradipneia.

Tabela 6.1 – Variação da frequência respiratória, de acordo com a idade.

Faixa etária	Frequência respiratória (valores médios)
< 1 ano	50 rpm
1-5 anos	40 rpm
6-8 anos	30 rpm
Após 8 anos	20 rpm

FREQUÊNCIA CARDÍACA

É verificada por meio da palpação ou ausculta, também em um período de um minuto, computando-se um batimento para cada ciclo completo de sístole e diástole (1.ª e 2.ª bulhas).

O aumento da FC concomitante à inspiração é fisiológico.

Tanto a palpação quanto a ausculta devem ser, preferencialmente, no pulso apical – *ictus cordis*, localizado no 5.º espaço intercostal esquerdo, na linha hemiclavicular.

Atentar para o fato de que a FC aumenta na presença de estresse, desconforto, febre etc. A monitorização contínua com o uso de eletrodos é utilizada em unidades de emergência.

A frequência esperada varia de acordo com a idade (Tabela 6.2). Valores fora da média podem não estar associados a alterações se a criança se apresenta ativa, acianótica, eupneica.

Assim como na frequência respiratória, o dado obtido na contagem cardíaca não deve ser avaliado isoladamente. Observar concomitantemente a coloração das mucosas, tonicidade muscular, padrão respiratório, presença de urina, pressão arterial.

Em neonatos e lactentes, o ritmo cardíaco é irregular – arritmia sinusal respiratória (ASR), descrita por Stephen Hales, em 1733, e definida como a modulação da frequência cardíaca pelo ciclo ventilatório, mediada pelo sistema nervoso autônomo.

Durante a inspiração, a pressão intratorácica diminui o que favorece o retorno venoso dos membros inferiores para a veia cava inferior e desta para o átrio direito, provocando o seu estiramento e, consequentemente, de seus receptores, que transmitem sinais aferentes para o bulbo, por meio do nervo vago, e sinais eferentes, tanto vagais quanto simpáticos, produzindo o aumento da FC, como demonstrado por Abrahan Guz e colaboradores (1987).

Tabela 6.2 – Variação da frequência cardíaca, de acordo com a idade

Faixa etária	FC mínima (bpm)	FC média (bpm)	FC máxima (bpm)
Lactente	80	120	160
Entre um e dois anos	80	110	130
Entre quatro e seis anos	75	100	120
Entre oito e dez anos	70	90	110

Temperatura

É o sinal vital mais verificado na infância. A temperatura corporal sofre uma oscilação natural conforme a hora do dia, circunstâncias externas, idade, tipos diferentes de termômetros e locais de aferição.

Checar se o sensor está posicionado na axila.

A temperatura axilar, culturalmente, é a mais utilizada para aferir a temperatura, e seus valores de referência mantêm-se entre 35,8 °C e 37,2 °C, na maioria dos indivíduos. O termômetro axilar eletrônico possui melhor concordância nas aferições da temperatura com o termômetro eletrônico retal, pouco utilizado em nossa prática. Os termômetros eletrônicos instantâneos (auricular e cutâneo frontal) possuem boa concordância com o axilar, mas não mostram boa concordância com o termômetro retal.

Os termômetros aprovados para uso em crianças são os eletrônicos dos tipos axilar, auricular (timpânico), de contato portátil ou conectado a monitores (colocado na região frontal, abdominal, ou outra, que capta o calor do fluxo em artérias superficiais).

O tipo eletrônico instantâneo auricular possui um sensor que capta a quantidade de energia infravermelha emitida pela membrana timpânica, e capas protetoras descartáveis (Figura 6.3). É alimentado por bateria que permite mais de 5.000 aferições. O aparelho é posicionado na entrada do meato acústico, tracionando a orelha para cima, nas crianças maiores, e direcionando-o para o nariz. A leitura é instantânea.

É um método não invasivo, de fácil utilização. Sua proximidade com o hipotálamo possibilita a aferição fidedigna da temperatura, mesmo em presença de otite média e de hipotermia. A técnica inadequada pode afetar o resultado. O método é contraindicado se houver fratura maxilofacial, na base de crânio ou otorragia; cerúmen em grande quantidade pode apresentar falsa medida.

No modelo axilar digital, coloca-se o bulbo do aparelho no "oco" axilar; a região deve estar limpa e seca.

Embora haja uma valorização dos dados obtidos pelo termômetro, a tendência atual é de utilizar os parâmetros fisiológicos para definir os episódios febris com necessidade de tratamento. O dano neurológico é possível, mas apenas após os 42 °C e os antipiréticos devem ser usados em regime de monoterapia, sem intercalar drogas diferentes.

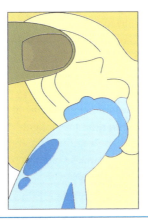

Figura 6.3 – Uso do termômetro tipo auricular.

A febre acima de 39 °C é particularmente perigosa em menores de três meses que apresentem letargia e dificuldade para mamar.

Temperaturas elevadas causam taquipneia, taquicardia (cada 0,4 °C aumenta a FC em 10 batimentos), hipoatividade e diminuição do apetite, mas a intensidade da sintomatologia varia de criança para criança.

Em casos específicos, como nas infecções, a temperatura é aferida a intervalos menores, para acompanhamento da curva térmica que pode indicar os tipos de febre: a) contínua (manutenção da temperatura sempre acima do normal); b) intermitente (ciclos de pirexia e apirexia); c) recorrente ou ondulante (períodos prolongados de apirexia); d) remitente (variação da temperatura acima de 1 °C, sem apirexia); e) irregular ou séptica (picos imprevisíveis de febre e apirexia).

Pressão arterial

A PA é o sinal vital menos aferido na infância e adolescência, apesar de sua importância no acompanhamento da evolução clínica das crianças internadas em unidades pediátricas e na triagem precoce de casos de hipertensão, uma vez que os níveis da pressão na infância são preditores dos níveis de PA na vida adulta.

A aferição é obrigatória a partir dos três anos de idade, anualmente, ou antes, em presença de antecedentes mórbidos neonatais, doenças renais, hipercolesterolemia, ou fatores de risco familiar.

Inúmeros fatores dificultam sua aferição e interpretação: tamanho variável da circunferência do braço do cliente pediátrico; falta de equipamentos adequados disponíveis nas unidades; desconhecimento dos valores de referência, de acordo com o peso; sons de Korotkoff pouco audíveis, devido à baixa frequência e amplitude do pulso.

Por ser um procedimento desconfortável, recomenda-se realizar as outras manobras do exame físico primeiramente.

A mensuração pode ser realizada de forma contínua, com uso de um monitor, ou intermitente. Pode ainda ser invasiva (direta) por meio da cateterização de um vaso como a artéria radial ou não invasiva (PANI) com o uso de esfigmomanômetro, ultrassonografia Doppler, oscilometria automática, método do *flush* e técnica da oximetria de pulso.

A verificação da PA é realizada, de rotina, no membro superior direito e o método auscultatório o mais utilizado, de forma intermitente. Os métodos indiretos podem ser confiáveis, se a técnica e o material forem padronizados.

No método do *flush*, utilizado especialmente em recém-nascidos e lactentes, a mão é comprimida até empalidecer e o manguito é insuflado até 90 mmHg-120 mmHg; após alcançar o valor de referência máximo, obtido quando o pulso desaparece, soltar a mão e liberar o manguito numa velocidade de 2 mmHg/segundo. Observar visualmente o retorno da circulação sanguínea da extremidade, registrando-se a PA sistólica quando a mão se mostrar corada. O método sofre interferências em presença de anemia, hipotermia, hipotensão, edema.

A pressão arterial sistólica pode ser determinada pela técnica da oximetria de pulso, que consiste em insuflar o manguito, posicionado no mesmo membro, numa velocidade de 2 mmHg a 5 mmHg/segundo até o desaparecimento do traçado na tela do monitor de O_2 (insuflar 20 mmHg além); em seguida, o manguito é desinsuflado lentamente; registrar o valor da PA sistólica quando se verificar o retorno da onda.

Qualquer que seja o método de aferição, a escolha do aparelho apropriado é uma dificuldade a ser considerada. O gestor e os enfermeiros das unidades que atendem essa clientela devem providenciar diferentes tamanhos de braçadeiras que podem ser de tecido ou de outro material, preferencialmente livre de látex.

A bolsa de compressão inflável – o manguito, que se encontra dentro da braçadeira, deve ser compatível ao tamanho do braço, para que a aferição seja fidedigna.

O manguito ideal possui um comprimento e uma largura adequados.

O manguito com as dimensões apropriadas, segundo a circunferência braquial de crianças e adolescentes é apresentada na Tabela 6.3.

O comprimento ideal do manguito corresponde a 80% ou mais da circunferência do braço, que é medida em sua porção média, na distância entre o acrômio da escápula e o olécrano do úmero, à altura do músculo deltoide (Figura 6.4). A largura corresponde a 40% dessa circunferência.

A mesma proporção pode ser utilizada para aferir a PA em membro inferior, medindo-se a circunferência da coxa (ou panturrilha), em seu terço médio.

Tabela 6.3 – Circunferência braquial e dimensão do manguito correspondente.

Circunferência braquial	Largura	Comprimento
8 cm - 10 cm	4 cm	8 cm
11 cm - 15 cm	6 cm	12 cm
16 cm - 22 cm	9 cm	18 cm
22 cm - 26 cm	10 cm	24 cm
27 cm - 34 cm (adulto)	13 cm	30 cm

Fonte: Koch VH, Furusawa EA, 2015.

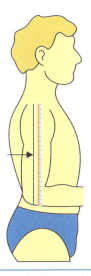

Figura 6.4 – Ponto médio entre o acrômio e o olécrano para aferir a circunferência braquial.

Assim, um manguito grande para o braço pode ser adequado para a coxa.

Para aferir a PA devem-se seguir os procedimentos protocolados por entidades internacionais e validados por diretrizes nacionais. Além de escolher o manguito adequado e treinar a equipe, atentar para outros cuidados importantes:

- Paciente em repouso e calmo;
- Pernas descruzadas e ombros relaxados;
- Após os três anos, manter a criança em posição sentada, com braço apoiado, ao nível do coração;
- Preferir o braço ou coxa direita, com boa perfusão e sem cateter;
- Aferição longe das mamadas ou alimentação;
- Aferição após o esvaziamento vesico-intestinal, sempre que possível;
- Envolver o membro com a braçadeira, sem comprimir;
- Registrar os valores obtidos, com exatidão, evitando arredondamentos; lembrar que o manômetro manual é graduado de 2 mmHg em 2 mmHg, ao contrário dos monitores eletrônicos, que aferem intervalo menor.

Verificar a PA ao final do atendimento.

Os valores de referência médios da PA sistólica (PAS) e da PA diastólica (PAD) no paciente pediátrico são apresentados na Tabela 6.4. Crianças ou adolescentes com PA ≥ 120 mmHg × 80 mmHg são considerados como pré-hipertensos e devem ser monitorados.

Podem-se encontrar os valores da PAS e PAD, de acordo com a idade, utilizando-se o cálculo: PAS = (2 × idade)/10+9 (ou + 8 para meninas) e PAD = (PAS/2) + 1.

A pressão arterial média pode ser obtida pela equação: PAD + (PAS - PAD/3).

OXIMETRIA DE PULSO

A avaliação da saturação de oxigênio deve ser realizada de rotina, em unidades de saúde.

De grande valor diagnóstico, a avaliação da saturação periférica de oxigênio é realizada entre 24 e 48 horas de vida, em neonatos com idade gestacional maior do que 34 semanas, objetivando identificar a presença de cardiopatias cianóticas e cardiopatias críticas que ainda não se manifestaram nesse período, especialmente as vinculadas ao fechamento do ducto (ou canal) arterial, como a atresia pulmonar e a transposição das grandes artérias. Popularmente, é conhecida por "teste do coraçãozinho".

Tabela 6.4 – Valores de referência da pressão arterial em pediatria.

Faixa etária	PAS (mmHg)	PAD (mmHg)
3-5 anos	91-95	46-53
6-8 anos	96-99	55-59
9-11 anos	100-104	60
12-14 anos	106-110	62
15-17 anos	113-118	64-67

Fonte: The Fourth Report on the Diagnosis, Evaluation, and Treatment of High Blood Pressure in Children and Adolescents, 2005.

Em unidades de emergência pediátrica, a oximetria é mantida continuamente.

O sensor, que pode ser portátil ou conectado a um monitor é colocado na palma da mão ou dorso do pé ou, ainda, nos dedos (Figura 6.5), de maneira a se ajustar, perfeitamente, evitando interferência luminosa externa; enfaixar, se necessário. A região deve estar limpa, seca e aquecida.

MEDIDAS ANTROPOMÉTRICAS

A mensuração das medidas corporais é essencial para avaliar o crescimento. Os dados obtidos são comparados aos referenciais antropométricos, por meio de tabelas e gráficos que reproduzem, de acordo com a idade e o sexo, os diferentes valores estimados como normais, com base naqueles observados em grandes amostras populacionais de crianças e adolescentes sadios.

O acompanhamento desses dados, principalmente o peso, constitui-se em uma verdadeira atitude de vigilância em saúde. Assim, os procedimentos para a aferição devem ser executados com precisão, por membros das equipes médica e de enfermagem treinados (antropometristas), e seus resultados corretamente plotados nos gráficos e avaliados pelo enfermeiro, nutricionista e médico que acompanham a criança (ver Capítulo 2: *Avaliação do Crescimento Infantil*).

Os parâmetros antropométricos mensurados após o parto e nas consultas de puericultura são: peso (P), comprimento (C) ou estatura, perímetro cefálico (PC), perímetro torácico (PT), perímetro abdominal (PAd), perímetro braquial (PB). O cálculo do índice de Quetelet – índice de massa corpórea (IMC = peso/comprimento^2) também é utilizado.

Após os dois anos de idade, e até o final da adolescência, a mensuração do peso, estatura, perímetro braquial e IMC é realizada anualmente, com as consultas de rotina.

Os gráficos mais utilizados para acompanhar os dados antropométricos foram elaborados pelo MGRS (*Multicentre Growth Reference Study*), entre 1997-2003, com 8.500 crianças das mais diferentes origens étnicas, englobando: Brasil, Gana, Índia, Noruega, Omã e Estados Unidos. No Brasil, a cidade de Pelotas (RS) foi escolhida para participar do estudo.

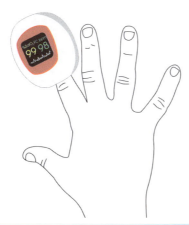

Figura 6.5 – Colocação de oxímetro de pulso.

Material

- Fita métrica inelástica, em bom estado;
- Balança digital eletrônica de mesa, com cesto para uso em crianças até 15 kg; ou balança digital, tipo plataforma (a mesma usada para adultos, com divisões de 100 g). O equipamento deve ser calibrado, periodicamente, por rede credenciada pelo Instituto Nacional de Metrologia, Normalização e Qualidade Industrial (Inmetro);
- Régua antropométrica (toesa móvel) pediátrica de até um metro para uso em crianças até dois anos, e estadiômetro de parede ou acoplada à balança para crianças que permaneçam em pé, com segurança;
- Papel toalha;
- Álcool a 70% e compressa, para desinfecção de material;
- Gráfico para registro.

Peso

É a medida antropométrica mais utilizada na avaliação nutricional de crianças e adolescentes, mas não deve ser considerado de forma isolada. O peso também é utilizado para classificar o grau de desidratação. Atentar para a presença de edemas (membros inferiores, ascite) que podem mascarar o peso real.

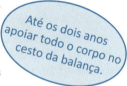

Até os dois anos apoiar todo o corpo no cesto da balança.

A Organização Mundial da Saúde (OMS) e o Ministério da Saúde brasileiro recomendam que a aferição seja realizada em balança eletrônica (por leitura digital), com aproximação de 100 g (escala de 2 g a 5 g).

Orientar o acompanhante e a criança, solicitando sua cooperação. Realizar a medição em lugar claro e privativo.

Para o procedimento em menores de 18-24 meses ou naqueles sem controle neuromuscular, seguir as etapas:

- Aquecer o ambiente;
- Instalar a balança em local sem correntes de ar, sobre uma superfície firme, sem vibrações e segura.
- Desinfetar o cesto com álcool a 70%, acionar o botão e aguardar que atinja a marca "zero" (método para "tarar" ou "zerar" a balança);
- Higienizar as mãos, cobrir o cesto (ou prato da balança) com papel descartável;
- Despir a criança, retirando fraldas, adornos, meias, gorro e, quando possível, todos os dispositivos superficiais instalados (talas, fios, seringas);
- Posicionar a criança deitada, no centro do prato da balança ("concha anatômica"), com todo o corpo contido no cesto, ou na posição sentada, quando maior; manter observação contínua;
- Retirar a criança da balança e auxiliar o acompanhante a vestir a criança;
- Anotar o valor registrado no visor no prontuário, ou na caderneta de saúde, no gráfico correspondente.

Em outras crianças que completaram dois anos, e sem déficit motor, utiliza-se uma balança de adulto, preferencialmente digital. Cobrir a plataforma com uma toalha de papel, posicionar o paciente no meio da plataforma, em posição anatômica (ereta, com pernas unidas, braços estendidos, olhar para o horizonte) de costas para o medidor da balança, com o mínimo possível de roupas e sem adereços.

Se a balança for analógica, zerar o equipamento previamente girando o calibrador até que o fiel e a agulha estejam nivelados, momento em que deve ser acionada a trava. Colocar o paciente sobre a plataforma, destravar a balança e mover o cursor maior (referente ao peso em quilogramas) e o cursor menor (referentes ao peso em gramas) até que o nível se mantenha equilibrado.

Em alguns casos, como em presença de alterações motoras, a mensuração do peso pode ser realizada com o cuidador e o paciente ao colo ou mantida em pé com ajuda e, em seguida, pesando-se o cuidador e subtraindo seu peso do total obtido anteriormente.

Comprimento ou estatura

Ao contrário do peso, o comprimento não é um bom indicador geral de saúde, pois o aumento longitudinal do esqueleto pode se dar mesmo em presença de carências nutricionais. O crescimento é determinado pelo potencial genético do indivíduo, de acordo com características da família biológica e de outros fatores intrínsecos, como os hormonais.

A mensuração do tamanho corporal, na posição deitada, denomina-se "comprimento". Altura e estatura referem-se à medida realizada na posição vertical.

Até os 24 meses, a aferição do comprimento deve ser realizada com a criança deitada, uma vez que antes dessa idade o paciente não consegue permanecer ereta e na posição adequada.

A medida correta exige precisão, mas aconselha-se arredondar o valor obtido para evitar erros no registro, como 118,3 cm para 118,5 cm, por exemplo.

Em algumas situações, onde a mensuração em pé não é possível, pode-se aferir o comprimento de segmentos corporais para estimar a altura, segundo as equações de Richard D. Stevenson (ver Capítulo 2: *Avaliação do Crescimento Infantil*).

Para aferir o comprimento deve-se contar com a participação de dois examinadores ou do cuidador e de um profissional, para manter a criança na posição correta.

Procedimento

- Retirar calçados e adereços presos à cabeça (meias, touca, fitas);
- Manter o ambiente aquecido e higienizar as mãos;
- Posicionar a criança deitada ao centro do antropômetro horizontal (infantômetro de Harpenden ou toesa móvel), tamanho pequeno (60 cm -100 cm), sobre uma superfície firme;
- Fixar a cabeça e os ombros;
- Manter o queixo afastado do tórax;
- Manter os braços e joelhos estendidos (fazer leve pressão) e os pés unidos e em ângulo reto (Figura 6.6).

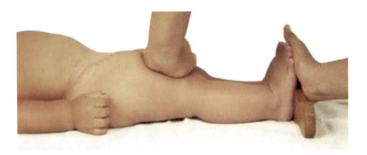

Figura 6.6 – Posicionamento de membros inferiores para mensurar o comprimento, até os dois anos. Fonte: Ministério da Saúde, Sistema de vigilância alimentar e nutricional – Sisvan.

Realizar a leitura e registrar o valor obtido (com aproximação de 1 mm) no prontuário, ou na caderneta de saúde, no gráfico correspondente.

Para aferir a estatura, a criança ou adolescente sem alteração motora é posicionada verticalmente com a região occipital, escápulas, glúteos, panturrilhas e os calcanhares (plano de Frankfurt), apoiados no antropômetro vertical (estadiômetro), ou régua da parede. Quando não for possível encostar esses cinco pontos, devem-se posicionar no mínimo três deles (Figura 6.7).

Perímetro cefálico

O perímetro cefálico apresenta relação direta com o tamanho do encéfalo, nos dois primeiros anos. Assim como o comprimento, é um indicador pouco sensível à desnutrição, mas deve ser avaliada de forma conjunta com o desenvolvimento neuropsicomotor.

O crânio do RN possui 45 elementos ósseos, separados por suturas e fontanelas, formadas por cartilagem e tecido conjuntivo. A ossificação do crânio ocorre ao longo

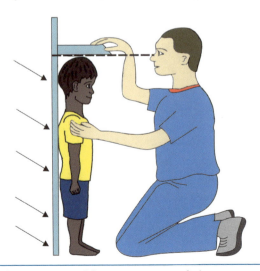

Figura 6.7 – Posicionamento para aferir a estatura.

dos primeiros meses de vida, de forma individualizada, levando as crianças a apresentarem cabeças com tamanhos e formas diversas, sem que isso signifique alteração.

O PC é cerca de 2 cm a 5 cm maior do que o perímetro torácico (PT), o que se mantém até os seis meses de vida, momento em que se igualam, até os dois anos, quando, então, o PT se torna maior do que o PC, assim como em adultos.

O PC acima dos escores normais no RN e lactente revela a macrocefalia e pode se constituir no primeiro sinal de hidrocefalia, hemorragia intracraniana ou tumor. Já um PC menor ou igual do que o PT, ao nascer e nos primeiros meses de vida, indica a microcefalia e pode corresponder a malformações cromossômicas, infecções intrauterinas (transmissão materno-fetal), atraso no crescimento cerebral, soldadura precoce das suturas do crânio (craniossinostose) ou um atraso do desenvolvimento do cérebro (ver Capítulo 2: *Avaliação do Crescimento Infantil*).

Entre as infecções intrauterinas, a contaminação pelo Zika vírus (ZIKV), até então desconhecida, ganhou importância epidemiológica no Brasil, entre 2015 e 2016, quando a presença de microcefalia e de outras alterações cerebrais e oculares afetaram milhares de fetos e recém-nascidos.

O perímetro cefálico é a primeira medida antropométrica que mostra aceleração (*catch up*). O lactente aumenta o PC entre 1,7 cm e 2 cm a cada mês, no primeiro semestre de vida.

A técnica para mensurar o PC consiste em:

- Higienizar as mãos e desinfetar a fita métrica;
- Enrolar os recém-nascidos e os lactentes, em uma manta ou cueiro, para manter o seu aquecimento e para a contenção dos movimentos;
- Retirar touca e adornos;
- Sentar a criança ou mantê-la no colo do acompanhante;
- Colocar a fita métrica, não elástica, ao redor da cabeça, usando como marcadores a região frontal, acima do arco das sobrancelhas, e a protuberância occipital, passando acima das orelhas, se essas estiverem implantadas no mesmo nível dos olhos;
- Ajustar a fita;
- Registrar o valor obtido no prontuário ou no gráfico e compará-lo à última medida. Comunicar a equipe médica, se, o PC for ≤ 30,5 cm para meninos, e de ≤ 30,2 cm para meninas, em recém-nascidos de termos (37 semanas de idade gestacional, ou mais) ou nas primeiras semanas, pela suspeita de microcefalia, ou se o PC for acima de 37 cm, pela suspeita de macrocefalia.

Perímetro torácico

É a medida da circunferência do tórax, em centímetros. No RN e na criança até os dois anos de idade tem valor como índice do estado nutritivo; não é essencial para a avaliação do crescimento intrauterino (CIU). Seu resultado é utilizado para compará-lo ao PC, como descrito. Mensurar a circunferência torácica, com a criança em decúbito dorsal, tomando os mamilos como ponto de referência. Atentar para o ajuste da fita métrica.

Perímetro abdominal

Tem valor relativo, pois pode variar bastante ao longo do dia, após a alimentação, por acúmulo de gases etc. É útil para a suspeita de malformações congênitas como a hérnia diafragmática, monitorizar a evolução de ascite e de visceromegalias.

O perímetro abdominal reflete, indiretamente, a adiposidade central em crianças e adolescentes.

A circunferência abdominal é medida com fita métrica, à altura do coto ou cicatriz umbilical, com o RN ou lactente em decúbito dorsal. Nos maiores, pode-se utilizar como referência o ponto médio entre a última costela e a crista ilíaca superior, aproximadamente dois dedos acima da cicatriz umbilical. Assim como nos adultos, o aumento do PAb tem correlação com o desenvolvimento de dislipidemia, hipertensão arterial e resistência insulínica. O PAb é igual ou menor do que o PC.

Perímetro braquial

Apresenta boa correlação com o peso, para avaliação do estado nutricional em recém-nascidos a termo e crianças. Pode ser utilizado em locais com recursos escassos, pois é um método de baixíssimo custo e de fácil manuseio.

Para a medida, tomar como referência o ponto médio entre o acrômio e o olécrano do úmero, mantendo-se o antebraço em flexão de 90° com o braço. Após essa marcação, ajustar a fita métrica a essa altura e registrar o resultado. No recém-nascido prematuro é uma medida mais acurada do que o peso e o comprimento, quando utilizado em avaliações seriadas.

Índice de Massa Corporal

O diagnóstico e os testes para aferição de sobrepeso e obesidade são controversos em pediatria. O índice de massa corpórea (Índice de Quetelet) foi validado em crianças como bom marcador de adiposidade e sobrepeso, e pode ser utilizado desde o nascimento.

É obtido após a verificação do peso e do comprimento (ou altura), e utilizando-se a fórmula: peso em quilogramas/altura em metros^2.

Antes da adolescência, os valores de referência do IMC são diferentes dos adultos. O sobrepeso está presente quando o valor se situa na curva de percentil entre os valores de 85% a 95% (escore "Z" acima de +2) para faixa etária, e a classificação de obesidade corresponde ao valor acima de 95% (escore "Z" acima de +3).

O exame dos diferentes sistemas e segmentos corporais completa a análise do estado de saúde do paciente pediátrico.

A mensuração e o acompanhamento das medidas antropométricas são intervenções de enfermagem essenciais até o final da adolescência, quando o crescimento se completa. Entre os sinais vitais, a aferição da pressão arterial merece especial atenção do enfermeiro e equipe, para a detecção precoce da hipertensão, tanto nas consultas de rotina como nos casos de internação hospitalar.

BIBLIOGRAFIA CONSULTADA

1. Aragão JA et al. Perímetro braquial como medida alternativa do estado nutricional de recém-nascidos a termo. Scientia Plena, 2013; 9(9):1-6.
2. Associação Brasileira para o Estudo da Obesidade e da Síndrome Metabólica - Abeso. Diretrizes brasileiras de obesidade 2009/2010. 3. ed. Itapevi: AC Farmacêutica, 2009.
3. Bortoli PS de. Adaptação cultural do instrumento Adolescent Pediatric Pain Tool (APPT) para crianças e adolescentes brasileiros com câncer. Dissertação [mestrado]. Ribeirão Preto: Universidade de São Paulo, Escola de Enfermagem de Ribeirão Preto; 2011 [acesso 10 nov 2016]. Disponível em: http://www.teses.usp.br/teses/disponiveis/22/22133/tde-31102011-084625/.
4. Cardoso LEB, Falcão MC. Importância da avaliação nutricional de recém-nascidos pré-termo por meio de relações antropométricas. Rev. Paul Pediatr. 2007;25(2):135-41.
5. Chen X, Wang Y. Tracking of blood pressure from childhood to adulthood. A systematic review and meta-regression analysis. Circulation. 2008;117:3163-4.
6. Claro MT. Escala de faces para avaliação da dor em crianças: etapa preliminar. Ribeirão Preto, 1993. Dissertação [mestrado]- Escola de Enfermagem de Ribeirão Preto, Universidade de São Paulo. 50p.
7. Escola Paulista de Medicina. Universidade Federal de São Paulo (Unifesp). Departamento de Pediatria. Semiologia Pediátrica [acesso em 10 mai 2016]. Disponível em: http://www.virtual.epm.br/material/tis/curr-med/med3/2003/pediatria/apoio.htm.
8. Freitas AAG, Silveira CMB, Franceschi MG, Carvalho PRA. Avaliação da concordância entre diferentes termômetros na aferição da temperatura corporal de crianças. Revista da AMRIGS, Porto Alegre, 2013;57(4):299-303.
9. Koch VH, Furusawa EA. Diretrizes para medida da Pressão Arterial, MAPA e MRPA. Sociedade Brasileira de Pediatria. 2015. [acesso em 10 ago 2016]. Disponível em: http://www.sbp.com.br/src/uploads/2015/02/Diretirzes_mapa.pdf.
10. Lemos S, Ambiel CR. Dor em pediatria: fisiopatologia, avaliação e tratamento. Revista Saúde e Pesquisa. 2010; 3(3):371-78.
11. Margotto PR. Crescimento intrauterino: Percentis de peso, estatura e perímetro cefálico ao nascer de RN únicos de gestação normais e seus correspondentes pesos placentários em diferentes períodos gestacionais Tese [doutorado]. Montevidéu, Uruguai: Centro Latino-americano de Perinatología e Desarollo humano (CLAP/OMS); 1992.
12. Ministério da Saúde (Brasil), Secretaria de Atenção à Saúde, Departamento de Atenção Básica, Coordenação-Geral da Política de Alimentação e Nutrição. Antropometria: como medir e pesar. Brasília (DF); 2004. 66 p.
13. Murahovschi J. A criança com febre no consultório. J Pediatr (Rio J). 2003;79(Supl.1):S55-S64.
14. Ministério da Saúde (Brasil). Secretaria de Atenção à Saúde. Departamento de Atenção Básica. Saúde da criança: crescimento e desenvolvimento. Brasília: Ministério da Saúde, 2012. 272 p.: il. – (Cadernos de Atenção Básica, n.º 33).
15. Nellhaus G. Head circunference from birth to eighteen years. Pediatrics. 1968;41(1):106-14.
16. National High Blood Pressure Education Program Working Group on High Blood Pressure in Children and Adolescents. The Fourth Report on the Diagnosis, Evaluation, and Treatment of High Blood Pressure in Children and Adolescents. Pediatrics. 2004;114(2 Suppl 4th Report):555-76.
17. National Institute for Health. The Fourth Report on the Diagnosis, Evaluation, and Treatment of High Blood Pressure in Children and Adolescents. May 2005. [Acesso 10 ago 2016]. Disponível em: https://www.nhlbi.nih.gov/files/docs/resources/heart/hbp_ped.pdf.
18. National Institute for Health and Care Excellence - NICE. Feverish illness in children: assessment and initial management in children younger than 5 years. May 2007. [Acesso 10 ago 2016]. Disponível em: http://www.nice°rg.uk/guidance/CG047.
19. Onis M, Garza C, Victora CG, Bhan MK, Norum KR, editors. The WHO Multicentre Growth Reference Study (MGRS): Rationale, planning, and implementation. Food Nutr Bull. 2004;25 Suppl:1-89.

20. Pontes FM, Veiga SH. Exame físico no neonato e avaliação neurológica. In: Souza ABG. Enfermagem Neonatal: Cuidado Integral ao Recém-nascido. São Paulo: Martinari; 2011. p. 77-96.
21. Pontes FM, Veiga SH. Exame físico neonatal/Exame Neurológico. In: Margotto PR. Assistência ao Recém-Nascido de Risco. 3. ed. Brasília: ESCS; 2013. p. 65-71.
22. Programme for the Control of Acute Respiratory Infections. The management of fever in young children with acute respiratory infections in developing countries. Geneva: World Health Organization; 1993. Disponível em: whqlibdoc.who.int/hq/1993/WHO_ ARI_93.30.pdf.
23. Report of the Second Task Force on Blood Pressure Control in Children-1987. Task Force on Blood Pressure Control in Children. Pediatrics 1987;79:1-25.
24. Ribeiro MAS, Fiori HH, Luz JH, Piva JP, Ribeiro NM, Fiori RM. Comparação de técnicas não invasivas para medir a pressão arterial em recém-nascidos. J Pediatr. 2011; 87(1):57-62.
25. Ribeiro MAS, Garcia PCR, Fiori RM. Determinação da PA em recém-nascidos. Scientia Medica. 2007. [acesso 10 mai 2016]; 17(3):156-67. Disponível em: http://revistaseletronicas.pucrs.br/ojs/index.php/scientiamedica/article/viewFile/1665/2148.
26. Sasanow SR, Georgieff MK, Pereira GR. Mid-arm circumference and mid-arm circumference/head ratios: standard curves for anthropometric assessment of neonatal nutritional status. Pediatrics. 1986;109(2):311-5.
27. Section on Clinical Pharmacology and Therapeutics, Committee on Drugs. Sullivan JE, Farrar HC. Fever and antipyretic use in children. Pediatrics. 2011 March 1, 2011;127(3):580-7.
28. Schechter NL et al. Report of the Consensus Conference on the Management of pain in childhood cancer. Pediatrics.1990;86(5):818-34.
29. Sociedade Brasileira de Pneumonia e Tisiologia. Diretrizes Brasileiras em pneumonia adquirida na comunidade em pediatria. J. Bras. Pneumol, 2007. [Acesso 10 ago 2016];33:31-50. Disponível em: http://www.scielo.br/pdf/jbpneu/v33s1/02.pdf.
30. Stevenson RD. Use of segmental measures to estimate stature in children with cerebral palsy. Arch Pediatr Adolesc Med. 1995;149:658-62.
31. Stinson JN, McGrath P. No pain - all gain: Advocating for improved paediatric pain management. Paediatr Child Health. 2007 Feb;12(2):93-94.
32. Wong-Baker FACES Foundation (2016). Wong-Baker FACES® Pain Rating Scale. Retrieved [10 fev 2017] with permission from http://www.WongBakerFACES.org. Originally published in Whaley & Wong's Nursing Care of Infants and Children. © Elsevier Inc.
33. World Health Organization (WHO). Patrones de crecimiento infantil. [Acesso 10 ago 2015]. Disponível em: http://www.who.int/childgrowth/standards/es/.
34. World Health Organization (WHO). Estudo Multicêntrico de Referência Crescimento OMS. A curva de crescimento para o século XXI. 2004 [acesso em 10 mai 2016]. Disponível em: http://www.who.int/childgrowth/mgrs/en.
35. World Health Organization (WHO). National Center for Health Statistics (NCHS). Growth reference data for 5-19 years. [Acesso 10 ago 2016]. Disponível em: http://www.who.int/growthref/en/.

Cuidados na Primeira Infância: Alimentação, Sono e Higiene

7

Juliana Bastoni da Silva
Ana Raquel Medeiros Beck
Elenice Valentim Carmona
Aspásia Basile Gesteira Souza

Segundo a projeção do Instituto Brasileiro de Geografia e Estatística (IBGE), a população brasileira, em 2017, ultrapassará os 208 milhões de habitantes, dos quais 14,3% serão crianças com até dez anos de idade (acesse: http://www.ibge.gov.br/apps/populacao/projecao/). Embora esse percentual seja menor, quando comparado ao recenseamento de 2010, que computou 16,7% indivíduos naquela faixa etária, ainda assim, se mostra como um importante contingente populacional, que requer prioridade para a implantação de políticas públicas que atendam suas necessidades de atenção à saúde, especialmente o grupo pertencente à "Primeira infância", que engloba os menores de seis anos de idade.

Segundo a Organização Mundial de Saúde (OMS), o investimento nessa etapa do ciclo vital terá influência no estilo de vida, nas oportunidades e no desenvolvimento das potencialidades do futuro adulto.

O Plano Nacional pela Primeira Infância (PNPI) recomenda que profissionais da área da saúde, da educação e da assistência social, bem como de outras que apresentem interface com essas, se preparem para atender, integralmente, às demandas da infância. Além disso, devem considerar a família como foco de cuidado, tendo em vista que ela precisa de suporte para se sentir capaz e segura no atendimento das necessidades da criança, especialmente as necessidades fisiológicas que, segundo a "Teoria da Motivação" de Abraham Maslow, ocupam a base de uma pirâmide de hierarquia de prioridades, às quais o ser humano é motivado a satisfazê-las. Segundo Maslow somente depois de suprida uma necessidade prioritária, o ser busca satisfazer a outra. Nessa hierarquia, seguem-se as necessidades de: segurança, amor e/ou sociais, estima e autorrealização.

Tendo em vista as particularidades do crescimento e desenvolvimento infantis, o papel dos pais ou cuidador substituto é essencial para o atendimento dessas necessidades humanas básicas. Esse capítulo abordará as necessidades de alimentação, sono e higiene, na primeira infância.

ALIMENTAÇÃO

São inúmeros os estudos que comprovam a superioridade do leite materno em relação a outros alimentos e líquidos, especialmente no primeiro ano de vida. Entre os seus inúmeros benefícios, destacam-se: redução de doenças diarreicas, respiratórias, alergias e intolerâncias alimentares;

Estimular o aleitamento exclusivo, até o 6º mês

redução da mortalidade infantil; diminuição do risco para hipertensão, dislipidemia, diabetes e obesidade, em longo prazo.

A OMS e o Ministério da Saúde (MS) recomendam o aleitamento materno exclusivo e em livre demanda, até o sexto mês. O leite materno é capaz de suprir todas as demandas nutricionais do lactente pequeno. Após esta idade devem ser introduzidos, gradativamente, outros alimentos sólidos, mantendo-se a recomendação de que a amamentação seja mantida até, pelo menos, os dois primeiros anos.

A promoção, proteção e apoio ao aleitamento materno é uma das linhas prioritárias de cuidado da Área Técnica de Saúde da Criança e Aleitamento Materno do Ministério da Saúde brasileiro, sendo uma das estratégias para a redução da mortalidade infantil, compromisso assumido pelo Brasil em diferentes programas nacionais e internacionais, como: Objetivos de Desenvolvimento do Milênio (ODM), Pacto de Redução da Mortalidade Materna e Neonatal, Pacto pela Vida, Programa Mais Saúde, Pacto pela Redução da Mortalidade Infantil no Nordeste e Amazônia Legal, Rede Amamenta Brasil e Rede Cegonha.

O último levantamento do Ministério da Saúde, realizado em 2008, nas capitais brasileiras e no Distrito Federal, apontou para uma taxa de amamentação exclusiva de 41%, nos seis primeiros meses de vida. A OMS classifica este indicador como: muito bom, na faixa de 90% a 100%; bom, de 50% a 89%; razoável de 12% a 49%; ruim de 0% a 11%. A duração mediana (tendência central dos resultados) da amamentação exclusiva foi de 54,1 dias, no período estudado, muito abaixo do recomendado.

A alimentação complementar, oferecida a partir do sexto mês, coincide com o período em que o bebê apresenta os reflexos necessários para deglutir alimentos com maior consistência e com o início da dentição. Além disso, o lactente controla o pescoço e o tronco e é capaz de se sentar com apoio, o que favorece, também, a alimentação com talher.

Nessa fase, os alimentos devem fornecer quantidades suficientes de água, macro e micronutrientes, serem seguros, aceitos culturalmente e acessíveis, economicamente, para as famílias.

A alimentação complementar não deve ser denominada "de desmame", visto que o objetivo não é o desmame, mas o atendimento de demandas nutricionais e fisiológicas que o leite humano, sozinho, não pode mais atender, após os seis meses de vida.

Outro ponto que vem sendo discutido por pediatras e nutrólogos diz respeito à importância dos ácidos graxos poli-insaturados, da família dos Ômegas 3 e 6, na dieta. O Ômega-3 apresenta-se sob a forma de ácido docosaexaenoico (DHA), ácido eicosapentaenoico (EPA) e ácido alfa-linolênico (ALA). A família Ômega-6 é representada pelo ácido araquidônico (ARA). Esses componentes são encontrados em peixes de água fria (salmão, anchova, sardinha), nos ovos com Ômega-3 e no leite materno. EPA e ARA são essenciais na gestação, no lactente e ao longo da infância, por terem um papel fundamental na formação da visão e no desenvolvimento do sistema nervoso. Recomenda-se que a gestante e a nutriz consumam 400 g daqueles peixes. Para os lactentes não amamentados recomenda-se a ingestão de fórmulas suplementadas com Ômegas.

O leite materno é a primeira opção alimentar, no primeiro semestre de vida, exceto nos casos de contraindicação absoluta como, por exemplo: recém-nascidos de mães com a Síndrome da Imunodeficiência Adquirida (AIDS); mães em tratamento com antineoplásicos; recém-nascidos e lactentes diagnosticados com doenças metabólicas como a fenilcetonúria e a galactosemia etc. Assim, se houver necessidade de introduzir uma fórmula láctea (de origem animal, como de vaca e cabra, ou vegetal, como de soja), a família é informada sobre a sua correta diluição em água, seguindo-se as instruções do fabricante, de forma a não comprometer o oferecimento dos nutrientes e hidratação necessários.

Preparo de mamadeiras

As fórmulas lácteas foram desenvolvidas para atender as necessidades nutricionais dos lactentes e infantes, de acordo com cada fase do crescimento.

Cuidado especial se dá à desinfecção do material utilizado em seu preparo, que se inicia com a higienização das mãos e lavagem da mamadeira ou copo infantil com água e sabão, e enxague abundante. A seguir, os seus componentes devem ser fervidos por cinco minutos ou pode-se utilizar o esterilizador para uso em micro-ondas.

Vale ressaltar que o Brasil dispõe de legislação específica para a proteção do aleitamento artificial: a Norma Brasileira de Comercialização de Alimentos para Lactentes e Crianças de Primeira Infância, Bicos, Chupetas e Mamadeiras (NBCAL), que inclui produtos de puericultura correlatos, a Lei n.º 11.265/2006 (regulamentadora) e a RDC 221/2002.

Em crianças menores de quatro meses, recomenda-se a diluição de uma colher das de sobremesa rasa (ou colher medida) da fórmula em pó, para cada 100 ml de água limpa, fervida por cinco minutos; ou uma e meia colher das de sobremesa rasa, para 150 ml de água fervida; ou duas colheres das de sobremesa rasas para 200 ml de água fervida.

Para o preparo do leite em pó, o cuidador é orientado a diluí-lo em um pouco de água fervida e, em seguida, completar com o volume necessário. Deve-se enfatizar que a fórmula não pode ser fervida junto com a água, o que destruirá o valor nutricional do alimento. Pode-se, ainda, adicionar o pó à água na mamadeira, ou similar, fechar a tampa e agitá-la. O recipiente com o leite industrializado deve ser vedado hermeticamente e rotulado, pois, ao se abrir a embalagem, o conteúdo deve ser desprezado após trinta dias.

Caso haja necessidade do uso de leite de vaca, *in natura*, diluir na proporção de 2/3 de leite para 1/3 de água fervida. Exemplos: 70 ml de leite mais 30 ml de água, totalizando 100 ml; 100 ml de leite mais 50 ml de água (total = 150 ml); 130 ml de leite somados a 70 ml de água (total = 200 ml).

A quantidade de leite a ser oferecido, até o sexto mês, é de, em média, 150 ml/kg, divididos em cinco ou mais mamadas. A partir da diversificação da dieta alimentar, a quantidade de leite ou derivados (iogurte, queijo, mingau) a ser oferecida gira em torno de 500 ml/dia, divididos em duas ou mais mamadas, nos casos em que o aleitamento materno não for continuado.

A fórmula é oferecida em mamadeira ou copo e em posição sentada. Após a mamada, manter a criança em posição de eructação e evitar o decúbito horizontal.

Alimentação complementar

É a introdução de alimentos nutritivos, além do leite materno, sendo denominada "alimentação complementar oportuna", quando iniciada após o 6.º mês de amamentação exclusiva. Os novos alimentos são adicionados de forma gradual, três vezes ao dia, com pouco sal e sem condimentos picantes (Quadro 7.1), considerando-se a questão cultural de cada família e o uso de alimentos regionais. A oferta é iniciada com pequenas quantidades de alimento, entre uma e duas colheres das de chá, colocado na ponta da colher, e aumentando-se o volume conforme a aceitação da criança.

A partir do momento em que a amamentação deixa de ser exclusiva, a criança precisa receber água potável (tratada, filtrada ou fervida), em intervalos regulares, uma vez que a quantidade de solutos aumentou.

Alertar os pais e outros cuidadores que a criança, em geral, recusará alguns alimentos, já nas primeiras tentativas, pois, além da nova textura e sabor, a forma de recebê-los também muda, com o uso da colher.

Vale ressaltar que a preferência por sabores doces ou salgados pode ter origem à sua exposição precoce. O paladar específico para o sal, por exemplo, quando estimulado, desde cedo, leva à preferência futura por alimentos salgados. Assim, o sal não deve ser adicionado às refeições ("papas"), sendo suficiente o conteúdo de sódio intrínseco aos alimentos utilizados no preparo. O mesmo vale para o açúcar. Encorajar a família a consumir uma menor quantidade de sal e açúcar, na presença da criança.

É desejável que a refeição apresente uma consistência de purê grosso. Assim, o alimento deve ser amassado com o garfo e não fluidificado em processadores ou peneirado. É importante que o bebê se acostume com alimentos mais sólidos, para estimular o desenvolvimento da musculatura facial e da dentição. Além disso, os alimentos espessos são mais calóricos quando comparados aos mais diluídos, e garantem um aporte energético mais adequado, pois o volume reduzido do estômago dos lactentes é um fator limitante para a sua capacidade em aumentar a ingesta alimentar.

No início da alimentação complementar oportuna, a refeição da criança exige que o seu preparo seja separado, por se tratar de alimentos de transição, mas, a partir dos oito meses, alguns alimentos da família, como arroz, feijão e cozidos de carne ou legumes, amassados ou desfiados, podem ser oferecidos, adaptando-os às habilidades da criança.

Quadro 7.1 – Recomendações para a introdução de alimentos complementares ao aleitamento materno

Idade	Tipo de alimento
Antes de complementar os seis meses	Aleitamento materno exclusivo.
Após completar seis meses	Leite materno nos intervalos; papa principal; um lanche de fruta (amassada, raspada).
Dos 7-8 meses	Leite materno nos intervalos; duas papas; dois lanches de fruta (150 g/refeição).
Dos 9-11 meses	Transição gradual para a refeição da família. Três refeições e dois lanches (180 g/refeição).
Ao completar doze meses	Alimentação da família. Três refeições e dois lanches (250 g/refeição).

Fonte: Ministério da Saúde (2013); Sociedade Brasileira de Pediatria (2012).

A alimentação pelo método BLW (*Baby Led Weaning* - "Desmame" Guiado pelo Bebê), termo proposto pela britânica Gill Rapley, em 2008, é adotado por diversos profissionais e famílias, mesmo que instintivamente. O bebê é posicionado sentado e participa ativamente da alimentação, usando as próprias mãos (Figura 7.1) e, após a aquisição de habilidades necessárias, com talheres. Os alimentos são oferecidos em pequenas porções sólidas, *in natura* (ramos de brócolis e couve-flor, palitinhos de cenoura cozida, batatas e mandioquinha em cubos, ovo, frutas picadas, entre outros).

Acredita-se que o hábito popular em oferecer alimentos pastosos ou semilíquidos seria uma prática herdada de décadas anteriores, quando os alimentos eram introduzidos aos três ou quatro meses de vida, período em que bebê não possui dentes e não se senta.

Com a introdução dos novos alimentos, a absorção do ferro presente no leite materno é reduzida; assim, torna-se necessário o consumo de carne vermelha e de miúdos, como o fígado, além da suplementação de ferro, a 1mg/kg/dia, nos lactentes que nasceram de termo (idade gestacional ≥ 37 semanas), e a ingesta de alimentos fonte de vitamina C (acerola, goiaba, laranja, folha escura), durante ou logo após as refeições, para aumentar a sua absorção. Também é importante incorporar quantidades apropriadas dos cinco grupos de nutrientes. A pirâmide alimentar norteia a adoção de uma dieta equilibrada e funciona como um instrumento para a educação nutricional.

A quantidade sugerida das porções dos grupos alimentares, de acordo com a faixa etária é:

- Cereais, pães, tubérculos e raízes: três porções para lactentes e cinco porções até a adolescência. Preferir as formas integrais;
- Verduras e legumes: três porções até a idade escolar e quatro porções para os adolescentes. Sempre que possível cozidos no vapor ou crus (higienizados);

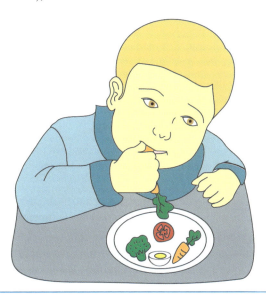

Figura 7.1 – Método BLW: criança sentada manuseando pedaços de alimentos.

- **Frutas:** de três a quatro porções, rigorosamente higienizadas;
- **Leites, queijos e iogurtes:** leite materno ou fórmula até um ano de idade; após três porções;
- **Carnes e ovos:** duas porções, sempre cozidas;
- **Feijões:** uma porção;
- **Óleos e gorduras:** duas porções;
- **Açúcar e doces:** evitar no primeiro ano de vida; uma porção após. Preferir doces caseiros.

Não substituir uma refeição por leite ou guloseimas

A consulta com o nutricionista é importante para adequar a alimentação às necessidades do lactente e nos casos das dietas especiais, devido à doença crônica, alergia e intolerância.

Como toda novidade, a transição da alimentação é um momento de crise e esta passagem deve ser conduzida com afeto, paciência, tranquilidade e positividade. O uso da colher ou das mãos é iniciado com o lactente ao colo do cuidador, para transmitir-lhe confiança. Após as primeiras refeições colocar a criança sentada para adquirir o hábito de se alimentar à mesa.

Ao longo desse processo, outros cuidados devem ser discutidos com os familiares e responsáveis.

A introdução do ovo cozido pode ocorrer a partir do sexto mês de vida. Entretanto, recomenda-se que o profissional de saúde avalie o histórico familiar de alergia ao alimento. Este procedimento é importante, porque a vacina SCR (Sarampo - Caxumba - Rubéola), conhecida como tríplice viral, apresenta proteínas do ovo na composição, devido ao seu processo de produção, o que pode causar reações alérgicas. Essa vacina, segundo o atual calendário vacinal, é aplicada ao lactente por volta de 12 meses de vida.

Uma alimentação saudável, variada e colorida, fornece todos os nutrientes de que a criança necessita. As frutas, verduras e legumes são excelentes fontes de vitaminas, minerais e fibras, mas nem sempre bem aceitos pelas crianças. Os pais e os cuidadores são esclarecidos de que a recusa é esperada e que a exposição frequente ao alimento facilitará a aceitação. Em média, são necessárias de oito a 15 contatos, em ocasiões e preparos diferentes, para que ele seja plenamente aceito pela criança.

Além disso, recomenda-se que os alimentos não devam ser misturados, para que a criança possa conhecê-los, separadamente. A recusa de uma das refeições principais, não pode ser substituída por leite, pois isto estimulará a criança a repetir o comportamento para retornar à alimentação habitual.

Os alimentos açucarados e industrializados também precisam ser evitados desde cedo, pois interferem na aceitação daqueles nutricionalmente mais adequados e, às vezes, inicialmente não tão palatáveis.

O excesso no consumo de açúcares pode contribuir para o ganho de peso na infância e na adolescência, problema que vem ganhando dimensão mundial.

A obesidade, nessa faixa etária, representa uma maior chance de desenvolver a doença na fase adulta, condição esta que acarreta outras comorbidades. Estimativas revelam que, em 2025, aproximadamente 2,3 bilhões de adultos estejam com sobrepeso, e mais de 700 milhões, com obesidade e, se mantidos o mesmo estilo de vida atual, cerca de 75 milhões de crianças estarão acima do peso.

No Brasil, a prevalência da obesidade infantil está em torno de 15%. É importante lembrar que o sedentarismo contribui para o aumento da sua ocorrência. As crianças e os adolescentes brasileiros estão entre os que mais dispendem tempo com *internet*, jogos eletrônicos e televisão; soma-se a isso, a maciça exposição das crianças a uma comunicação mercadológica que estimula o consumo de alimentos industrializados não saudáveis. Esses fatores configuram um cenário propício para o aumento do peso naquela população.

Educadores, pais e profissionais de saúde devem estar atentos para essas questões e proteger as crianças do consumismo prejudicial. Nesse sentido, o preparo dos alimentos pelos cuidadores no domicílio e na escola é um dos focos das intervenções que surtirão efeito, em médio prazo. A proibição da venda de guloseimas em cantinas escolares também sedimenta hábitos saudáveis, nas crianças maiores e nos adolescentes.

Outro tópico importante sobre a alimentação infantil é o estabelecimento de horários regulares para as refeições, a cada duas ou três horas, em média, preferencialmente respeitando os horários da família e/ou escola, mantendo-se certa flexibilidade.

Os pais e avós, em geral, apresentam expectativas superdimensionadas quanto à quantidade de alimentos ingerida pela criança, sendo frequentes os comentários "meu filho come pouco", "meu neto come mal". Situações como estas devem ser cuidadosamente analisadas, pois a capacidade gástrica de um bebê, aos seis meses é de, em média, 30 a 40 ml/kg de peso corporal, informação que precisa ser compartilhada com os cuidadores, no intuito de reduzir a sua ansiedade. Quando os pais se mostrarem inseguros sobre a aceitação alimentar do filho, considerando a baixa ingestão, é valioso orientar que forçar uma criança a comer pode atrapalhar a sua percepção de saciedade e contribuir para a ocorrência de obesidade futura.

Outra questão a ser abordada diz respeito à reprodução, pela criança, do comportamento alimentar familiar. Assim, quando os pais se queixam que o filho não aceita alimentação variada, a anamnese geralmente revela que eles próprios não têm sido um bom modelo.

O ambiente para as refeições deve ser calmo e prazeroso. Portanto, atitudes de barganha ou punição associadas à alimentação devem ser evitadas.

A higiene das pessoas envolvidas no preparo e na conservação dos alimentos e a qualidade da água são aspectos essenciais para garantir uma refeição saudável. Os alimentos devem permanecer cobertos e refrigerados. Na indisponibilidade de geladeira, recomenda-se que o seu preparo seja realizado, imediatamente, antes de cada refeição. Atentar para episódios de diarreia, vômito e desidratação, que contribuem para o aumento da mortalidade infantil. O enfermeiro ressalta a importância da higiene das mãos, das unhas e dos utensílios utilizados.

Mamadeiras e bicos, além de causarem malefícios à musculatura da face e à formação da arcada dentária, são difíceis de higienizar e, por isso, dar preferência a copos ou xícaras, após os nove meses de vida.

Quando a criança adoecer, o leite materno será sempre uma opção adequada. Do mesmo modo, se apresentar febre ou diarreia e não estiver em aleitamento materno exclusivo, a oferta de água, em copos ou xícaras, deve aumentar. Nessa situação, recomenda-se ainda o oferecimento de alimentos saudáveis que sejam da preferência da criança.

A higienização das mãos, antes das refeições, é um hábito que a criança adquire desde a primeira infância; desse modo, os cuidadores devem higienizá-las, até que a elas possam fazê-lo sozinhas.

Durante a hospitalização, registrar em prontuário os alimentos ingeridos, evitando termos genéricos como: "aceitou bem", "aceitou parcialmente" a dieta, porque não reflete a quantidade da ingestão. Assim, sempre que possível anotar: quantos mililitros ou copos de leite, água, suco ou quantas colheradas de alimentos, fatias de pão etc. foram aceitos.

ALIMENTAÇÃO E SEGURANÇA DA CRIANÇA

Alguns alimentos, como pipoca ou amendoim, apresentam potencial risco para broncoaspiração. A introdução de grãos em orifícios corporais, como ouvidos e nariz, por lactentes e infantes, também é situação comum em pediatria. Por isso, visando à proteção da criança durante a alimentação, recomenda-se a supervisão atenta de um adulto, bem como a retirada do ambiente daquilo que possa oferecer risco.

Não oferecer mel no primeiro ano

Os alimentos não devem ser servidos à criança demasiadamente quentes, pois há risco de queimaduras.

O hábito de adoçar os alimentos com mel é contraindicado no primeiro ano de vida, para prevenir a ingestão de esporos da bactéria *Clostridium botullinum*, bacilo responsável pela transmissão do botulismo intestinal, doença neuroparalítica grave. Apesar de desnecessária, uma alternativa seria o melado de cana ou o açúcar mascavo. As famílias veganas não utilizam o mel, uma vez que este é um derivado animal.

A cozinha é o ambiente doméstico com maior risco para as crianças e seu acesso deve ser restrito com o uso de bloqueadores (tipo grade), especialmente para crianças com até seis anos. O hábito de cozinhar com bebês ao colo deve ser abolido.

As cadeiras infantis para refeição ("cadeirões"), assim como outros móveis, devem ser seguros e utilizados com a supervisão contínua de um adulto. Utilizar um cadeirão certificado pelo Instituto Nacional de Metrologia, Qualidade e Tecnologia (Inmetro), que garanta estabilidade, possuir pés antiderrapantes e cinto de segurança para evitar o risco de queda.

No ambiente hospitalar, a equipe ou o cuidador oferece a dieta com a criança pequena sentada ao leito ou com o uso de mesinha auxiliar para as maiores. É recomendado supervisionar o cuidador.

Observar sinais indicativos da síndrome do refluxo gastresofágico: regurgitação exagerada, após os dois meses de vida, tosse e engasgamento frequentes, ganho de pessoa abaixo do esperado, crises de asma. Essas e outras alterações são reportadas ao pediatra.

SONO

O sono é outra necessidade vital, que apresenta uma interface com a alimentação. Caracteriza-se pela suspensão da vigília, diminuição do metabolismo e da atividade sensorial, relaxamento muscular e aparecimento dos sonhos, cuja principal função é a de consolidar e armazenar a memória, que ocorre durante o sono REM (*Rapid Eyes Movement*), mais agitado e superficial. No sono não-REM, mais calmo e profundo, são produzidos os hormônios de crescimento e a renovação celular. A proporção entre esses dois estágios do sono vai se alterando, ao longo da infância: no lactente, 40% do sono é do tipo REM e 40% não-REM, enquanto no adolescente e no adulto a fase REM equivale a 75% do tempo total de sono e a fase não-REM, 25%.

A necessidade de sono noturno e as "sestas" diurnas (cochilos) diminuem com a idade (Quadro 7.2).

Dos cinco até os dez anos, a necessidade de sono diminui gradualmente, assemelhando-se à do adulto (cerca de oito horas).

Criar uma rotina para o sono

Os sinais de sonolência da criança devem ser observados e respeitados. Quando sonolenta, ela boceja, apresenta olhar imóvel, pálpebras entreabertas, cabeça oscilante e busca por uma posição de conforto. Muitas vezes, a criança com sono se mostra irritada.

Dormir uma menor quantidade de horas do que o necessário para a idade pode prejudicar o crescimento infantil, pois, os maiores picos de produção do hormônio do crescimento, ocorrem durante o sono.

A privação ou a má qualidade do sono interfere na aprendizagem e contribui para o aumento do risco de doenças como a obesidade, uma vez que os hormônios envolvidos no controle da saciedade e da fome (leptina e grelina, respectivamente) estão ligados à quantidade e qualidade do sono. Outro aspecto importante a considerar é que crianças obesas podem apresentar desordens de cunho social e emocional, o que aumentaria os distúrbios do sono, formando-se aí um círculo vicioso.

Informar os pais sobre a higiene do sono, que consiste na preparação do ambiente e na formação de hábitos saudáveis, tais como: diminuir a luminosidade e os ruídos; diminuir as atividades da criança e evitar brincadeiras estimulantes, ao final da tarde; colocar a criança ainda sonolenta na cama; estabelecer limites de horário para dormir; criar um ambiente calmo e agradável antes e durante o sono.

Quadro 7.2 – Necessidade média de sono na primeira infância, nas 24 horas.

Idade	Total de horas de sono	Sono diurno – sestas
Período neonatal	15-20 horas	Intercalado, nas 24 horas
3 meses	15 horas	Três sestas de 1h30 cada
6 meses	14h30	Duas ou três sestas de 1h30 cada
9 meses	14 horas	Duas ou três sestas de 1h30 cada
12 meses	13 horas	Duas sestas de uma hora cada
18 meses	13 horas	Uma sesta de 2 horas
2-4 anos	12-13 horas	Uma sesta de 1-2 horas
5 anos	11 horas	Não

Fonte: Sociedade Brasileira de Pediatria (2016); Lippincott Williams & Wilkins (2006) e Nunes (2002).

O uso de objetos transicionais (ursinho, boneca) ou rotinas, como ler uma história, podem ser úteis para crianças de até cinco ou seis anos. Além disso, a companhia dos pais ou de outra pessoa significativa para a criança, ao lado do leito, pode ajudá-la a adormecer, pois oferece conforto e segurança.

Entretanto, a criança não deve adormecer sendo embalada no colo ou assistindo televisão. Evitar, ainda, oferecer alimentos ou bebidas estimulantes, como chocolates ou produtos que contenham cafeína, ao entardecer.

Sono e segurança da criança

Além da posição adequada para dormir, discutida adiante, outros cuidados são providenciados durante o sono da criança. O berço deve ser livre de objetos, brinquedos, travesseiros, cobertores e acolchoados, pois favorecem a sufocação, e as crianças maiores podem utilizar estes objetos para escalar o berço, aumentando o risco para a queda.

Se a temperatura ambiente estiver baixa, é preferível vestir a criança com roupas mais quentes. Em caso de uso de cobertores, estes devem ficar na altura da cintura e, preferencialmente, não cobrir os braços.

Dormir com a criança na mesma cama também é outro fator que aumenta a chance de sufocação, tendo em vista que os pais poderão rolar sobre o filho; além disso, há riscos de queda.

A altura do colchão é rebaixada, de acordo com o crescimento do lactente. Ao final do primeiro ano, recomenda-se a transição para uma cama infantil com proteção lateral, aumentando a segurança contra quedas. O berço não deve estar próximo a janelas, mesmo naquelas com rede de proteção. Evitar prateleiras e objetos sobre ele.

O berço infantil doméstico obedece a critérios rígidos de d*esign*, de acordo com Associação Brasileira de Normas Técnicas (ABNT) e deve obter o selo de aprovação do órgão fiscalizador (Inmetro).

Em 2007, teste realizado pelo órgão reprovou todos os berços disponíveis no mercado brasileiro (ver: http://www.inmetro.gov.br/consumidor/produtos/berco.pdf), o que determinou a criação de parâmetros para a comercialização de novos modelos (Portaria n.º 269, de 21 de junho de 2011; Portaria n.º 243, de 21 de maio de 2015). Por exemplo, o espaçamento entre as grades varia entre 4,5 e 6,5 cm, para evitar que a cabeça, ombro ou mãos fiquem presos. Os leitos hospitalares apresentam outras configurações e o cuidado com lactentes e infantes deve ser redobrado.

As metas internacionais de segurança do paciente possuem um foco importante de atuação da equipe de saúde na prevenção do risco de queda. A gestão de risco, realizada pelo enfermeiro na internação hospitalar e quando necessário, identifica esses casos. Assim, a criança recebe a pulseira de identificação correspondente, alertando cuidadores e equipe sobre a necessidade de seguirem as normas de segurança protocoladas pela instituição, com especial atenção para a manutenção das grades elevadas e travamento das rodas do leito, bem como acompanhamento para deambular.

Os fatores de risco que predispõe à queda são: menores de cinco anos; alterações neurológicas e cognitivas; desnutrição; anemia; hipoglicemia; alterações osteomusculares; comprometimento sensorial; uso de alguns medicamentos e história de quedas.

Síndrome da morte súbita do lactente

Em se tratando de segurança durante o sono é relevante abordar a síndrome da morte súbita do lactente (SMSL) ou síndrome de morte súbita infantil (SMSI) ou morte do berço, definida como: morte súbita e inesperada de criança menor de um ano de idade, aparentemente durante o sono, que se mantém inexplicada após investigação, incluindo a realização da autópsia a e revisão das circunstâncias da morte e da história clínica. O Código Internacional de Doenças, 10.ª versão - CID 10 denomina esse evento como "Síndrome da Morte Súbita da Infância", sob o código R.95.

Manter a criança em decúbito dorsal elevado

A sua etiologia não é clara, mas é provável que esteja ligada à asfixia, imaturidade do sistema neurológico e superaquecimento. Os fatores de risco são: dormir com abdome para baixo, em superfícies macias; uso de cobertores; sexo masculino (60% dos casos); negros; ter um fumante em casa; e compartilhar o leito.

No Brasil, segundo o Departamento de Informática do Sistema Único de Saúde (Datasus) foram notificados 159 óbitos em menores de um ano, em 2014, mas estudiosos alertam para a subnotificação de casos.

O maior risco para a SMSL se dá entre o 2.º e o 4.º mês de vida.

A posição do lactente durante o sono é um fator de risco para a SMSL, como mencionado. Tanto o decúbito ventral quanto o lateral estão associados ao evento. Interessante lembrar que estas posições eram adotadas por profissionais e cuidadores, em anos passados, para prevenir a regurgitação.

A Pastoral da Criança, órgão da Confederação Nacional dos Bispos do Brasil (CNBB), com o apoio do Ministério da Saúde, Sociedade Brasileira de Pediatria, Fundo das Nações Unidas para a Infância (Unicef) da Organização das Nações Unidas (ONU) e outras instituições, lançou, em 2009, a campanha "Dormir de barriga para cima é seguro", baseada em estudos brasileiros e na publicação, em 2007, do estudo *Sudden infant death syndrome* (SIDS) por Rachel Y Moon, Rosemary S C Horne e Fern R Hauck.

A posição dorsal (Figura 7.2) também é recomendada pela Academia Americana de Pediatria como a mais segura para o sono da criança. Os profissionais de saúde devem difundir essa informação, entre pais, cuidadores e educadores.

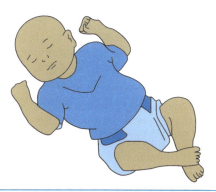

Figura 7.2 – Posição dorsal, com a cabeça lateralizada, durante o sono do lactente.

Nos lactentes pequenos, aguardar a eructação antes de deitar a criança, manter a cabeceira elevada a 30° e a cabeça lateralizada.

HIGIENE

Bons hábitos de higiene influenciam diretamente a saúde do indivíduo, por isso, devem ser ensinados e estimulados desde a primeira infância. Nessa fase, os pais e os cuidadores apresentam grande influência sobre ela e podem ajudá-la a construir hábitos apropriados. No momento dos cuidados de higiene, devem estar atentos para reduzir os riscos de acidentes e disponíveis para oportunizarem momentos de contato e afeto.

O banho e a troca de fraldas também propiciam uma melhor observação de características físicas, presença de manchas ou lesões na pele, além de infestações por parasitas como a escabiose ("sarna") e a pediculose ("piolho") discutidas adiante.

Em situações especiais, como a de hospitalização, o enfermeiro utiliza o momento para os cuidados de higiene para avaliar a criança, realizar parte do exame físico, observar a pele, dentição e alguns aspectos do desenvolvimento.

HIGIENE CORPORAL E HIDRATAÇÃO DA PELE

O banho da criança pode ser efetuado na banheira (de imersão), no chuveiro (de aspersão) ou no leito.

A temperatura do ambiente e da água deve ser agradável; portas e janelas permanecem fechadas, impedindo a formação de correntes de ar. A temperatura da água é testada utilizando-se a região do antebraço, por ser mais fina e sensível; sempre que possível, utilizar termômetros. Manter a água entre 36 e 37 °C.

Para a hidratação da pele, a temperatura da água é um fator importante, assim como o sabonete utilizado. Evitar banhos quentes e prolongados, e usar sabonetes específicos para a criança, preferencialmente com pH da pele (levemente ácidos) e glicerinados, sem perfume, visto que a pele pode apresentar hipersensibilidade a esses aditivos. Loções hidratantes hipoalérgicas podem ser utilizadas, se houver necessidade.

O banho na banheira é mais recomendado para os lactentes (até um ano) e infantes/*toddlers* (um a três anos), a depender do tamanho da criança. Sempre que possível, banhar a criança em água corrente (chuveirinho), após os dois anos ou quando ela conseguir permanecer em pé, com segurança.

O tempo do banho é regulado de acordo com a idade da criança e o clima. Nos lactentes pequenos, doentes e em dias mais frios, deve ser o mais breve possível (durante cinco minutos).

Até os seis meses, recomenda-se enrolar a criança despida em uma toalha, antes de colocá-la na banheira, para evitar a perda de calor e promover segurança.

Reunir o material: banheira limpa; luvas descartáveis, no caso do banho ser realizado pelo profissional; sabonete ou agente de limpeza, de preferência líquido; toalha ou tecido macio; haste flexível ou gaze; pente; fralda descartável; vestimenta adequada ao ambiente. Pode-se colocar um acessório antiderrapante no fundo da banheira. A seguir:

- Apoiar a banheira sobre uma superfície estável e segura;
- Não banhar crianças febris que apresentem tremores ou alterações nos sinais vitais, especialmente queda na saturação de O_2;
- Confirmar a identificação da criança e estimular a participação dos pais, ou supervisioná-los;
- Proteger acesso venoso ou curativo, com material impermeável;
- Manter a criança em permanente vigilância.

Em ambiente hospitalar, a banheira deve ser identificada com o nome da criança durante o período de internação, sendo higienizada diariamente. Quando a banheira for compartilhada, envolvê-la em saco plástico descartável e, após o banho, lavá-la com água e sabão, e proceder à desinfecção, com álcool a 70%.

Quanto ao banho na banheira, sugere-se iniciar o procedimento com o bebê vestido, nos primeiros meses de vida.

- Segurar o recém-nascido e o lactente pequeno apoiando-se a cabeça na mão do cuidador;
- Lavar os olhos apenas com água morna, do canto interno para o externo para prevenir que detritos sejam levados para o canal lacrimal; opcionalmente, pode-se usar gaze ou bolas de algodão. Lavar o rosto também somente com água;
- Lavar o couro cabeludo (Figura 7.3), delicadamente, ainda fora da banheira; umedecer os cabelos e utilizar algumas gotas de xampu, evitando que a água penetre nos ouvidos, protegendo-os com os dedos ou com bolas de algodão; então, enxaguar. Antes de iniciar a higienização do corpo, o segmento cefálico deve ser enxugado, outra estratégia para reduzir perda de calor.
- Retirar a fralda e higienizar o períneo com algodão embebido em água morna, para a retirada de resíduos de fezes e/ou urina.

Após lavar o rosto e os cabelos com água limpa, a criança é colocada na banheira e higienizada conforme a sequência: inicialmente as partes mais limpas (parte anterior e posterior do tronco, braços, mãos, pernas, pés) e por último, genitália e as nádegas.

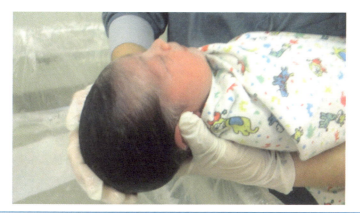

Figura 7.3 – Posição para lavar a cabeça e a face (lactentes pequenos).
Fonte: Arquivo da autora.

Nos lactentes maiores, já não é possível lavar a cabeça desse modo, fora da banheira. Em geral, a criança é sentada e a cabeça lavada com a mão do cuidador, em concha, ou com o auxílio de um recipiente. Seguir a mesma sequência.

Se a criança apresentar micção durante o banho, trocar a água, antes de prosseguir. Para secar, usar toques suaves (sem esfregar), com toalha limpa e macia.

Ao usar a banheira, a água não deve ultrapassar a um terço de altura, pois, quando cheia, aumenta o risco de afogamento. O dorso da criança permanece apoiado no antebraço do cuidador, que segura a braço distal do bebê, para evitar o escorregamento (Figura 7.4). Girar o lactente para higienizar a região dorsal é um movimento opcional. Alguns bebês podem se sentir inseguros e com frio durante o banho; nesse caso, recomenda-se colocar água o suficiente de forma a cobrir-lhes os ombros (em torno de 13 cm). No lactente que consegue sentar sem apoio (após o 6.º mês de vida), colocar água até a linha da cintura (Figura 7.5).

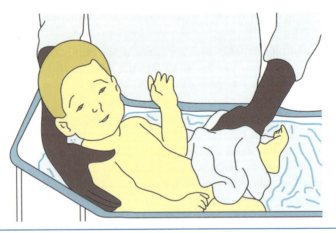

Figura 7.4 – Banho em banheira, com o dorso e a cabeça apoiados.

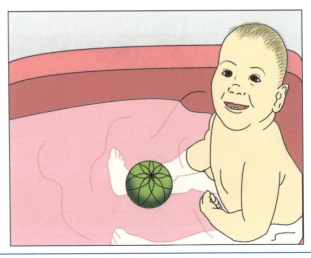

Figura 7.5 – Banho em banheira. Controle do tronco.

Com relação ao banho de chuveiro, além dos cuidados já mencionados, quanto à água e ao ambiente, o uso de um tapete antiderrapante ajuda a evitar quedas. Banhar a criança em água corrente (chuveirinho), estimulando-a a lavar o próprio corpo.

Por volta dos cinco ou seis anos, a criança está apta a tomar banho, sozinha; entretanto, a supervisão de um adulto sempre é necessária, tanto para garantir uma boa higiene, como a sua segurança. Conforme a criança vai se desenvolvendo, valorizará a privacidade durante o banho, o que deve ser considerado e respeitado.

As unhas são lixadas, nos primeiros meses e, após cortadas com tesoura ou cortador infantil limpos com álcool, sem ponta, de modo a mantê-las retas e sem pontas nos cantos. Segurar a mão ou o pé, firmemente, e deslocar a pele sob a unha, empurrando-a para trás, antes do corte. Avaliar a presença de inflamação causada por unhas encravadas. O cuidado pode ser realizado durante o sono, a cada dez dias, em média.

O banho no leito é restrito a circunstâncias especiais, sendo mais comum em casos em que a criança apresente instabilidade hemodinâmica, alterações neurológicas, necessidade de imobilização e de oxigenoterapia, entre outros.

Nessa situação, o banho é realizado com alguns cuidados adicionais, como: manter o monitoramento com oxímetro de pulso; ajustar a temperatura do ar condicionado, se for o caso; retirar a roupa e cobrir o paciente com um lençol (ou fralda de pano) limpo; utilizar pouco sabão, espalhando-o suavemente, sem fricção; enxaguar com compressa ou luva de banho úmida e macia; secar com toques suaves e vestir cada área higienizada. Trocar a água se houver sujidade ou esfriamento. Sempre que disponível, optar por lenços descartáveis, impregnados por loção higienizadora ou sabonete sem enxague hipoalérgicos, que reduzem o tempo do banho.

Lavar o couro cabeludo duas vezes por semana, ou quando necessário.

Especial atenção deve ser dada para a limpeza de mãos, períneo e cavidade oral. Se o paciente estiver intubado ou com traqueostomia, usar solução à base de clorexidina 0,12% para a higiene oral, de forma a reduzir a quantidade de bactérias que podem ser um foco para infecções como a pneumonia.

Higiene do períneo e prevenção de dermatite

A dermatite da área das fraldas (assaduras) abrange um conjunto de dermatoses de causa inflamatória, sendo a doença cutânea mais frequente na primeira infância (ver Capítulo 1: *A Consulta Pediátrica*). As assaduras podem ser causadas, por exemplo, pela exposição da pele a fezes e urina em decomposição, por fricção, umidade, temperatura local elevada e presença de micro-organismos.

A partir do prejuízo na integridade da pele do períneo, podem ocorrer infecções secundárias por *Candida* ou por bactérias, como *Bacillos faecallis,* o que agrava ainda mais o processo inflamatório e o desconforto.

Com o intuito de prevenir assaduras, recomenda-se a troca das fraldas com urina a cada três ou quatro horas, mas sempre observando sua capacidade de absorção. Em presença de fezes, a troca deve ocorrer de imediato.

A higiene do períneo é realizada com bolas de algodão ou com tecido macio e água morna.

Uma das medidas para prevenir a infecção do trato urinário é a sequência utilizada para a higiene perineal, sempre no sentido anteroposterior, ou seja, do meato urinário para a região anal, de forma a não trazer sujidades ou micro-organismos para a uretra. Na presença de fezes, recomenda-se o uso de sabonetes suaves, com pH da pele.

Os lenços umedecidos descartáveis são indicados para uso esporádico, pois podem provocar irritação ou sensibilização da pele, por conterem conservantes e perfume.

Se a pele da região perineal apresentar alguma lesão, pode-se indicar um creme de ou pomada de barreira, para reduzir o contato direto da pele com urina e fezes. Algumas dessas substâncias são de difícil remoção; assim, aplica-se uma fina camada, sobre a pele limpa, que não deve ser totalmente retirada, a cada troca de fralda, pois agredirá, ainda mais a pele da criança, por fricção.

Os pais são orientados a lavarem as mãos, após a higienização perineal.

A troca de fraldas nos menores de seis meses é realizada lateralizando-se o decúbito, de forma a evitar a elevação dos membros inferiores, o que aumentaria a pressão intra-abdominal, favorecendo episódios de refluxo e o aumento da pressão intracraniana.

Quando possível, usar fralda de algodão e expor o períneo ao sol fraco, por 5-15 minutos, evitando-se o horário entre 10 e 16 h.

Vestuário

As roupas e os calçados devem ser limpos e de tamanho apropriado à criança. As roupas e o enxoval de cama e banho devem ser confeccionados com tecidos naturais, como linho e algodão. Atenção especial para as etiquetas internas que, em contato com a pele, podem provocar alergias.

É importante que ela seja mantida calçada para seu conforto e segurança, mesmo quando internados, e com roupas compatíveis à temperatura ambiente. Embora os recém-nascidos e os lactentes pequenos necessitem de uma maior proteção ao frio, evitar os exageros no uso de agasalhos, avaliando a temperatura das mãos e a temperatura axilar, quando houver dúvida.

Orientar os cuidadores para não utilizarem sabão em pó ou amaciante, na lavagem das roupas, pois podem desencadear hipersensibilidade, nas crianças menores de um ano. No cuidado com o enxoval preferir um sabão neutro, com fragrância suave, como o de coco, secagem ao sol e uso do ferro de passar.

Mesmo no ambiente hospitalar, a equipe deve respeitar a preferência das crianças e dos adolescentes, quanto às suas vestimentas. Especial atenção à presença de botões e fechos que podem se desprender e causar acidentes.

As meias e os sapatos apertados podem causar o encravamento das unhas.

Higiene oral

A dentição primária, também conhecida como decídua ou de leite é constituída por 20 dentes, e a sua erupção se inicia entre o quinto e o oitavo mês, completando-se até os 30-33 meses (ver Capítulo 1: *A Consulta Pediátrica*). A decídua exerce papel fundamental, pois será responsável pela mastigação, estética facial e fonação. Assim, é essencial sua conservação em condições adequadas.

Em média, a substituição da primeira dentição inicia-se por volta dos seis anos, e se estende até os 11 anos.

A higiene da boca tem sido recomendada, por odontólogos e pediatras, desde o nascimento, e deve ser realizada pelos pais ou cuidador, com pano limpo e macio ou escovinha com cerdas de silicone, umedecidos com água limpa.

O exemplo dos pais e de outros cuidadores é um bom estímulo para que a criança desenvolva hábitos de higiene saudáveis.

É importante que o cuidador mantenha uma boa higiene dental, pois as bactérias que causam as cáries podem ser transmitidas aos lactentes quando utilizam os mesmos talheres, colocam os dedos na boca de seus cuidadores, e na troca de beijos.

Com a erupção dos dentes, a escovação é iniciada com escova infantil de cerdas macias e de tamanho adequado. Estão disponíveis no mercado, escovas com limitadores de segurança, tipo chupeta, que impedem que a criança introduza a escova na orofaringe.

As técnicas de escovação específicas para cada tipo de arcada podem ser orientadas pelo dentista e a consulta anual com o profissional é importante para a detecção precoce de infecções, de anormalidades na mordida, e indicação de aparelhos ortodônticos.

Idealmente, a higiene oral deveria ser realizada após cada refeição ou, no mínimo, duas vezes ao dia. A escovação da noite, antes de dormir, é realizada pelo cuidador ou sob a sua supervisão, até que a criança tenha habilidade para realizá-la de forma adequada, já na fase escolar.

Recomenda-se o uso de dentifrícios suaves e adequados à idade, e fio ou fita dental. Ainda hoje, existem dúvidas sobre utilizá-los com ou sem flúor, antes dos três anos, pelo risco de fluorose. Essa condição, decorrente do seu excesso no organismo, causa manchas esbranquiçadas e pode ocorrer se a criança ingerir a substância, com frequência.

Por outro lado, o uso de dentifrícios com flúor, em quantidade reduzida e controlada, tem sido recomendado pela *American Academy of Pediatric Dentistry* mesmo na primeira infância, pois há evidências na literatura (em estudo de metanálise) de que o flúor é efetivo na redução de cáries dentárias. A fluorose seria decorrente do excesso de flúor ingerido pela a criança, sem controle dos pais. Portanto, é fundamental o seu uso na quantidade recomendada, que equivalente a um grão de arroz para crianças menores de três anos, e a um grão de ervilha, para as crianças de três a seis anos.

Vale ressaltar que a alimentação e a saúde bucal estão interligadas, pois alimentos açucarados contribuem para o aumento da ocorrência de cáries. Assim, não se deve permitir a ingestão desses alimentos à noite, especialmente aqueles à base de amido, que estimula a produção de ácido lático, pela fermentação bacteriana, o que leva à dissolução do esmalte dentário. Substituir as mamadeiras por copos, sempre que possível.

Pediculose

Entre os cuidados com a higiene do paciente pediátrico, inclui-se o exame da pele e anexos, para detectar, precocemente, a presença de lesões e parasitas; dentre eles, a infestação por piolhos é a mais frequente que pode acometer a cabeça (mais comum), o corpo e a região pubiana.

A pediculose pode ser confirmada pela presença de lêndeas, que são os ovos depositados pelas fêmeas, e que se aderem aos fios, ou pelos piolhos (pequenos insetos). Seu principal sinal é o prurido intenso, causado pela saliva durante a picada, o que pode provocar ferimentos na pele. Além disso, é possível palpar linfonodos na região auricular e cervical, nos casos mais graves.

A pediculose é uma ectoparasitose causada pelo *Pediculus humanus capitis,* no couro cabeludo, pelo *Pediculus humanus corporis,* no corpo e pelo *Phthirus pubis.* São hematófagos e desenvolvem todo o seu ciclo de vida no ser humano, com um período de incubação entre sete dias e três semanas, e prolifera-se, preferencialmente, em ambientes quentes e úmidos.

Trata-se de um problema de saúde pública em todo mundo, sendo prevalente em crianças, principalmente entre três e 11 anos, em todos os grupos socioeconômicos. Nos Estados Unidos da América há estimativas que variam de seis a 12 milhões de infestações, ao ano.

A transmissão do piolho pode ser direta, de pessoa a pessoa (dormir próxima, durante o sexo, encostar a cabeça) ou indireta, por meio de objetos (bonés, pentes, travesseiros). O estigma causado pela infestação provoca constrangimento nas crianças e em seus pais, especialmente naquelas que frequentam a escola.

Os tratamentos mais comuns são à base de soluções piretróides, loção de ivermectina 0,5%, e outras substâncias que podem ser tóxicas para as crianças menores e induzir à resistência do parasita. Todos os comunicantes devem ser tratados.

O polímero à base de silicone (dimethicone ou dimeticone) tem se mostrado seguro e efetivo no tratamento da pediculose. Esta substância, quando aplicada por um período superior a 8 horas, lubrifica o cabelo e auxilia na remoção mecânica de lêndeas (ovos do piolho), enquanto fisicamente, provoca a imobilização do parasita, afetando a excreção de água e ocluindo o seu sistema respiratório.

Para prevenção e tratamento, algumas orientações são oferecidas aos pais e cuidadores ou implementadas pela equipe de enfermagem, em ambiente hospitalar:

- Não compartilhar objetos de uso pessoal como pentes, presilhas, bonés;
- Examinar o couro cabeludo e cabelos semanalmente ou a cada dez dias;
- Retirar os piolhos e as lêndeas com o pente fino, após uso de creme condicionador, ácido acético (vinagre 5 a 7%), por 10 minutos, diluído na proporção 1:1 (uma parte de vinagre e uma de água) ou 1:2, ou dimeticone 100%; cobrir a criança com um tecido claro, para evitar que os insetos sejam camuflados pela roupa;
- Aplicar os medicamentos conforme as instruções. Para as crianças com eczema, asma e com menos de três anos, dar preferência às soluções à base de água, por apresentarem menor probabilidade de efeitos adversos;
- Proteger boca e olhos da criança, ao aplicar os medicamentos prescritos;
- Em ambiente hospitalar, separar as roupas e encaminhá-las para a lavanderia em saco plástico fechado e identificado. Orientar a lavagem em separado também no ambiente doméstico;
- Trocar diariamente as roupas de cama, de banho e de uso pessoal, enquanto durar o tratamento; em domicílio, ferver, secar ao sol e usar ferro quente;
- Orientar que pente e escova sejam deixados de molho em água a 55 ºC. Secar os cabelos, pois a umidade favorece a infestação;
- Orientar os pais sobre a importância da lavagem das mãos antes e após a aplicação do medicamento;

- Manter as unhas das crianças curtas e limpas, para evitar ferimentos devido ao prurido e infecções secundárias;
- Repetir o tratamento após uma semana;
- Observar possíveis reações de hipersensibilidade ao tratamento (prurido, hiperemia, eczema, tosse).

O cuidado à criança é uma tarefa gratificante, mas não simples. Para a equipe, demanda conhecimento, empatia e habilidade para lidar com a criança e a família em situação de doença, angústia e desconforto. Para os pais, cuidar apresenta-se como um desafio, em cada fase do desenvolvimento de seu filho.

O enfermeiro investiga em que contexto os cuidados são realizados, de forma a melhor compreender as necessidades de cada paciente-família, intervindo, positivamente, na promoção à saúde. As orientações e informações são fornecidas de acordo com o nível de entendimento e interesse de cada família, preferencialmente por escrito e de uma forma gradual.

Embora a interação da criança e família com a equipe se dê durante a internação ou consulta ambulatorial, o enfermeiro deve se mostrar disponível para esclarecer dúvidas, reforçar recomendações e oferecer apoio, sempre que necessário.

BIBLIOGRAFIA CONSULTADA

1. American Academy of Pediatric Dentistry. Clinical Affairs Committee. Infant Oral Health Subcommittee. Guideline on Infant Oral Health Care. AAPD Reference Manual. 2014.[acesso 10 dez 2016]. Disponível em: http://www.aapd.org/media/policies_guidelines/g_infantoralhealthcare.pdf.
2. American Academy of Pediatrics. SIDS and other Sleep-Related Infant Deaths: expansion of recommendations for a safe infant sleeping environment. Pediatrics. 2011; 128(5):1-27.
3. Associação Brasileira para o Estudo da Obesidade e da Síndrome Metabólica (Abeso). Mapa da obesidade. s/d. [acesso 09 dez 2016]. Disponível em: http://www.abeso.org.br/atitude-saudavel/mapa-obesidade.
4. Bezerra MAL, Carvalho KM, Bezerra JLO, Novaes LFG, Moura THM, Leal LP. Fatores associados ao conhecimento das mães sobre a síndrome da morte súbita do lactente. Esc. Anna Nery Rev. Enferm. 2015;19(2):303-9.
5. Brasil. Lei no 11.265, de 3 de janeiro de 2006. Regulamenta a Comercialização de Alimentos para Lactentes e Crianças de Primeira Infância e também a de produtos de puericultura correlatos. Diário Oficial da União. 2006. 4 jan;3(1-3).
6. Carpenter RG, Irgens LM, Blair PS, England PD, Fleming P, Huber J et al. Sudden unexplained infant death in 20 regions in Europe: case control study. Lancet. 2004; 363: 185-91.
7. Fernandes JD, Machado MCR, Oliveira ZNP. Fisiopatologia da dermatite da área das fraldas - Parte I. An Bras. Dermatol. 2008; 83(6):567-71.
8. Fernandes JD, Machado MCR, Oliveira ZNP. Quadro clínico e tratamento da dermatite da área das fraldas – Parte II. An Bras. Dermatol. 2009; 84(1):47-54.
9. Fonseca AS. Enfermagem Pediátrica. Martinari: São Paulo; 2013. 360p.
10. Gabani FL, Maebara CML, Ferrari RAP. Pediculose nos centros de educação infantil: conhecimentos e práticas dos trabalhadores. Esc. Anna Nery Rev. Enferm. 2010;14(2):309-17.
11. Hockenberry MJ, Wilson D. Wong Fundamentos de Enfermagem pediátrica. 9. ed. Rio de Janeiro: Elsevier. 2014. p. 313-17; 375-80; 622-25.
12. Ihde ES, Boscamp JR, Loh JM, Rosen L. Safety and efficacy of a 100% dimethicone pediculocide in school-age children. BMC Pediatrics. 2015;15:70.
13. Instituto Brasileiro de Geografia e Estatística (IBGE). Censo demográfico 2010. [Acesso 10 dez 2016]. Disponível em: http://censo2010.ibge.gov.br/resultados.html.

14. Instituto Brasileiro de Geografia e Estatística (IBGE). Projeção da população do Brasil e das Unidades da Federação. 2017. [acesso 22 fev. 2017]. Disponível em: http://www.ibge.gov.br/apps/populacao/projecao/.
15. Instituto Nacional de Metrologia, Qualidade e Tecnologia - Inmetro. Portaria n.º 269, de 21 de junho de 2011. Aprova os Requisitos de Avaliação da Conformidade para Berços Infantis. Brasília. [Acesso 10 dez 2016]. Disponível em: http://www.inmetro.gov.br/legislacao/rtac/pdf/RTAC001708.pdf.
16. Instituto Nacional de Metrologia, Qualidade e Tecnologia - Inmetro. Portaria n.º 243, de 21 de maio de 2015. Determina o espaçamento entre laterais ou extremidades do berço e o colchão. Brasília. [Acesso 10 dez 2016]. Disponível em: http://www.inmetro.gov.br/legislacao/rtac/pdf/RTAC002257.pdf.
17. Lippincott Williams & WilKins. Enfermagem pediátrica: (Incrivelmente fácil). Guanabara Koogan: Rio de Janeiro; 2006. 582p.
18. Maslow AH. Motivación y personalidad. Barcelona: Sagitário; 1954.
19. Ministério da Saúde (Brasil). Secretaria de Atenção à Saúde. Departamento de Ações Programáticas e Estratégicas. II Pesquisa de Prevalência de Aleitamento Materno nas Capitais Brasileiras e Distrito Federal/Ministério da Saúde, Secretaria de Atenção à Saúde - Brasília: Ministério da Saúde, 2009. 108p.:il. [Acesso 20 fev. 2017]. Disponível em: http://www.sbp.com.br/src/uploads/2012/12/pesquisa.pdf.
20. Ministério da Saúde (Brasil). Secretaria de Atenção à Saúde. Departamento de Atenção Básica. Saúde da criança: nutrição infantil: aleitamento materno e alimentação complementar. Brasília: Ministério da Saúde, 2009.112 p.
21. Ministério da Saúde (Brasil). Secretaria de Atenção à Saúde. Departamento de Ações Programáticas e Estratégicas em Saúde. O futuro hoje: Estratégia - brasileirinhas e brasileirinhos saudáveis: primeiros passos para o desenvolvimento nacional. Brasília: Ministério da Saúde, 2010.128 p.
22. Ministério da Saúde (Brasil). Secretaria de Atenção à Saúde. Departamento de Atenção Básica. Dez passos para uma alimentação saudável: guia alimentar para crianças menores de dois anos: um guia para o profissional da saúde na atenção básica. Brasília: Ministério da Saúde, 2013. 72 p.
23. Ministério da Saúde. Departamento de informática do SUS – DATASUS. Estatísticas Vitais. Óbitos por causas evitáveis 0-4 anos. 2014. [acesso 22 fev. 2017]. Disponível em: http://tabnet.datasus.gov.br/cgi/tabcgi.exe?sim/cnv/evita10uf.def.
24. Mohammed ALB. Head lice infestation in schoolchildren and related factors in Mafraq governorate, Jordan. Int J Dermatol. 2012; 51:168-72.
25. Moon RY, Horne RSC, Hauck FR. Sudden infant death syndrome. Lancet. 2007;370:1578–87.
26. Nunes ML. Distúrbios do sono. J Pediatr. 2002; 78(Supl):S63-72.
27. Nunes ML, Martins MP, Nelson EA, Cowan S, Cafferata ML, Costa JC. Orientações adotadas nas maternidades dos hospitais-escola do Brasil, sobre posição de dormir. Cad Saude Pública. 2002; 18: 883-6.
28. Nunes ML, Pinho AP, Aerts D, Santacute AA, Martins MP, Costa JC. Síndrome da morte súbita do lactente: aspectos clínicos de uma doença subdiagnosticada. J Pediatr. 2001;77:29-34.
29. Rapley G, Murkett T. Baby-Led Weaning: The Essential Guide to Introducing Solid Foods-and Helping Your Baby to Grow Up a Happy and Confident Eater. London: Paperback, 2010.
30. Pastoral da Criança. Confederação Nacional dos Bispos do Brasil. Campanha: Dormir de barriga para cima é mais seguro. 2009. [acesso 16 dez 2016]. Disponível em:http://www.pastoraldacrianca.org.br/dormirdebarrigaparacimaemaisseguro.
31. Pinho APS, Nunes ML. Epidemiological profile and strategies for diagnosing SIDS in a developing country. J Pediatr. 2011;87(2).
32. Rede Nacional Primeira Infância. Vital Didonet (coordenador). Plano Nacional pela primeira infância. Brasília, 2010. [Acesso 10 dez 2015]. Disponível em: http://primeirainfancia.org.br/wp-content/uploads/PPNI-resumido.pdf.
33. Regis LFLV, Porto IS. Necessidades humanas básicas dos profissionais de enfermagem: situações de (in)satisfação no trabalho. Rev. Esc. Enferm USP. 2011;45(2):334-41.
34. Schmitz EMR. A enfermagem em pediatria e puericultura. São Paulo: Atheneu, 2005. 477p.

35. Sociedade Brasileira de Pediatria. Manual de orientação para a alimentação do lactente, do pré-escolar, do escolar, do adolescente e na escola. Sociedade Brasileira de Pediatria. Departamento de Nutrologia, 3. ed. (revisada e ampliada). Rio de Janeiro: SBP, 2012.148p.
36. Turco GF, Reimão R, Rossini S, Antônio MARGM, Barros Filho AA. Distúrbios do sono e qualidade de vida em crianças e adolescentes obesos – Revisão bibliográfica. Neurobiologia. 2011; 74(2):171-80.
37. Souza ABG. Aleitamento materno e a iniciativa hospital amigo da criança. In: UTI neonatal: cuidado ao RN de médio e alto risco. São Paulo: Atheneu, 2015. p.9-22.
38. Word Healt Organization – WHO. Closing the gap in a generation: health equality through action on the social determinants of health: final report of the Comission on Social Determinants of Health. Geneve: WHO, 2008.

Medicando a Criança

8

Júlia Peres Pinto
Aspásia Basile Gesteira Souza

O consumo de medicamentos durante a infância reflete, além do padrão de adoecimento das crianças, a prática da "automedicação" e da "autoprescrição" (uso de fármacos tarjados), pelos seus responsáveis para o alívio de desconfortos como dor, febre e congestão nasal, recorrendo a "farmácias" domiciliares que estocam sobras de remédios de antigas receitas da própria criança, dos irmãos mais velhos e da família.

Por diferentes razões, as crianças menores de seis anos necessitam de frequentes avaliações em consultório médico, unidade de pronto atendimento e de internação, onde outros fármacos serão prescritos, para o tratamento de doenças ou para a melhora de sintomas. Desse modo, a administração de medicamentos é um cuidado compartilhado entre a equipe de enfermagem, nas instituições de saúde, e os seus cuidadores, no domicílio e nas escolas, exigindo do profissional aptidão tanto para realizá-la com eficácia, quanto para orientar os cuidadores a lidarem com a necessidade terapêutica da criança, de forma segura.

Suas peculiaridades morfofisiológicas, como a proporção de gordura, proteína e água corporal, e as características do desenvolvimento neuropsicomotor influenciam, diretamente, na eficácia do fármaco e na dose necessária para o tratamento, justificando a adoção de cuidados adicionais nessa prática.

Em ambiente ambulatorial ou hospitalar, a equipe deve estar atenta às etapas do processo que envolve a terapia medicamentosa, quais sejam: prescrição, transcrição, dispensação, distribuição, preparo ou diluição, administração e, ainda, a monitorização, uma vez que, em qualquer uma delas, há propensão a erros, especialmente na prescrição, no preparo da dose e a sua diluição na concentração adequada, quando for o caso.

A Organização Mundial da Saúde (OMS) define o erro como: "Falha na execução de uma ação planejada de acordo com o desejado ou o desenvolvimento incorreto de um plano". Esses erros podem ser ativos ou latentes. Erros ativos são os atos inseguros cometidos por quem está em contato direto com o sistema e, erros latentes, os atos evitáveis, que surgem a partir da gestão. Ambos os tipos legitimam a criação de um modelo de "barreiras" para impedir que afetem o paciente.

Encontrar medidas para tornar os seus processos mais seguros, é um desafio para as instituições de saúde, pois, cada vez mais, são denunciados casos de iatrogenia (alteração provocada pela prática dos profissionais da saúde), e efeitos adversos (incidente que resulta em dano ao paciente), especialmente em unidades pediátricas.

MEDICAÇÃO E SEGURANÇA DO PACIENTE

A Portaria nº 529/2013 do Ministério da Saúde instituiu o Programa Nacional de Segurança do Paciente (PNSP), objetivando melhorar a qualificação do cuidado em saúde.

Entre as medidas que podem ser adotadas no fluxo de trabalho para aumentar a segurança do procedimento, destacam-se:

- Prescrição médica digitalizada, diminuindo o risco de troca de paciente e interpretação da caligrafia;
- Sistemas de prescrição médica eletrônica com filtros de segurança que relacionam dose, diluente, velocidade de administração, concentração e via de administração para os medicamentos cadastrados;
- Sistema eletrônico de rastreabilidade na dispensação de medicamentos;
- Dispensação de doses dos medicamentos de alta vigilância somente pela farmácia da instituição, sem a necessidade de manuseio pela equipe de enfermagem;
- Reconciliação medicamentosa pelo farmacêutico clínico, o que permite a análise de todas as prescrições e avaliação da terapêutica, dose, compatibilidade, diluente etc., antes da dispensação do medicamento;
- Rastreabilidade eletrônica de medicamentos, para possibilitar a checagem de dados, antes de sua administração: cliente, medicamento, dose, validade, via de administração, velocidade de infusão, apresentação, concentração, horário, diluente etc.;
- Armazenamento dos dados de todos os lotes adquiridos;
- Monitorização de sinais e sintomas;
- Anotações de enfermagem precisas.

A leitura da prescrição médica deve ser realizada, cuidadosamente, antes da administração do fármaco.

Atentar para o tipo de intervalo prescrito, que pode ser variado: aprazamento em horário padrão; quando necessário (S/N), forma não recomendada; uso único e imediato ("agora"); uso de urgência/emergência (retroacrônimo SOS - *Save Ours Souls*); de acordo com o critério médico (ACM). Nos casos de emergência, a equipe de enfermagem pode acatar prescrições verbais que, nesse caso, devem ser reconfirmadas (repetir a ordem e validar) para evitar erros de dosagem, e transcritas pelo médico, assim que possível.

O momento da aplicação do medicamento é a última barreira no processo, e merece atenção redobrada. Para uma prática segura é necessária a checagem de informações fundamentais, pela enfermagem, conhecidas como os "certos". Esses dados vêm sendo ampliados na medida em que os estudos e políticas de segurança do paciente avançam. São eles:

- Paciente certo: conferência de dois ou mais identificadores de segurança registrados no bracelete de identificação e validados pelo acompanhante e criança: nome completo e data de nascimento, ou nome completo e registro hospitalar, ou nome completo da mãe e da criança;

Dispensação de medicamentos é de responsabilidade do farmacêutico

- Medicamento certo: prescrição correta e adequada ao paciente (diagnóstico, alergia, interação);
- Dose certa: quantidade exata prescrita (não maior, menor ou extra);
- Via certa: aplicação através da via recomendada;
- Hora certa e intervalo certo: iniciar o medicamento, especialmente os antibióticos, em até 30-60 minutos após serem prescritos. Seguir o aprazamento padrão somente em casos eletivos. Considera-se atraso ou "fora do horário", medicamentos administrados 30 minutos antes ou após o horário previsto, para os medicamentos de ação imediata e 60 minutos, para os de ação prolongada;
- Vazão certa: controle adequado do gotejamento, ou velocidade de infusão;
- Validade certa e acondicionamento: controlados pelo setor da farmácia e pela enfermagem, após a abertura do recipiente;
- Registro certo: conferir a prescrição; medicar; checar o procedimento; anotar em prontuário; assinar e carimbar. São considerados erros de omissão: não registrar em prontuário; checar a prescrição antes da efetiva administração; não administrar o fármaco prescrito ("circular" o horário), e não registrar o motivo;
- Orientação certa ao paciente: pressupõe que a criança e seu familiar serão esclarecidos acerca da droga e o modo de administração, considerando o direito de recusa do responsável;
- Apresentação certa: foma famacêutica do medicamento e sua compatibilidade com a via de administração prescrita e condições clínicas do paciente;
- Monitoramento certo: avaliação da resposta do paciente ao medicamento antes, durante e após a administração.

Considerando as necessidades da criança e o compromisso de minimizar seu sofrimento e de sua família, outros dois "certos" devem ser incluídos: preparo da criança, que pode ser realizado com orientações de acordo com o seu nível de entendimento ou com o uso de brinquedo (abordados no Capítulo 5: *Preparando a criança para procedimentos*), e preparo dos pais, incluindo apoio e explicações detalhadas sobre os efeitos esperados, cuidados especiais, e esclarecimento de dúvidas.

Assim, a não observância de todos aqueles parâmetros, aumenta o risco para que ocorram erros, classificados como: de paciente; de prescrição; de dispensação; de via de administração; de omissão; de horário; de administração de medicamento não-autorizado; de dose; de apresentação; de técnica; de duração do tratamento; de preparo; de administração; de infusão; de administração de medicamentos deteriorados; de monitoração; de não aderência do paciente e família.

Alguns procedimentos operacionais padrão são de especial interesse para a equipe de enfermagem pediátrica e devem ser efetivados:

- Padronizar o armazenamento dos medicamentos que estão sob a guarda da equipe de enfermagem;
- Uniformizar a identificação dos medicamentos, soluções etc.;
- Consultar guias de diluição de medicamentos e confeccionar tabelas padronizadas com os medicamentos de uso frequente na unidade;

- Utilizar instrumentos de medida padrão no preparo de medicamentos por via oral, como seringas milimetradas, uma vez que o copo e a colher-medida apresentam grandes variações no volume;
- Padronizar o modelo dos equipamentos e do material de consumo (seringas, bombas de infusão e os equipos);
- Prescrever cuidados de enfermagem para o uso de bombas de infusão: fixar o aparelho no suporte; preencher a extensão do equipo com a solução prescrita e adaptá-lo à bomba; colocar o frasco com a solução 40 cm acima do equipamento; encaixar o sensor de segurança na câmara gotejadora do equipo e abrir as pinças; ligar e programar a bomba; trocar o equipo a cada 24 horas, ou de acordo com a rotina, etc.;
- Etiquetar os frascos que serão armazenados, registrando data e horário da manipulação, concentração do medicamento, nome do responsável pelo preparo e validade;
- Devolver à farmácia sobras dos fármacos, pois estoques de medicamentos nas enfermarias são fontes importantes para erros;
- Padronizar a dupla checagem, por enfermeiro e colaborador, quando o cálculo de dose do medicamento for necessário, e nos de alto risco.

APRESENTAÇÃO E DOSE DOS MEDICAMENTOS

As formas de apresentação dos medicamentos habitualmente utilizados em pediatria são líquidas, a saber:

- Suspensões: mistura de partículas sólidas e insolúveis a um solvente, que na maioria das vezes é a água potável. O princípio ativo se deposita no fundo do recipiente, que deve ser agitado antes do uso, para garantir a homogeneidade da solução; atentar para o prazo de validade que se reduz, após a reconstituição e armazenagem;
- Xaropes: medicamentos diluídos em uma solução a base de água com alta concentrada de açúcar, usualmente a sacarose, para dissimular um sabor desagradável. São contraindicados para criança com diabetes;
- Soluções: são obtidas pela mistura de um soluto (parte sólida) com um solvente, em geral água estéril para injeção ou solução fisiológica 0,9%. As soluções podem ser: orais, como as gotas, ou estéreis como os medicamentos injetáveis, os colírios etc. As soluções para uso parenteral podem estar acondicionadas em pequenas ampolas ou frascos de vidro, plástico (flaconete), ou, ainda, em embalagens maiores confeccionados em polipropileno transparente de sistema fechado (soros).

A regulamentação do uso de medicamentos no Brasil é realizada pela Agência Nacional de Vigilância Sanitária (Anvisa). Para tanto, é necessária a avaliação de estudos clínicos, dificilmente realizados em crianças menores que quatro anos, especialmente naqueles menores de dois anos, inclusive por fatores éticos. Em consequência disso, tem-se empregado medicamentos *off label*, ou seja, prescritos de forma diferente às informações contidas na bula, e com as quais o produto foi licenciado. Assim, são utilizados fármacos *off label* de indicação, de peso, de dose, de frequência, de via de administração. Apesar de não ser considerado ilegal, o seu emprego passa a ser de responsabilidade do médico que o prescreveu. Recomenda-se que as instituições de saúde estabeleçam protocolos descrevendo as situações clínicas nas quais o seu uso pode ser vantajoso.

Os medicamentos *off label* são extensamente utilizados em unidades de neonatologia e terapia intensiva pediátrica, com prevalência de até 90%.

Além dos medicamentos *off label*, é frequente o uso de substâncias não licenciadas, que são aquelas que não apresentam registro na Anvisa como medicamentos, ou que apresentam registro, mas são contraindicados para crianças.

Estudo realizado entre 2001 e 2002, em um hospital universitário na Suécia evidenciou que 24% das prescrições, naquelas unidades, indicavam medicamentos não licenciados e 25% medicamentos *off label*.

A União Europeia passou a exigir, desde 2007, a realização de estudos em crianças para que medicamentos novos sejam comercializados.

Um estudo publicado em 2012, em uma unidade de terapia intensiva pediátrica de Minas Gerais, mostrou que 67% das crianças receberam ao menos um medicamento não licenciado, e 86% de uso *off label*.

Em 2016, uma pesquisa realizada nos prontuários e receitas prescritas para crianças usuárias do serviço de atenção primária de um município do Rio Grande do Sul mostrou uma frequência de 31,7% na prescrição de medicamentos *off label*.

Todos esses aspectos demandam uma observação criteriosa da enfermagem sobre a presença de efeitos adversos e outras intercorrências.

Além do fato da maioria dos medicamentos não ter sido aprovada para aquela faixa etária, a apresentação de inúmeros medicamentos é disponibilizada em frascos e ampolas com dosagem elevadas, obrigando a sua manipulação e transformação para dosagens menores, por meio de cálculos matemáticos (regra das proporções ou regra de três), ou a aplicação de fórmulas, como: dose prescrita/dose em estoque x diluição total, que demandam treinamento da equipe de enfermagem e conferência do enfermeiro, quando esse preparo ficar a cargo de sua equipe (ver Apêndice A: *Casos Clínicos e Exercícios Práticos*).

Independentemente da via de administração, o cálculo da dose terapêutica será baseado na idade ou no peso corporal da criança. Em algumas situações específicas, como em oncologia, o médico utilizará a superfície corpórea, como parâmetro para determinar a dose.

Nas doses que envolvem números decimais, o erro pode representar a oferta de 50% a mais ou a menos da quantidade prescrita. Em casos de preparo de antiarrítmicos, anticoagulantes, insulina, epinefrina e sedativos, recomenda-se a conferência por dois profissionais ("dupla checagem").

Outro aspecto a ser observado, no paciente pediátrico, diz respeito aos medicamentos sob a forma de comprimidos (pó com o princípio ativo prensado), que dificultam a sua deglutição. Nesse caso, o profissional altera a forma do medicamento, dissolvendo-o em água potável e recalculando a dose, se necessário. Embora essa prática seja usual, ela pode comprometer a precisão da dose, a absorção da droga e o efeito terapêutico desejado. Nesse caso, os profissionais envolvidos (enfermeiro, farmacêutico e médico), devem discutir o custo-benefício dessa prática.

As vias frequentemente utilizadas para medicar crianças são: oral, intramuscular, intravenosa e inalatória. Outras vias também são indicadas, de acordo com a necessidade da criança e a especificidade da droga.

VIA ORAL (VO)

A administração de medicamento por via oral é menos invasiva e, consequentemente, menos traumática para a criança. A via é amplamente utilizada por sua facilidade de acesso e manutenção, menor risco de infecções e menor custo. No entanto, a administração deve ser precedida da avaliação do risco para aspiração. Observar que, nessa via, a absorção e a metabolização da droga é gastrointestinal, por isso é mais lenta e pode sofrer interferências de acordo com a ingesta alimentar, o peristaltismo etc.

Os comprimidos não são bem tolerados por menores de sete anos, e devem ser diluídos ou partidos ao meio, nesse caso somente se forem sulcados. As drágeas e as cápsulas não são manipuladas.

A impossibilidade de administrar soluções e comprimidos pela boca demanda a inserção de um cateter gástrico. (ver Capítulo 11: *Cateterização Gástrica, Enteral e Vesical em Pediatria*.)

Atentar para a escolha dos dosadores. Em levantamento realizado pelo Sistema Nacional de Informações Tóxico-Farmacológicas (Sinitox), que mediu e comparou a capacidade de 60 colheres de sopa, sobremesa, chá e café, em diferentes capitais brasileiras, foram encontradas diferenças volumétricas de até 500%, o que poderia resultar em superdosagens ou subdosagens de medicamentos.

MATERIAL

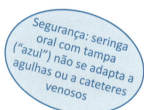

Segurança: seringa oral com tampa ("azul") não se adapta a agulhas ou a cateteres venosos

- Bandeja limpa e desinfetada;
- Luvas de procedimento;
- Medicação preparada na dose correta;
- Seringa milimetrada de uso oral com tampa - seringa "azul" (dosador mais confiável) ou copo dosador, conta-gotas padronizado, frasco com comprimido;
- Lenço de papel;
- Copo com pequena quantidade de água ou suco, se não houver contraindicação.

PROCEDIMENTO

- Lavar as mãos;
- Separar a medicação e o material;
- Aplicar os "certos" iniciais;
- Abrir a tampa do frasco (etiquetar a primeira abertura do frasco ou checar a validade); aspirar a quantidade prescrita com seringa dosadora; identificar a seringa com nome, leito, medicamento, dose, via e horário e guardá-la na embalagem; recolocar a tampa e guardar o frasco em local seco e arejado, ou devolvê-lo à farmácia;
- No caso de medicamento em gotas, como os antitérmicos e os cardiotônicos, gotejar a dose em um recipiente de plástico rígido ou de vidro (evitar copinhos de plástico tipo "café", pois "adsorvem" o medicamento em suas paredes), acrescentar alguns mililitros de água (2 ml, por exemplo) e aspirar

- todo o conteúdo com agulha de grosso calibre; retirar a agulha; identificar a seringa e guardá-la na embalagem;
- Reunir todo o material necessário na bandeja, junto ao paciente, evitando interrupções no procedimento;
- Checar os dados de identificação na pulseira da criança e compará-los com a prescrição e a seringa com o medicamento;
- Checar os sinais vitais, antes de administrar o medicamento se houver indicação;
- Calçar as luvas;
- Elevar a cabeça da criança, ou sentá-la ao colo do acompanhante (Figura 8.1), a criança maior pode ser incentivada a sentar e ingerir o medicamento, sozinha;
- Colocar a seringa de uso oral (seringa "azul") no canto interno da boca e depositar o medicamento em pequenas quantidades (0,2 ml a 0,5 ml). Evitar a orofaringe para não estimular a tosse e o vômito. Se for comprimido, oferecê-lo para a criança ou diluir com uma mínima quantidade de água;
- Permanecer com a criança até ela ingerir todo o medicamento; limpar a boca com lenço de papel;
- Desprezar o material em lixo adequado, zelando pela segurança do paciente e da equipe de saúde;
- Remover as luvas e desprezá-las em lixo apropriado, para evitar a contaminação cruzada e do ambiente; higienizar as mãos;
- Registrar o procedimento com data, hora, reação da criança ao procedimento e intercorrências, que devem ser comunicadas ao enfermeiro e ao pediatra.

Cuidados

- Preparar a criança e o acompanhante, antes do procedimento;
- Se necessário, restringir os movimentos da criança, com técnica de imobilização segura, confortável e temporária, que permita o contato físico da criança com o cuidador;

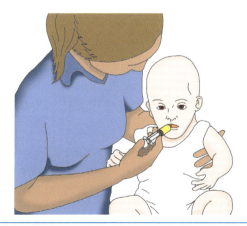

Figura 8.1 – Administrando medicamento por via oral, com seringa dosadora.

- Manter a criança reclinada ou sentada;
- Instruir o acompanhante para assoprar, levemente, o rosto da criança;
- Caso use chupeta, oferecê-la para estimular a deglutição;
- Não gotejar medicamentos diretamente na boca, pelo risco de superdosagem;
- No caso dos bebês, inserir a seringa ao lado do bico da mamadeira ou da mama enquanto a criança suga, se for necessário;
- Proibir a diluição do medicamento em refrigerantes;
- Contraindicar a adição do remédio à mamadeira, pois se a criança rejeitar parte do seu conteúdo não será possível determinar qual foi a dose total ingerida;
- Alternar goles do medicamento com água, se a criança desejar;
- Pequenas quantidades de líquido ou alimentos podem ser usadas, desde que não interajam com o medicamento, prejudicando a sua absorção: gelo, sorvete, flavorizantes (essências com sabor), ou até pedaços ou raspas de fruta para disfarçar os sabores mais desagradáveis. A criança maior pode ser ensinada a tampar o nariz, enquanto ingere o remédio, como uma estratégia de enfrentamento;
- Se a medicação escorrer, recolher com o copinho e depositar na boca da criança;
- Em caso de engasgamento, colocar a criança em posição ereta; não dar "tapinhas" nas costas; orientar o cuidador a manter a calma;
- Além das seringas milimetradas, utilizar apenas medidores indicados pelo fabricante para cada medicamento (conta gotas, copinhos e colheres).

As principais complicações ou intercorrências na administração de medicamento oral são: recusa da criança; vômitos; broncoaspiração.

Se a criança vomitar imediatamente após a administração do remédio ou em até 15 minutos, oferecer a dose prescrita, novamente. Se o vômito ocorrer entre 15 e 30 minutos, oferecer somente a metade da dose; entre 30 e 60 minutos, adiantar a próxima dose em 4-6 horas, se o intervalo prescrito for de 8/8 horas, ou adiantá-la em 12 horas, no caso da prescrição ser a cada 24 horas. Após 60 minutos, considera-se que a dose foi absorvida.

VIA INTRAMUSCULAR (IM)

O medicamento administrado por essa via é absorvido pela rede vascular local.

Os músculos utilizados para essa técnica são: deltoide (face externa do braço, utilizada apenas para administrar vacinas, em maiores de um ano - Figura 8.2); vasto lateral (região anterolateral da coxa), glúteo médio e mínimo (região ventroglútea) e, excepcionalmente, glúteo máximo (região dorsoglútea), em maiores de dois anos de idade, quando esses músculos estão bem desenvolvidos.

A rede muscular é bastante limitada em crianças abaixo de um ano e em crianças desnutridas. Desse modo, ao escolher um músculo avaliar: sua massa; acessibilidade; risco para lesão de grandes vasos ou de nervos; tipo e potencial de irritabilidade do fármaco; atividade e idade do paciente; espessura do tecido adiposo; calibre e comprimento da agulha; compatibilidade entre estrutura muscular e volume a ser injetado (Quadro 8.1).

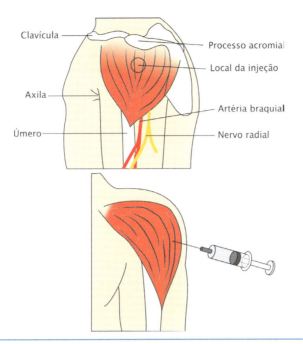

Figura 8.2 – Delimitação anatômica do músculo deltoide.

QUADRO 8.1 – Recomendações para injeção intramuscular em crianças.

Região Faixa etária	Vasto lateral	Ventroglútea	Deltoide	Dorsoglútea
	Volume máximo			
Neonato	0,5 ml	0,5 ml	-	-
Até 1 ano	0,5-1,0 ml	0,5-1,0 ml	-	-
2 a 6 anos	1,5-2,0 ml	1,5-2,0 ml	0,5 ml	1,0-2,0 ml
6 a 11 anos	1,5-2,0 ml	2,0-3,0 ml	0,5-1,0 ml	2,0-3,0 ml
Faixa etária	**Comprimento da agulha**		**Ângulo da agulha**	
Neonato	13-20 mm		45-90°	
Até 1 ano	20-25 mm		90°	
2 a 6 anos	25-30 mm*		90°	
6 a 11 anos	25-30 mm*		90°	

*Em região do músculo deltoide pode ser necessário uma agulha com comprimento menor, de acordo com a massa muscular. Fonte: Bork AMT, 2005; Brown TL, 2014.

A direção das fibras do músculo glúteo médio e mínimo previne o deslocamento das soluções para a região do nervo ciático; a epiderme, nesta região, tem menor concentração de germes patogênicos anaeróbios; menor risco de contaminação, por fezes e urina; menor risco de punção acidental em vasos ou nervos. Por todas essas vantagens, a região ventroglútea (VG) é considerada como a de primeira escolha para injeções intramusculares, seguida pela região do músculo vasto lateral (Figura 8.3).

Para delimitar a área da região ventrogútea, habitualmente se utiliza a mão sobre alguns pontos ósseos; essa técnica pode incorrer em erros. Assim, baseando-se

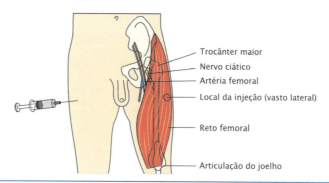

Figura 8.3 – Região do músculo vasto lateral da coxa.

no conceito de planos anatômicos, da anatomia palpatória e dos recursos da geometria é possível relacionar as estruturas da porção lateral do quadril com a localização do sítio para a punção da região VG (Figura 8.4), com precisão considerável. Para tal, traçar linhas imaginárias que se unem entre os vértices ósseos da crista ilíaca antero superior, a margem posterior do tubérculo ilíaco, e o trocanter maior do fêmur, configurando um triângulo e o seu respectivo baricentro (ponto onde se cruzam as medianas).

Apesar da técnica ter sido introduzida em 1954, pelo anatomista suíço Von E. Hoschstetter, os músculos mínimo e médio são pouco utilizados pelos profissionais de saúde, devido à insegurança para localizar o seu sítio, principalmente em crianças pequenas ou agitadas, e pelo treinamento deficitário, durante a formação acadêmica, e por outros fatores como o desconhecimento da população acerca do procedimento.

MATERIAL

- Bandeja limpa e desinfetada;
- Luva não estéril (de procedimento);
- Medicação prescrita e etiqueta de identificação;
- Seringa descartável estéril de 3 ml ou menor, de acordo com o medicamento;
- Agulha descartável estéril calibre de 0,8 mm e comprimento de 30 mm de comprimento ou 1,2 mm x 40 mm para aspiração;

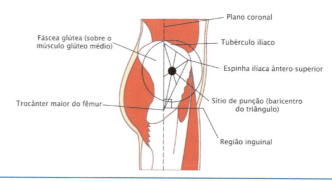

Figura 8.4 – Localização do sítio para punção da região ventroglútea.

- Agulha descartável estéril, com calibre e comprimento apropriada ao tamanho da criança, musculatura e tipo de medicamento (0,7 mm × 30 mm; 0,7 mm × 25 mm; 0,6 mm × 20 mm, por exemplo);
- Gaze ou almofada estéril com antisséptico (álcool a 70% ou clorexidine alcoólico 0,5%);
- Algodão seco ou gaze estéril;
- Curativo adesivo infantil.

Procedimento

- Higienizar as mãos;
- Reunir a medicação e o material em balcão limpo;
- Aplicar os "certos". Para as unidades onde há rastreabilidade eletrônica, esse passo pode ser realizado pelo sistema;
- Fazer assepsia no frasco ou ampola; montar o conjunto seringa-agulha e aspirar, com exatidão, a dose prescrita ou separar a dose unitária dispensada pela farmácia hospitalar; identificar a seringa; proteger o bico da seringa e recolocá-la dentro da embalagem. No caso dos medicamentos em pó, diluir conforme a recomendação do fabricante, com o volume ideal para a injeção IM;
- Escolher o tamanho da agulha adequado à criança; trocar a agulha (evita que o medicamento residual fora da agulha irrite a pele e o tecido subcutâneo); retirar o ar, garantindo que o volume prescrito permaneça marcado na graduação da seringa;
- Após abrir as embalagens estéreis e manusear os equipamentos, estes devem ser mantidos dentro dos invólucros de origem, para diminuir o risco de contaminação;
- Reunir todo o material na bandeja e levar junto ao paciente, evitando interrupções no procedimento;
- Conferir a pulseira da criança e compará-la com a prescrição e seringa com o medicamento;
- Explicar o procedimento à criança e ao acompanhante, informar sobre o posicionamento do corpo e como podem auxiliar.
- Checar os sinais vitais da criança, antes de administrar o medicamento, se houver indicação;
- Higienizar as mãos com álcool e calçar as luvas;
- Expor o local selecionado para aplicação;
- Posicionar a criança no leito ou ao colo da mãe ou de um profissional de modo a conter o movimento da área exposta;
- Fazer antissepsia no local em sentido circular (do centro para fora) de acordo com o protocolo institucional com álcool 70% ou clorexidina alcóolica 0,5% e deixar secar (15 segundos);
- Apreender o músculo e a pele, entre os dedos da mão não dominante;
- Inserir a agulha no ângulo recomendado e aspirar. Se refluir sangue, recomeçar o procedimento, trocando todo o material; caso contrário, pressionar

o êmbolo da seringa de maneira lenta e constante a uma velocidade aproximada de 0,1 ml a 0,2 ml/segundo. Aguardar cerca de 5-10 segundos antes de retirar a agulha, para evitar o refluxo do medicamento;

- Colocar gaze ou algodão estéril e seco no local com leve compressão. Não massagear, exceto quando indicado, e colocar curativo adesivo no local;
- Descartar a agulha e a seringa em local apropriado, evitando contaminação cruzada e acidentes com material perfurocortante;
- Remover as luvas e higienizar as mãos;
- Registrar o procedimento com data, hora, local da injeção, intercorrências e colaboração da criança e do cuidador.

Nas medicações apresentadas em ampolas de vidro corre-se o risco de aspirar micropartículas do material misturado à solução, quando de sua quebra. Assim, é aconselhável o uso de um dispositivo com filtro em linha (tipo canudo) ou agulha com filtro, ainda pouco disponível no País. Uma forma de realizar a abertura com menos risco, é utilizar uma gaze para envolver a parte superior da ampola, mantendo-a inclinada a 45° (minimiza risco de desperdício de substância e contaminação com micropartículas) e segurando o seu ponto de estrangulamento com o polegar e a parte superior com o indicador.

Cuidados

- Preparar a criança e o acompanhante para o procedimento; sempre que possível usar a demonstração em um brinquedo;
- Aplicar compressa fria ou *spray* gelado, minutos antes do procedimento, para diminuir a dor;
- Avaliar, junto com o médico, a necessidade do uso de creme anestésico tópico. Nesse caso, aplicar uma camada de aproximadamente 1,0 g em uma região de 3 cm x 3 cm e ocluir com bandagem, por sessenta minutos antes da injeção; retirar o excesso e realizar a antissepsia. Evitar seu uso antes de vacinas com micro-organismos vivos, pois suas substâncias, como a lidocaína e prilocaína, possuem propriedades bactericidas e antivirais;
- Utilizar estratégias para entreter a criança durante o procedimento, como: brinquedos, histórias, música, soprar bolhas de sabão, pedir para contar até cinco, fechar os olhos, massagear o membro oposto etc.;
- Se necessário, adotar técnica de imobilização segura, confortável e temporária que permita contato físico da criança com o cuidador;
- Volumes maiores do que aqueles recomendados, exige a divisão da dose em duas aplicações, em músculos diferentes. Se necessário, administrar duas injeções ao mesmo tempo, para diminuir a percepção da dor. Checar com o pediatra e o farmacêutico se há uma apresentação mais concentrada do fármaco, a fim de diminuir o volume a ser injetado;
- Utilizar a técnica em "Z" para diminuir reações locais: esticar a pele, lateralmente, por aproximadamente 3 cm, com a mão não dominante; introduzir a agulha profundamente; aspirar; injetar o medicamento; pausar; retirar a agulha e soltar a pele, criando um caminho em "zigue-zague" nas fibras musculares, promovendo um tampão;

- Rodiziar o local das injeções subsequentes;
- Elogiar a criança depois do procedimento e estar aberto para manifestações de desagrado.

Apesar das recomendações para aplicação de injeção intramuscular em crianças, as evidências científicas não dispensam a avaliação clínica do enfermeiro que determinará o local apropriado, o tamanho e ângulo da agulha, e, em especial, o volume a ser aplicado, dependendo da musculatura.

COMPLICAÇÕES

A injeção IM é um procedimento com riscos potenciais que devem ser observados. Os danos locais, como os processos inflamatórios podem ser prevenidos com medidas simples. As complicações mais frequentes e os respectivos cuidados para preveni-los são:

- Reações locais por extravasamento da droga no tecido subcutâneo: podem ser prevenidas com a escolha do comprimento e angulação adequados, e utilização da técnica em "Z";
- Reações locais ou sistêmicas por contaminação: realizar antissepsia cuidadosa; manipulação correta do material; trocar a agulha antes de administrar o medicamento;
- Aplicação de dose maior do que a prescrita: escolher seringas de baixa dosagem; realizar o cálculo do medicamento com dupla checagem; aspirar a quantidade exata, evitando arredondamentos; lembrar que a quantidade de medicamento depositado no eixo da agulha, não faz parte da calibragem do corpo da seringa;
- Fibrose no músculo provocada por aplicações repetidas: evitada com o rodízio do local da injeção;
- Danos neuromusculares temporários ou permanentes, devido a uma lesão direta ou indireta nos nervos periféricos: escolha adequada do local e volume para aplicação da injeção;
- Lesão muscular, como fasceíte e necrose: podem ser prevenidas utilizando-se técnica asséptica no preparo, atenção ao volume máximo permitido e rodízio do local de aplicação.

VIA INTRAVENOSA (IV)

O uso da terapia intravenosa (TIV) é um dos procedimentos mais frequentes nas unidades hospitalares. Desde a Segunda Guerra Mundial passou a ser de responsabilidade da equipe de enfermagem, o que requereu capacitação constante sobre a técnica de inserção dos cateteres venosos, manipulação dos medicamentos e condutas para prevenção e correção de possíveis complicações. O enfermeiro, como responsável técnico da equipe deve conhecer profundamente esses aspectos, se atualizar e orientar os colaboradores, periodicamente.

A medicação intravenosa é aplicada por meio de um acesso venoso que introduz uma solução líquida e estéril, diretamente na corrente sanguínea. Para tal, deve ser realizada a punção da veia com um cateter intravascular que pode ser posicionado dentro de veias periféricas ou centrais.

Os dispositivos de acesso venoso periférico (AVP) são:

- Cateter de agulha rígida de curta (ou curtíssima) duração (do tipo escalpe): utilizado para coleta de amostra sanguínea ou administração de dose única de medicamento;
- Cateter flexível sobre agulha, o mais utilizado (cateter agulhado): permite a infusão de soluções contínuas ou intermitentes durante horas ou dias;
- Cateter flexível com asas tipo borboleta (tipo "por fora da agulha", com mandril: usado tanto para infusão IV, quanto para infusão subcutânea ou hipodermóclise, técnica conhecida desde 1865, e acessada quando as condições dos vasos são inadequadas e a quantidade de tecido adiposo é suficiente.

As veias recomendadas para punção venosa estão localizadas nos membros superiores, inferiores e cabeça. Preferencialmente, é realizada nas veias metacarpianas e da rede dorsal das mãos seguida pelas veias cefálica e basílica no antebraço e braço. A escolha do local deve evitar a limitação das articulações e da mão dominante, além de considerar hábitos da criança como a sucção do dedo. Dar preferência para os sítios longe de articulações a fim de evitar a transfixão venosa e puncionar a região mais distal do membro para a região mais proximal favorecendo futuras punções no mesmo vaso.

Entre os cateteres centrais, ganha destaque na assistência pediátrica o de inserção periférica (CCIP ou PICC- *Peripherally Inserted Central Venous Catheter*). Enfermeiros habilitados podem inserir esse tipo de cateter, que permite a infusão de volume, soluções hipertônicas e a permanência por vários dias ou meses, evitando punções repetidas na criança.

Algumas questões dificultam a punção venosa periférica, e são fontes de estresse tanto para a criança e família quanto para a própria equipe como, por exemplo: o pequeno calibre e a fragilidade dos vasos, o desconforto na inserção da agulha, e o deslocamento da veia no tecido subcutâneo ("veia bailarina"). Esses fatores levam a própria equipe, muitas vezes, a eleger o colaborador "bom de veia" para realizar a punção, o que cria um ambiente menos favorável para o desenvolvimento técnico dos demais e a sobrecarga de trabalho daquele profissional.

Outro aspecto importante a ser considerado na TIV diz respeito ao protocolo para a troca rotineira do dispositivo, sendo que o período ideal de manutenção recomendado pelo *Center for Diseases Control and Prevention* (*Guidelines* 2002/2011) e Ministério da Saúde brasileiro está entre 72 h e 96 h. Entretanto, a escassez de vasos de bom calibre nas crianças pequenas, o estresse causado pelo procedimento, o risco de infecção por repetidas punções, o aumento de trabalho da equipe e dos custos com materiais, contraindicam a troca do acesso, rotineiramente.

MATERIAL

O material é preparado de acordo com a finalidade e o tipo de medicação (soroterapia, injeção). Providenciar um equipo de microgotas ou bureta de soro e uma bomba infusora pré-programada, se for o caso. O equipo de macrogotas é menos usado em unidades pediátricas, pelo risco de infundir grandes volumes, acidentalmente. Para administrar medicamentos por via intravenosa, o material necessário é:

- Bandeja limpa;
- Luvas não estéreis (de procedimento);
- Óculos de proteção e máscara, nos casos de risco de contaminação;
- Medicação na dose prescrita aspirada em seringa etiquetada;
- Duas seringas com travamento de segurança (rosca, tipo *Luer Lock®*) de 3 ml a 5 ml com soro fisiológico 9%;
- Agulha para aspiração, tipo 1,2 mm × 40 mm ou 0,8 mm × 30 mm;
- Dispositivo para punção venosa (agulha, cateter sobre agulha, cateter com sistema passivo de proteção, flexível com asas) no calibre adequado;
- Extensão intermediária com duas vias;
- Garrote, cinta ou banda elástica, de preferência sem látex;
- Algodão ou gaze estéril, ou compressa almofadada tipo *swab* e antisséptico (álcool a 70% ou clorexidina alcoólica 0,5% ou aquosa 0,2%);
- Adesivo transparente e impermeável para curativo, ou gaze estéril e fita adesiva (de preferência), ou fita adesiva hipoalergênica, para fixação do dispositivo venoso;
- Bandagem auto aderente para proteger o local;
- Foco de luz; papel toalha ou impermeável;
- Tala para imobilização descartável, e com orifícios para ventilação. Evitar improvisações com tala almofadada e o enfaixamento com atadura, que favorece a umidade e aumenta o risco para infecção, especialmente por fungos.

Procedimento

O uso de transiluminador pode ser bastante útil, para a localização da veia, que se apresenta como uma linha escura. Já a punção guiada por ultrassonografia, apesar de ser o método mais confiável, exige o treinamento específico do enfermeiro e essa tecnologia ainda não é uma realidade disponível, na maioria das instituições.

- Discutir o uso de anestésico tópico, com o pediatra, aproximadamente 60 minutos antes de administrar o medicamento;
- Conferir a prescrição médica;
- Higienizar as mãos;
- Orientar os pais sobre a necessidade do procedimento, esclarecendo suas dúvidas; em caso de recusa, notificar o médico responsável;
- Separar a medicação e o material necessário;
- Aplicar os "certos";
- Fazer assepsia no frasco e aspirar a medicação com a agulha de aspiração ou separar a medicação enviada pela farmácia; identificar a seringa e proteger dentro da embalagem;
- Preencher a extensão intermediária com soro fisiológico;
- Escolher o tamanho da agulha adequado ao calibre da veia, tipo e volume da solução a ser infundida. Em geral, optar pelo cateter flexível ou cateter sobre agulha 22 G (Gauge; canhão azul), que possui um calibre

de 0,9 mm e comprimento de 25 mm, e é indicado para infusões de até 35 ml/minuto. Em lactentes, usar um cateter de menor calibre, 24 G (0,7 mm × 19 mm; canhão amarelo), que permite infusões de até 20 ml/minuto. Acima de oito anos é possível puncionar a veia com cateter agulhado 20 G, de acordo com o calibre do vaso;

- Reunir todo o material na bandeja e levá-lo junto à criança, evitando interrupções no procedimento;
- Checar a pulseira da criança e comparar com a prescrição e seringa de medicamento;
- Checar os sinais vitais da criança antes de administrar o medicamento, se houver indicação;
- Expor o local selecionado para aplicação;
- Posicionar a criança no leito de modo a conter, suavemente, o movimento da área exposta. Solicitar auxílio ao familiar e à própria criança;
- Se necessário, adotar técnica de imobilização segura, confortável e temporária que permita contato físico da criança com o responsável;
- Calçar as luvas;
- Proteger a pele com gaze, papel toalha ou tecido e colocar a banda elástica cerca de três cm acima do local a ser puncionado;
- Avaliar a rede venosa, evitando compressão venosa por mais de um minuto;
- Afrouxar a banda elástica para permitir o restabelecimento do fluxo sanguíneo (por 1-3 minutos);
- Determinar o calibre do dispositivo;
- Fazer antissepsia no local em sentido circular (do centro para fora) e deixar secar por 15 segundos ou mais; em recém-nascido (ou lactente nascido prematuramente) remover o antisséptico com solução fisiológica estéril;
- Recolocar a banda elástica;
- Segurar o membro selecionado, fixar e distender levemente a pele em cima da veia a ser puncionada com a mão não dominante, facilitando a sua fixação;
- Retirar a capa protetora e inserir o dispositivo no ângulo de 30° e lateralmente ao vaso, com o bizel da agulha voltado para cima;
- Diminuir a angulação da agulha do cateter e inseri-la no interior da veia, até visualizar o sangue refluindo pelo cateter;
- Retirar a banda elástica;
- Avançar o cateter para o interior da veia, mantendo a agulha imóvel;
- Estabilizar o cateter com a mão não dominante e retirar a agulha;
- Conectar a extensão já preenchida com soro fisiológico;
- Infundir de 1 ml a 2 ml de soro fisiológico com auxílio de seringa e observar sinais de infiltração;
- Estabilizar o dispositivo com uma tira de adesivo hipoalergênico sobre o conector (canhão do cateter);
- Fixar o dispositivo à pele utilizando um curativo adesivo transparente ou gaze estéril e adesivo ou, ainda, um adesivo hipoalergênico sobre a pele

(método menos eficaz e menos seguro), na mínima quantidade possível a fim de manter a integridade da pele e facilitar a sua retirada;
- Iniciar a infusão conforme prescrição médica;
- Envolver a área do membro onde foi realizada a punção com bandagem autoadesiva ou faixa crepe (atenção: maior risco para contaminação por fungos);
- Descartar agulha e seringa em local apropriado;
- Remover luvas e higienizar as mãos;
- Registrar o procedimento, informando data, hora, local, tipo e número do dispositivo usado na punção venosa, possíveis intercorrências que devem ser comunicadas ao enfermeiro e pediatra, e o número de tentativas.

Em algumas situações o fluxo pode ser prejudicado quando o cateter adere à parede interna da veia. Nesse caso, sugere-se elevar a conexão (canhão) e colocar um aparato sob esta. A manobra mobiliza a ponta do cateter e favorece a infusão.

Cuidados

- Preparar a criança e a família para o procedimento;
- Solicitar auxílio de um colega para restringir a criança, se necessário;
- Evitar a contenção mecânica com faixas e lençóis no momento da punção. A contensão só é justificada se houver risco real de acidente ou danos a terceiros;
- Discutir com o médico a necessidade de analgésico tópico, uma hora antes da punção, nos casos eletivos;
- Diluir os medicamentos com soluções compatíveis, mantendo a concentração, e o tempo de infusão recomendados pelo fabricante, durante a administração; diluir medicamento com pH ácido em solução glicosada 5%;
- Infundir as medicações por seringa lentamente (*push*), a 0,2 ml/segundo ou 0,5 ml/kg/minuto;
- Ministrar uma droga por vez, lavando o sistema com SF 0,9% entre elas, para evitar a interação medicamentosa e a obstrução dos acessos ocasionada pela precipitação de drogas infundidas simultaneamente. Entre as drogas que mais causam precipitação, a fenitoína ganha destaque;
- Observar o aprazamento entre as drogas e a interação medicamentosa entre os fármacos ou com soluções contínuas;
- Monitorar sinais de infiltração e flebite (edema, hiperemia, dor, presença de cordão fibroso) na pele adjacente ao acesso venoso, a cada duas horas;
- Avaliar o curativo a cada plantão e trocá-lo de acordo com as normas da instituição: curativo transparente, a cada sete dias; curativo com gaze e adesivo, diariamente etc., e/ou sempre que necessário (suspeita de contaminação, umidade, sujidade, soltura ou com a integridade comprometida); identificar com datar e nome;
- Examinar o sítio de inserção do cateter a cada troca de plantão, por meio da palpação da cobertura para avaliar a sensibilidade dolorosa e por inspeção

- por meio da cobertura de membrana transparente semipermeável e do trajeto venoso;
- Proteger o local na hora do banho, mantendo o adesivo seco;
- Antes de manipular o cateter e suas conexões: higienizar as mãos, usar luva de procedimento e fazer assepsia prévia com álcool a 70% e gaze estéril, com três ou mais fricções, antes de abrir o sistema;
- Manter a permeabilidade do cateter venoso periférico com *flush* de 3 ml a 5 ml de soro fisiológico a 0,9% (salinizar o cateter) antes e após administrar medicações de uso intermitente, para evitar obstrução e perda do acesso;
- Trocar os conectores e as extensões (e equipo), a cada 72-96 horas para evitar contaminação, de acordo com a recomendação da Comissão de Controle de Infecção Hospitalar;
- Retirar o cateter nas seguintes situações: o medicamento não está progredindo, a criança queixa-se de dor ou chora no momento da infusão, alteração da pele ao redor do dispositivo (edema, hiperemia) e suspeita de obstrução ou contaminação do cateter.

Ao utilizar a TIV considerar, ainda, o uso de agulhas com reencape automático e o uso de conexões seguras, com travamento.

A indicação da tala imobilizadora deve ser criteriosa, pois ela não garante a manutenção do acesso venoso em crianças pequenas, limita o conforto e interfere nas atividades diárias da criança, além de favorecer o crescimento de fungos, devido à umidade. No caso de utilizá-la, trocar a tala e o enfaixamento diariamente, após higiene e avaliação do local da punção.

COMPLICAÇÕES DA TIV

As complicações associadas às infusões intravenosas são: infiltração, flebite, edema local por contenção do membro, e infecções sistêmicas. Entre essas, a mais frequente é a infiltração (Quadro 8.2), que consiste em infusão inadvertida de soluções não vesicantes no tecido subcutâneo, que pode levar a quadros de flebite. Os sinais e sintomas da infiltração são: pele fria e tensa, edema abaixo ou acima do sítio de punção, ausência de retorno sanguíneo ou retorno de sangue rosado, diminuição do ritmo de infusão e dor local.

Quadro 8.2 – Escala de classificação de infiltração e extravasamento.

Grau	Sinais
0	Sem sinais clínicos.
1	Pele fria e pálida; edema menor que 2,5 cm; pouca ou sem dor local.
2	Pele fria e pálida; edema entre 2,5-15 cm; pouca ou sem dor local.
3	Pele fria, pálida e translúcida; edema maior que 15 cm; dor local de média a moderada; possível diminuição da sensibilidade.
4	Pele fria, pálida e translúcida; edema maior que 15 cm; dor local de moderada a severa; diminuição da sensibilidade e comprometimento circulatório.

Fonte: Alexander M. Infusion Nurses Society - INS. 2006; 2011. (Pacientes > 40 kg - N/A).

Em caso de infiltração o colaborador deve interromper a infusão e comunicar o enfermeiro que avaliará a ocorrência, para orientar e prescrever os cuidados para aliviar a dor e monitorar a evolução da lesão: manter o cateter e aspirar o fluido residual; retirar o acesso venoso e realizar nova punção em outro membro; elevar o membro afetado por 24 ou 48 horas para melhorar o retorno venoso; promover a absorção e diminuir o edema local; aplicar compressa fria, várias vezes ao dia, para aliviar a dor e o processo inflamatório; aplicar uma fina camada de gel tópico de polissulfato de mucopolissacarídeo, até o desaparecimento dos sinais e sintomas, de acordo com protocolo institucional; aplicar, sistematicamente, a escala de classificação de infiltração/extravasamento para acompanhar evolução da lesão; informar a equipe do próximo turno.

A *Infusion Nurses Society* (INS) define flebite como uma inflamação das células endoteliais da parede do vaso em que está inserido o cateter, propiciando a aderência de plaquetas e predispondo à lesão. A INS considera como níveis aceitáveis de flebite até 5% dos pacientes submetidos à punção periférica.

A flebite provoca dor, eritema, edema, cordão fibroso palpável, e presença de exsudato pela inserção e pode ser classificada em quatro graus (Quadro 8.3).

Outra complicação possível é a administração inadvertida de substâncias impróprias na corrente sanguínea. Assim, é essencial a adoção de normas para evitar erros de conexão, ou *misconnections*. Os projetos de design e de engenharia, bem como a implementação de controles administrativos e de trabalho, são mecanismos que minimizam o risco para aquelas ocorrências, ao criarem barreiras e incompatibilidades físicas entre os produtos que dificultam a conexão entre cateteres com finalidades diferentes, mecanismos de bloqueio, diferenças na cor e forma etc.

Como medidas preventivas para os erros de conexão, destacam-se:

- Seguir o trajeto do tubo ou cateter, do conector terminal ao seu ponto de origem, antes de realizar qualquer manipulação ou infusão;
- Identificar tubos e cateteres com adesivos diferentes;
- Utilizar somente seringas com tampa (tipo "azul") para medicação oral ou gástrica;
- Não improvisar ou modificar o uso de um conector;
- Fixar cateteres e tubos em posições opostas;
- Manusear as conexões em condições adequadas de iluminação;
- Conscientizar pacientes e seus familiares para não manusearem cateteres, conexões etc.

Quadro 8.3 – Escala de classificação de flebite.

Grau	Sinais
0	Sem sinais clínicos.
1	Presença de eritema, com ou sem dor no local da inserção.
2	Presença de dor, com eritema e/ou edema.
3	Presença de dor, com eritema e/ou edema, endurecimento, cordão fibroso palpável.
4	Presença de dor, com eritema e/ou edema, endurecimento e cordão fibroso palpável, maior que 1 cm de comprimento, e drenagem purulenta.

Fonte: Alexander M. Infusion Nurses Society - INS. 2006; 2011.

Cuidados para manutenção do PICC

Em 2001, o Conselho Federal de Enfermagem (Cofen), por meio da Resolução nº 258 reconheceu a competência técnica e legal do enfermeiro, com capacitação formal, para introduzir o cateter à beira do leito.

Embora a inserção seja realizada por profissional habilitado, os cuidados para a sua manutenção deve ser uma prioridade do enfermeiro e do técnico de enfermagem.

O desenvolvimento desse cateter de longa permanência foi um grande avanço no cuidado pediátrico, especialmente em crianças e adolescentes com uso prolongado de medicamentos (por mais de sete dias) ou internados em unidade de terapia intensiva.

O PICC é um cateter longo e flexível, constituído por silicone ou poliuretano, com ponta aberta ou valvulada, radiopaco, inserido por meio de punção venosa periférica e locado no 1/3 inferior da veia cava superior ou da veia cava inferior. Os vasos de primeira escolha para o procedimento são as veias: cefálica ou basílica.

O procedimento requer avaliação criteriosa da rede venosa, evitando um número excessivo de tentativas de punção, que devem ser limitadas a quatro, e para definir o calibre (que corresponde à medida externa) do cateter, que varia de acordo com o peso: entre dois e 6 kg, cateter 2.8 Fr – *French* (22 G), sendo um Fr = 0,33 mm; entre seis e 20 kg, cateter 3.0 Fr (20 G), acima de 20 kg, cateter 4.0 Fr (18 G) com estilete guia, mono ou duplo lúmen, de acordo com o tipo de medicações prescritas (antibioticoterapia, drogas vasoativas, NP) e da compatibilidade entre elas.

A elaboração de protocolos com dados referentes à inserção, manutenção e remoção, sistematiza os cuidados e previne complicações. Recomenda-se o uso de indicadores para avaliar a assistência.

Os cuidados implementados para a manutenção do cateter são:

- Iniciar a infusão de fármacos ou soro somente após a confirmação da posição do cateter por meio de radiografia ou ultrassom;
- Lembrar que a maioria dos cateteres confeccionados com poliuretano não é compatível com soluções antissépticas de base alcoólica, ao contrário dos cateteres de silicone;
- Confirmar com o farmacêutico as possíveis interações medicamentosas de soluções prescritas a serem administradas por meio do PICC;
- Não expor soluções à luz direta;
- Administrar nutrição parenteral em via exclusiva;
- Lavar as mãos antes e após o manuseio com o PICC;
- Ao trocar o curativo utilizar luvas e pinças estéreis, gorro, máscara. Iniciar a retirada do adesivo pela porção inferior, com cuidado, para não tracionar o cateter;
- Trocar o primeiro curativo (oclusivo e compressivo) após 24 horas da inserção;
- Aplicar compressa fria no local da inserção nas primeiras 48 horas para prevenir flebite, se for protocolado pela instituição;
- Trocar os curativos subsequentes a cada sete dias ou quando estiver descolando, úmido ou sujo de sangue, e acordo com o protocolo institucional;

- Ao trocar o curativo, usar a solução antisséptica protocolada e aguardar a sua secagem. Pode-se estabilizar o cateter, fixando uma fita adesiva hipoalergênica ou *kit* adesivo que acompanha o PICC somente sobre o conector/canhão e a seguir cobrir o corpo do cateter com filme transparente permeável;
- Monitorar pele ao redor do sítio de punção a cada plantão;
- Monitorar a temperatura;
- Lavar o PICC antes e após medicações com SF 0,9% com volume adequado ao tamanho do cateter e peso da criança (duas vezes o *priming* – volume necessário para preencher o cateter, e conexões), com seringa de 10 ml ou 20 ml ou a cada 6 horas, se o cateter não estiver sendo usado, embora se recomende manter infusão contínua.
- Não usar seringa menor de 10 ml, pois aumenta a pressão da infusão e pode levar à ruptura do cateter;
- Injetar SF a 0,9% para testar a permeabilidade do PICC, no início de cada turno, se for rotina da instituição;
- Medir o comprimento externo do cateter e compará-lo ao anotado após a sua inserção;
- Verificar o perímetro do braço, cerca de 2 cm acima da inserção, para checar presença de edema;
- Trocar dânulas e conexões no máximo a cada 48 horas; desinfetar as conexões e as vedações, antes do manuseio, com três ou mais fricções de álcool 70% e gaze estéril;
- Utilizar seringas com travamento (rosca);
- Coletar amostra de sangue somente em cateteres com calibre 4.0 Fr ou maior, desprezando de 3 ml a 5 ml de sangue previamente.

A isquemia pode ocorrer no membro onde foi instalado o PICC, assim, é essencial a observação da perfusão periférica do mesmo, a cada plantão, e, em caso de suspeita complicações a infusão deve ser suspensa e o médico notificado.

VIA INALATÓRIA

O uso de medicamentos por via inalatória é um dos tratamentos básicos para os problemas respiratórios, tão frequentes em pediatria. A ação direta dos medicamentos sobre a mucosa respiratória tem possibilitado um efeito máximo com dosagens menores, melhor relação risco-benefício, baixas concentrações séricas, rápida absorção, baixo custo, além de poder ser utilizada em pacientes sedados ou inconscientes.

O surgimento dos inaladores pressurizados dosimetrados permitiu otimizar a oferta de medicamentos para a área pulmonar e diminuir os efeitos colaterais, tanto locais quanto sistêmicos.

A forma mais comum de administrar medicamentos por essa via se dá pela inalação convencional (Figura 8.5), por meio de nebulizador e máscara. Apesar de baixa complexidade, o procedimento pode ocasionar reações adversas, de acordo com o medicamento utilizado como ipratróprio, fenoterol e salbutamol, que podem aumentar a frequência cardíaca.

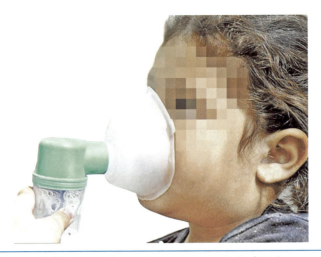

Figura 8.5 – Administração de medicamento por via inalatória convencional.

Material

- Medicamento prescrito;
- Diluente: solução fisiológica a 0,9%;
- Inalador completo (extensão, copo dosador e máscara no tamanho pediátrico ou de adulto, para uso em escolares e adolescentes);
- Fluxômetro conectado à rede de O_2 ou ar comprimido, conforme prescrição;
- Papel toalha ou compressa;
- Luvas de procedimento não estéreis.

Procedimento

- Fazer a desinfecção do balcão de preparo de medicamentos e higienizar as mãos, para reduzir o risco de contaminação;
- Reunir o material;
- Ler a prescrição médica atentamente, verificando: nome completo, leito, medicamento, horário, dose, diluição, forma farmacêutica, via de administração, aspecto (conservação) e validade, se for o caso. Para as unidades onde há rastreabilidade eletrônica, esse passo pode ser realizado pelo sistema. Essas medidas reduzem o risco de erros;
- Preparar a inalação aspirando, com exatidão, a dose prescrita do diluente ou separar a dose unitária dispensada pela farmácia hospitalar e transferir para o copo dosador; adicionar o número de gotas do medicamento prescrito, fechar o sistema com a sua tampa e conectar a máscara;
- Identificar o copo dosador com nome, leito, medicamento, dose, e via de administração;
- Descartar o material não utilizado, mantendo a organização do ambiente;
- Higienizar as mãos e reunir todo o material em bandeja à beira do leito, evitando interrupções no procedimento;

- Explicar o procedimento para os pais;
- Conferir a identificação do paciente, validando os dados com o familiar, e comparando-a com a pulseira de identificação, a prescrição médica e a identificação do medicamento;
- Higienizar as mãos com álcool glicerinado;
- Conectar a extremidade distal da extensão (chicote) no fluxômetro de oxigênio ou ar comprimido;
- Abrir o fluxômentro em 5 litros/minuto e observar a saída de vapor;
- Higienizar as mãos com álcool glicerinado (ou colocar luvas);
- Posicionar a criança em decúbito elevado ou sentado, para facilitar a deposição da solução nos campos pulmonares;
- Acoplar a máscara à face da criança de forma a cobrir narinas e boca e que a solução não derrame; proteger o tórax, se necessário;
- Monitorar a frequência cardíaca e a saturação de oxigênio para detectar reações adversas logo após a inalação;
- Observar a criança durante o tratamento;
- Fechar o fluxômetro ao término do vapor;
- Encaminhar o conjunto completo de inalação para a sala de utilidade, a fim de encaminhar o equipamento para o processo de desinfecção;
- Retirar as luvas e higienizar as mãos;
- Checar a prescrição médica;
- Realizar as anotações de enfermagem no prontuário, comunicando intercorrências para a equipe médica.

Medicar crianças e adolescentes é um desafio para o enfermeiro e equipe, e requer o aprimoramento de habilidades técnicas e humanísticas que contemplem o procedimento, executado com base nas melhores evidências e às expectativas do paciente pediátrico e sua família.

BIBLIOGRAFIA CONSULTADA

1. Agência Nacional de Vigilância Sanitária (Anvisa). Registro de medicamento: Como a Anvisa vê o uso off-label de medicamentos. 2005. [acesso 05 nov. 2016]. Disponível em: http://www.anvisa.gov.br/medicamentos/registro/registro_offlabel.htm.
2. Alexander M. Infusion Nursing: Standards of Practice-Infusion. J Infus Nurs. 2011;34(1S):S65-S72.
3. Batalha LMC, Costa LPS, Almeida DMG, Lourenço PAA, Gonçalves AMFM, Teixeira ACG. Fixação de cateteres venosos periféricos em crianças: estudo comparativo. Esc. Anna Nery. 2010. [acesso 19 nov. 2016];14(3):511-18. Disponível em: http://www.scielo.br/scielo.php?script=sci_arttext&pid=S141481452010000300012&lng=en. http://dx.doi.org/10.1590/S1414-81452010000300012.
4. Beckhauser GC, Souza JM, Valgas C, Piovezan AP, Galato D. Utilização de medicamentos na Pediatria: a prática de automedicação em crianças por seus responsáveis. Rev. Paul Pediatr 2010;28(3):262-8.
5. Bork AMT Enfermagem baseada em evidências. Rio de Janeiro: Guanabara Koogan, 2005.
6. Brown TL. Especificidades pediátricas das intervenções de enfermagem. In: Hockenberry MJ, Wilson D. Wong. Fundamentos de enfermagem pediátrica. 8. ed. Rio de Janeiro: Elsevier; 2011. p. 640-45, 703-71.

7. Carraretto AR, Curi EF, Almeida CED, Abatti REM. Ampolas de Vidro: Riscos e Benefícios. Rev. Bras Anestesiol. 2011; 61(4):513-521.
8. Clayton BD, Stock YN. Farmacologia na Prática da Enfermagem. 15. ed. Elsevier: Rio de Janeiro. 2012.
9. Collet N, Oliveira BRG, Viera CS. Manual de Enfermagem em Pediatria. 2. ed. Goiânia: AB, 2010.
10. Conselho Federal de Enfermagem (Cofen). Resolução n.º 258/2001. Dispõe sobre a Inserção do PICC pelos enfermeiros. [Acesso 05 nov. 2015]. Disponível em: http://www.cofen.gov.br/resoluo-cofen-2582001_4296.html.
11. Conselho Regional de Enfermagem de São Paulo (Coren-SP). Parecer da Câmara de Apoio Técnico nº 012/2010. Tala de fixação para punção venosa. [Acesso 26 set 2015]. Disponível em http://portal.coren-sp.gov.br/sites/default/files/parecer_coren_sp_2010_12.pdf.
12. Conselho Regional de Enfermagem de São Paulo (Coren-SP). Erros de Medicação, Definições e Estratégias de Prevenção. Rede Brasileira de Enfermagem e Segurança do Paciente. REBRAENS. Polo São Paulo. 2011.
13. Conselho Regional de Enfermagem de São Paulo (Coren- SP). Parecer da Câmara Técnica nº 039/2012. Aplicação de injeção intramuscular. [Acesso 26 set 2015]. Disponível em http://portal.coren-sp.gov.br/sites/default/files/parecer_coren_sp_2012_39.pdf.
14. Cruz MJB, Dourado LFN, Bodevan EC, Andrade RA, Santos DF. Uso de medicamentos entre crianças de 0-14 anos: estudo de base populacional. J Pediatr (Rio J).2014;90:608-15.
15. Dalmolin IS, Freitas VL, Petroni S, Badke MR. Injeções intramusculares ventroglútea e a utilização pelos profissionais de enfermagem. Rev. Enferm UFSM. 2013;3(2):259-65.
16. Di Paolo ER, Stoetter H, Cotting J, Frey P, Gehri M, Beck-Popovic M et al. Unlicensed and off label drug use in a Swiss paediatric university hospital. Swiss Med Wkly. 2006;136:218-22.
17. Ferreira LA, Ibiapina CC, MGP Machado, EDT Fagundes. A alta prevalência de prescrições de medicamentos off-label e não licenciados em unidade de terapia intensiva pediátrica brasileira. Rev. Assoc. Med. Bras. 2012;58(1).
18. Gonçalves MG, Heineck I. Frequência de prescrições de medicamentos *off label* e não licenciados para pediatria na atenção primária à saúde em município do sul do Brasil. Rev. Paul Pediatr. 2016;34(1):11-17.
19. Harada MJCS, Pedreira GLM. Terapia intravenosa e infusões. São Caetano do Sul: Yendis, 2011.
20. Infusion Nurses Society (INS). Infusion nursing standards of practice. Journal of Infusion Nursing. Mary Alexander (editor). 2006; 29(1S):S59-60; Revisado 2011; 34(1).
21. Jacinto AKL, Avelar AFM, Wilson AMMM, Pedreira MLG. Flebite associada a cateteres intravenosos periféricos em crianças: estudo de fatores predisponentes. Esc. Anna Nery. 2014 [acesso 05 nov. 2016], 18(2). Disponível em: http://www.scielo.br/scielo.php?script=sci_arttex&pid=S1414-81452014000200220.
22. Kimland E, Bergman U, Lindemalm S, Böttiger Y. Drug related problems and off-label drug treatment in children as seen at a drug information centre. European Journal of Pediatrics. 2007;166(6):527-32.
23. Koumpagioti D, Varounis C, Kletsiou E, Nteli C, Matziou V. Avaliação do processo de medicação em pacientes pediátricos: meta-análise. J Pediatr (Rio J). 2014;90:344-55.
24. Lima BSLS, Pinto EA, Santos RM dos. Estudo ultrassonográfico da região de Hoschstetter em recém-nascidos e lactentes: uma contribuição da Enfermagem. Rev. Enferm UFPE, Recife. 2013;7(10):5843-50.
25. Malcolm E; Yisi L. The nine rights of medication administration: an overview. Br J Nurs. 2010; 19:(5):300-05.
26. Martins TSS, SilvinoII ZR, Silva LR. Eventos adversos na terapia farmacológica pediátrica: revisão integrativa da literatura. Rev Bras Enferm, Brasília 2011;64(4): 745-50.
27. Meneses AS, Marques IR. Proposta de um modelo de delimitação geométrica para a injeção ventroglútea. Rev. Bras. Enferm. 2007;60(5).
28. Ministério da Saúde (Brasil). Secretaria de Ciência, Tecnologia e Insumos Estratégicos. Uso off label: erro ou necessidade? Rev Saúde Pública. 2012; 46:398-9.

29. Ministério da Saúde (Brasil). Portaria nº 529 de 1.º de abril de 2013. Institui o Programa Nacional de Segurança do Paciente (PNSP). Brasília - DF.
30. Ministério da Saúde (Brasil). Documento de referência para o Programa Nacional de Segurança do Paciente/Ministério da Saúde; Fundação Oswaldo Cruz; Agência Nacional de Vigilância Sanitária. – Brasília: Ministério da Saúde, 2014. 40 p.: il.
31. Muchão FP, Perín SRR, Rodrigues JC, Leone C, Silva Filho LVRF. Avaliação do conhecimento sobre o uso de inaladores dosimetrados entre profissionais de saúde de um hospital pediátrico. J Bras Pneumol. 2008;34(1):4-12.
32. Netter FH. Atlas de Anatomia Humana. 6. ed. Porto Alegre (RS): Artmed; 2015.
33. Olsson J, Kimland E, Pettersson S, Odlind V. Paediatric drug use with focus on off-label prescriptions in Swedish outpatient care: a nationwide study. Acta Paediatrica. 2011;100(9):1272-5.
34. Paula CS, Souza MN, Miguel MD, Miguel OG. Uso *off label* de medicamentos em crianças e adolescentes. Rev Ciênc. Farm. Básica Apl. 2011;32(2):271-23.
35. Peres RA, Fernandes VJJ, Pinto JTJM, Mororó DDS. Cateter central de Inserção Periférica em Pediatria: uma revisão integrativa. 2012. Centro de Ciências da Saúde, da Universidade Federal do Rio Grande do Norte/UFRN. [Acesso 05 nov. 2016]. Disponível em: http://www.ebserh.gov.br/documents/16628/243278/pc_2012_cateter_central_de_insercao.pdf/05f17fc8-0f17-4b7c-b674-718e46a0b5e2.
36. Pereira LFF. Temas em revisão: Bases para a escolha adequada dos dispositivos inalatórios. Sociedade Brasileira de Pneumologia e Tisiologia. 2007 [acesso 20 set 2015]. Disponível em: http://sbpt.org.br/revisao-1/.
37. Rodrigues ZS, Chaves EMC, Cardoso MVLML. Atuação do enfermeiro no cuidado com o cateter central de inserção periférica no recém-nascido. Rev. Bras. Enferm. 2006;59(5):626-29.
38. Porto TP, Rocha PK, Lessmann JC, Souza S de, Kretzer L, Anders JC. Identificação do paciente em unidade pediátrica: uma questão de segurança. Rev. Soc. Bras. Enferm. Ped. 2011. [acesso 19 set 2016];11(2):67-74. Disponível em: http://sobep.org.br/revista/images/stories/pdf-revista/vol11-n2/v.11_n.2-art1.a-identificacao-do-paciente.pdf.
39. Silva PS da, Vidal SV. As relações anatômicas envolvidas na administração de medicamentos por via intramuscular: um campo de estudo do enfermeiro. Enfermaria Global. 2013. [acesso 05 nov. 2016];30:170-82. Disponível em: http://revistas.um.es/eglobal/article/viewFile/143231/146671.
40. Tamez RN, Silva MJP. Princípios na administração de medicações. In: Enfermagem na UTI Neonatal: assistência ao recém-nascido de alto risco. 4. ed. Rio de Janeiro: Guanabara Koogan; 2009. p.57-68.
41. Telles Filho PC, Pereira Júnior AC. Automedicação em crianças de zero a cinco anos: fármacos administrados, conhecimentos, motivos e justificativas. Esc. Anna Nery. 2013. [acesso 10 mar 2017];17(2). Disponível em: http://www.scielo.br/scielo.php?script=sci_arttext&pid=S1414-81452013000200013.

Cuidados na Infusão de Hemocomponentes

9

Aspásia Basile Gesteira Souza

A história da transfusão de sangue pode ser dividida em dois grandes períodos: um empírico, até o ano de 1900, e outro científico, após a determinação dos grupos sanguíneos ABO.

Desde a Antiguidade, o sangue tem sido associado a crenças e rituais. Em tempos remotos, as transfusões eram heterólogas, ou seja, realizadas entre espécies diferentes. Assim, seres humanos recebiam o sangue de porcos e carneiros, pois acreditava-se que os animais eram "puros", livres de vícios, paixões e doenças mentais. O procedimento também era realizado entre animais.

A primeira transfusão terapêutica documentada, ocorreu na França, em 15 de junho de 1667, quando Jean-Baptiste Denys, filósofo, matemático e médico do rei Luís XIV, introduziu cerca de 250 ml de sangue através de um tubo conectado à carótida de uma ovelha e à veia de um adolescente doente de 15 anos, que se recuperou. Denys realizou inúmeras outras transfusões heterólogas, algumas delas resultando em óbito. Em 1670, o procedimento foi proibido na Faculdade de Medicina de Paris e, posteriormente, na Faculdade de Medicina de Roma e na Royal Society, da Inglaterra.

Embora somente as transfusões homólogas (da mesma espécie) fossem permitidas, as experiências clandestinas não foram abandonadas.

A primeira transfusão utilizando o sangue humano é atribuída ao obstetra inglês James Blundell (1818), que introduziu, com uma seringa, cerca de 400 ml em um paciente com carcinoma gástrico terminal, que faleceu dias após. Em 1829, Blundell publicou o caso (*The Lancet*) de transfusão homóloga em uma mulher com hemorragia pós-parto, que evoluiu com sinais de hemólise, mas sobreviveu.

Naquela época, a transfusão era realizada com o receptor e o doador lado-a-lado.

Os problemas relacionados à coagulação do sangue e às reações adversas, levou os pesquisadores a realizarem experimentos infundindo leite e sangue retirado de cadáveres, na tentativa de solucioná-los.

Em 1900, o imulologista austríaco, Karl Landsteiner (Prêmio Nobel de Medicina em 1930), observou que o soro do sangue de uma pessoa coagulava, às vezes, ao ser misturado com o de outra. Seus experimentos possibilitaram a descoberta do primeiro e mais importante sistema de grupo sanguíneo: o sistema ABO.

A primeira transfusão realizada após as provas de compatibilidade ocorreu em 1907, por Reuben Ottenber, procedimento esse utilizado em larga escala a partir da Primeira Guerra Mundial (1914-1918).

Em 1914, Adolph Hustin relatou o emprego do citrato de sódio e glicose como uma solução diluente e anticoagulante, que permitiu a estocagem do sangue para o atendimento de soldados. Em 1915, Richard Lewisohn determinou, após experiências com cães, a quantidade máxima de citrato que poderia ser transfundida, sem causar toxicidade. Estudos posteriores possibilitaram que o sangue coletado fosse armazenado por até 14 dias.

A partir dessas descobertas a doação de sangue passa a ser difundida.

Idealizado em Leningrado, Rússia, em 1932, o primeiro banco de sangue surgiu em Barcelona em 1936, durante a Guerra Civil Espanhola.

Em 1940, Landsteiner e Alexander S. Wiener identificam outro fato de elevada importância para a imuno-hematologia e que complementou o entendimento sobre a incompatibilidade entre os diversos tipos de sangue: o fator Rh. Assim, foram introduzidos os testes de compatibilidade, conferindo bases científicas às transfusões.

Os médicos John F. Loutit e Patrick L. Mollison, em 1943, desenvolveram novos e potentes anticoagulantes, como o ácido cítrico, citrato e dextrose (ACD), o que possibilitou o envio de bolsas de sangue coletado nos Estados Unidos para abastecer os hospitais de campanha, na Europa, ao final da II Guerra Mundial (1939-1945).

Com o aperfeiçoamento dos equipamentos e do conhecimento sobre as suas indicações e contraindicações, a hemoterapia tem avançado e contribuído para a diminuição da morbimortalidade de diferentes etiologias, embora a indústria tenha desenvolvido algumas alternativas.

O fracionamento do sangue em seus componentes possibilita que uma única doação beneficie vários pacientes.

O sangue coletado de um doador, denominado sangue total, é manipulado nos serviços de hemoterapia, por meio de processos físicos, como a centrifugação e o congelamento, ou por aférese, que consiste na retirada do sangue e separação de seus componentes, retendo as substâncias que se deseja, e devolvendo os outros componentes ao doador. Os elementos obtidos nesses processos são denominados hemocomponentes, que podem ser celulares (concentrado de hemácias e concentrado de plaquetas), e acelulares (plasma fresco e crioprecipitado). Já aqueles obtidos por processamento físico-químico, a partir do fracionamento do plasma, são denominados hemoderivados (albumina humana; imunoglobulina intravenosa sérica; fatores de coagulação II, VII, VIII, IX, X liofilizados).

A transfusão dos hemocomponentes é uma tecnologia relevante no arsenal terapêutico moderno utilizada em diferentes situações, como nas doenças hematológicas e nos procedimentos cirúrgicos.

O início da hemoterapia no Brasil se deu entre as décadas de 1930 e 1940, com a criação de serviços de transfusão nas capitais, destacando-se o da cidade do Rio de Janeiro, em 1933.

A doação está regulamentada pela Lei n.º 10.205, de 21 de março de 2001, e por regulamentos técnicos editados pelo Ministério da Saúde que determinam que a doação é um ato altruísta, voluntário e não-gratificado direta ou indiretamente, assim como o anonimato do doador deve ser garantido.

HEMOTRANSFUSÃO

A hemoterapia constitui-se em transplante hematopoiético de tecido líquido, e representa, apesar da rigorosa triagem dos doadores e dos exames sorológicos, riscos para infecção de doenças emergentes, como o Zika vírus, reações adversas graves, imunossupressão e aloimunização.

A Agência Nacional de Vigilância Sanitária (Anvisa), em 13 de dezembro de 2002, por meio da RDC n.º 343, regulamenta o processo relativo à produção e utilização de hemocomponentes para uso humano, bem como torna obrigatória a criação de um Comitê Transfusional: "As unidades de Saúde que tenham Serviço de Hemoterapia nas suas dependências deverão constituir um comitê transfusional multidisciplinar, do qual faça parte um representante do Serviço de Hemoterapia. Este comitê tem como função o monitoramento da prática transfusional da Instituição".

A hemotransfusão pode ser classificada em:

- Programada, para determinado dia e hora;
- Não urgente, a se realizar dentro das 24 horas;
- Urgente, a se realizar de imediato, dentro das 3 horas;
- De emergência (extrema urgência), quando o retardo na administração da transfusão pode acarretar risco para a vida do paciente.

Dependendo das soluções anticoagulantes e preservadoras adicionadas ao sangue coletado, a data de validade para a sua estocagem pode variar:

- Sangue total coletado em solução CPDA-1 (ácido cítrico, citrato de sódio, fosfato de sódio, dextrose e adenina): 35 dias a partir da coleta;
- Sangue total coletado em ACD (ácido cítrico, citrato de sódio, dextrose), CPD (ácido cítrico, citrato de sódio, fosfato de sódio, dextrose) e CP2D (citrato, fosfato e dextrose-dextrose): 21 dias a partir da coleta;

As soluções aditivas são utilizadas para aumentar a sobrevida das hemácias por até 42 dias, quando refrigeradas entre 2 °C e 6 °C. Um exemplo de solução aditiva é o SAG-M composto por soro fisiológico, adenina, glicose e manitol.

No setor de hemoterapia, a qualidade do sangue coletado é avaliada por meio de inúmeros testes sorológicos e outros que conferem segurança à transfusão. Entre eles o Teste de Ácido Nucleico (NAT) é capaz de detectar a presença dos vírus da Imunodeficiência Humana (HIV), Hepatite B (HBV) e Hepatite C (HCV), inclusive durante a janela imunológica, curto intervalo entre o momento da contaminação e a sua manifestação no organismo.

A compatibilidade entre as hemácias, plasma e os grupos sanguíneos também é checada (Quadro 9.1).

Em emergências, pode-se infundir sangue Rh positivo em pacientes Rh negativo, mas não o contrário. Não há necessidade de provas de compatibilidade antes da transfusão de plasma fresco, mas os componentes devem ser, preferencialmente, ABO compatíveis; o sistema Rh não precisa ser considerado.

A terapia transfusional baseia-se no uso racional do sangue e deve ser a mais específica possível. Assim, o concentrado de hemácias, por exemplo, está indicado nos casos de anemia severa, o concentrado de plaquetas, nas leucemias, o plasma fresco congelado e o crio precipitado, nos déficits dos fatores de coagulação.

Quadro 9.1 – Grupo sanguíneo e compatibilidade para transfusão.

Grupo Sanguíneo	Hemácias compatíveis	Plasma compatível
A RhD +	A +, A -, O +, O -	A, AB
A RhD -	A -, O -	
B RhD +	B +, B -, O +, O -	B, AB
B RhD -	B -, O -	
AB RhD +	Todos RhD + e RhD -	AB
AB RhD -	Todos RhD -	
O RhD +	O+, O –	Todos os tipos.
O RhD -	O -	

Fonte: Ministério da Saúde, 2010.

Antes de uma transfusão, o receptor é submetido a uma avaliação clínica e laboratorial, sendo necessária a coleta de sangue para o teste de compatibilidade, tipagem sanguínea e quantificação dos valores da hemoglobina (Hb), plaquetas, coagulograma, etc., de acordo com a alteração apresentada.

A prova de compatibilidade é um passo importante na rotina pré-transfusional, pois permite a identificação de erros na tipagem ABO, de anticorpos irregulares clinicamente significantes não detectados na Pesquisa de anticorpos irregulares (PAI) do receptor e de anticorpos no soro do paciente contra antígenos de baixa frequência, presentes na hemácia do doador.

A compatibilidade do sistema RhD é necessária para todos os indivíduos Rh negativos que não possuírem anti-D, principalmente em mulheres com menos de 45 anos (idade reprodutiva) e em crianças.

CUIDADOS PRÉ-TRANSFUSÃO

A amostra pré-transfusional é importante para a qualidade e a segurança do procedimento. Essas amostras têm validade de 72 horas e são coletadas em um tubo com anticoagulante para a tipagem, em um tubo seco, para os testes de compatibilidade, ou de acordo com a rotina do banco de sangue. Em crianças com menos de 10 anos (ou 40 kg) coleta-se de 1 ml a 2 ml de sangue, e em adolescentes, cerca de 5 ml; homogeneizar a amostra com movimentos suaves de inversão do tubo.

Logo após a coleta, os frascos são identificados na presença do acompanhante, com os dados da criança (nome, idade, registro hospitalar, peso), data e hora da coleta e o nome do colaborador. Sempre que possível etiquetar com um código de barras.

Protocolar o exame e encaminhá-lo ao setor responsável, em caixa de plástico rígido, com tampa, juntamente com a requisição do produto hemoterápico que, será preenchida e assinada pelo médico, contendo: identificação da criança (nome completo, sem abreviaturas, data de nascimento, idade, peso e registro); modalidade da hemoterapia (eletiva, de urgência etc.); necessidade de procedimentos especiais (filtração de leucócitos, aquecimento prévio, irradiação gama para prevenir a proliferação de linfócitos do doador); quantidade necessária; tempo de infusão e a via de administração.

As bolsas de transfusão são transportadas em caixas térmicas com gelo artificial, mas não devem entrar em contato com este. Quando em temperatura ambiente, o sangue é transfundido em até 30 minutos, ou recolocado sob refrigeração.

A hemotransfusão somente será realizada se houver um médico disponível no local e material de emergência testado e pronto para uso: cânulas de intubação, laringoscópio e lâminas de tamanhos infantil e adulto (pacientes com peso acima de 35 kg - 40 kg), bolsa auto inflável infantil e adulto, ampolas de adrenalina, monitor cardíaco, desfibrilador etc.

Sempre que possível, utiliza-se hemocomponentes de um único doador.

Hemotransfusão em Pediatria

Os cuidados do enfermeiro e equipe antecedem o procedimento, com a orientação do familiar e da criança sobre a terapêutica, de acordo com seu nível de entendimento. Informar sua finalidade e os possíveis efeitos adversos, a origem e confiabilidade do hemocomponente. Solicitar a assinatura do termo de consentimento para transfusão, se for rotina da instituição.

O aquecimento controlado das bolsas de sangue ou plasma somente é realizado nos casos onde a velocidade de infusão for superior a 15 ml/kg/hora, no setor de hemoterapia. É proibido o aquecimento aleatório em micro-ondas, banho-maria, etc.

Verificar os sinais vitais antes de solicitar o componente ao banco de sangue, comunicando as alterações para o médico responsável. A febre não contraindica a transfusão, mas deve estar sob controle, pois pode mascarar sinais de hemólise ou outra reação transfusional.

Os pacientes com história de reações transfusionais, ou as que receberam sangue recentemente, necessitam de medicações profiláticas (descrito no final do capítulo); confirmar na prescrição médica.

Ao receber e conferir o cartão de identificação do hemocomponente, o enfermeiro ou técnico de enfermagem higieniza as mãos e separa o material necessário em bandeja desinfetada. A seguir:

- Puncionar um acesso venoso com bom calibre, utilizando cateter sobre agulha n.º 22 G (Gauge), nas crianças com até 6 anos, e n.º 20 G, nos escolares e adolescentes;
- Inspecionar a bolsa quanto à cor do sangue, integridade do sistema, presença de hemólise ou de coágulos, bolhas de ar (crescimento bacteriano), e data da validade. Conferir e comparar as informações contidas no rótulo e no cartão de transfusão: registro, tipo sanguíneo, fator Rh;
- Higienizar as mãos; calçar as luvas e os óculos de proteção, avental (desejável);
- Desinfetar o lacre da bolsa com álcool 70%, antes de abrir a vedação;
- Escolher um equipo com câmara graduada tipo "bureta" (microgotas), com filtro de 170-180 µ (Figura 9.1), capaz de reter coágulos e agregados, para controlar volumes menores ou uma bomba infusora onde, nesse caso, será adaptado um equipo de gotas. Não utilizar bomba infusora do tipo "rolete", pelo risco de hemólise. Em crianças com peso acima de 35-40 kg podem-se utilizar os equipos com filtro para transfusão em adultos, em gotas;

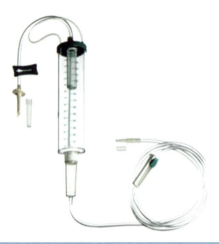

Figura 9.1 – Equipo para hemotransfusão com câmara graduada e filtro.

- Inserir a conexão à bolsa de sangue com cuidado, sem contaminar a ponta e atentar para não perfurá-la. Abrir a pinça do equipo e preencher a sua extensão;
- Antes de conectar o equipo, à beira do leito, reconfirmar a identificação dos dados que constam na bolsa do hemocomponente e do paciente ("sangue certo para o paciente certo"), recorrendo a, pelo menos, dois identificadores confiáveis (nome completo, idade, data de nascimento, registro hospitalar, nome completo da mãe). Utilizar a "identificação ativa", interrogando o acompanhante, e a "identificação passiva", confirmando os dados no bracelete. Para segurança do receptor, recomenda-se a "dupla checagem" da bolsa (dois colaboradores).
- Registrar o horário de abertura do sistema, no cartão de transfusão;
- Iniciar a infusão, lentamente, até 5 ml/minuto;
- Permanecer junto à criança nos primeiros 10-15 minutos, ou até a infusão de 50 ml, ou 20% do volume total; checar os sinais vitais novamente e à cada hora;
- Oferecer recreação;
- Não manipular o recipiente; não adicionar nenhum fluido ou droga;
- A infusão não deve ultrapassar 4 horas (plaquetas e granulócitos em 2 horas). Descartar os volumes excedentes;
- Hemácias podem ser transfundidas em acesso venoso compartilhado, apenas, com uma solução estéril de cloreto de sódio 0,9%, com extensão em Y, se houver dificuldade para infusão em cateteres muito finos; solicitar orientação ao banco de sangue;
- Checar o horário na prescrição médica;
- Observar a criança durante o procedimento e solicitar avaliação médica imediata na presença de alterações como: *rush* cutâneo, dispneia, prurido, tosse, agitação ou sonolência;

Antes de instalar a bolsa, recomenda-se a dupla checagem

- Registrar em prontuário, o tipo do hemocomponente instalado, número de controle, volume aproximado, fluxo de gotejamento, e o horário de início;
- Ao término do volume prescrito: fechar o sistema; higienizar as mãos; colocar os equipamentos de proteção individual; preparar e injetar de 1 ml a 2 ml de solução salina estéril 0,9% no cateter e proteger a via com tampa estéril; trocar a extensão se houver resíduos de sangue; verificar os sinais vitais;
- Descartar o sistema em lixo hospitalar;
- Retirar as luvas; higienizar as mãos;
- Registar o término da infusão; os sinais vitais e o estado geral da criança.

HEMOTERAPIA NAS HEMOGLOBINOPATIAS

Os eritrócitos ou hemácias são células arredondadas, bicôncavas e elásticas que transportam o oxigênio para os tecidos, por meio da hemoglobina (Hb), uma molécula proteica.

A hemoglobina normal é a do tipo A (Hb A), herdada da mãe e do pai biológicos (Hb AA). As hemoglobinopatias são um grupo de doenças genéticas que afetam essa proteína. As hemoglobinas variantes (Hb S) causam a anemia hemolítica, a policitemia, a cianose ou falcização, e as talassemias. Essas alterações podem ser diagnosticadas no recém-nascido, por meio do teste do "pezinho".

Entre as hemoglobinopatias, destaca-se a doença falciforme (DF), caracterizada pela herança do gene falciforme (S) de, pelo menos, um dos pais.

Os principais genótipos que compõem a DF são:

a. homozigose para o gene da hemoglobina S (Hb SS), denominada anemia falciforme, que provoca uma alteração morfológica dos eritrócitos que assumem a forma de "foice" ou "meia-lua";
b. heterozigose falcêmica (Hb SA), denominado portador do traço falcêmico, clinicamente assintomático;
c. S talassemia ou microdrepanocitose. Além da Hb S, um indivíduo pode herdar outros genes que alteram as hemoglobinas (C, D, E).

No Brasil, a anemia falciforme tem importância epidemiológica, devido à miscigenação, uma vez que Hb S tem origem no continente africano, Índia, Oriente Médio e parte da Ásia, onde essa mutação surgiu como forma de proteção contra malária, pois, seu agente, o *Plasmodium*, não se desenvolve naquelas células já que estas são destruídas pelos linfócitos. Estima-se o nascimento anual de 2.500-3.500 crianças, com a doença falciforme, e que, de 4% a 8% dos brasileiros sejam portadores da Hb S.

O quadro clínico provocado pela anemia falciforme, na infância, caracteriza-se por: dispneia; crises dolorosas, devido à oclusão vascular; fraqueza; alterações ósseas (cabeça do fêmur); inflamações em articulações das extremidades (Síndrome "mão-pé"); déficit no crescimento; esplenomegalia, entre outros, e necessitam de terapia transfusional para os seu controle, especialmente quando a Hb atinge valores > 7, quando apresenta sinais de infecção, ou de forma profilática, para evitar episódios de acidente vascular cerebral (AVC), risco este monitorado por ultrassonografia cerebral, com *Doppler*.

Embora a hemoterapia seja essencial, expõe a criança a riscos, como: aloimunização, hiperviscosidade sanguínea e hemossiderose (aumento na concentração de ferro).

A hemotransfusão proposta pelo médico será realizada, preferencialmente, com o concentrado de hemácias lavadas ou filtradas, para reduzir as reações transfusionais não hemolíticas, de sangue colhido há menos de dez dias, seguindo todos os cuidados relatados anteriormente. A terapia objetiva atingir uma concentração de hemoglobina S inferior a 30% e hemoglobina final entre 10 g/dl e 12 g/dl.

HEMOCOMPONENTES

De acordo com o hemocomponente a ser transfundido, cuidados adicionais devem ser observados pelo enfermeiro e equipe da unidade pediátrica.

Concentrado de hemácias (CH)

Obtido após centrifugação de uma bolsa de sangue total e deve ter um hematócito (Htc) entre 65 e 75%. A transfusão é realizada para tratar ou prevenir casos de anemia, que influenciem a adequada liberação de O_2. Os valores da Hb são apresentados na Tabela 9.1.

As indicações gerais para a transfusão de hemácias, em recém-nascidos e lactentes menores de 4 meses são: exsanguineotransfusão, níveis de Hb < 7 g/dl e hematócrito < 20%, associados a sintomas como: taquicardia, taquipneia, palidez; Hb < 10 g/dl e hematócrito < 30%, e a necessidade de oxigenoterapia, para manter a saturação estável.

Nos recém-nascidos, utilizam-se hemocomponentes coletados há menos de cinco dias e, naqueles recém-nascidos com menos de 1.200 g de peso, o que orienta a transfusão de CH é a compatibilidade com o soro materno, uma vez que a expressão dos antígenos ABO é incompleta.

As indicações de transfusão de hemácias, após os de 4 meses são: Hb < 8 g/dl, com sintomatologia importante; anemia crônica com Hb menor do que 6 g/dl ou Htc < 20%; em cirurgia com anestesia geral se a Hb for < 10 g/dl; perda de sangue > 15% da volemia (volemia = 8% do peso), com sinais de baixo débito cardíaco (taquicardia, hipotensão, oligúria, sonolência). Nos casos de pneumopatia ou cardiopatia grave, a transfusão é indicada quando a Hb for < 13 g/dl.

A transfusão de 10 ml a 15 ml/kg eleva a Hb em 3 g/dl. Iniciar o procedimento em até 30 minutos após a bolsa ser retirada do banco de sangue, por um período de até quatro horas, utilizando um equipo de microgotas, tipo bureta, com filtro, sendo utilizado um para cada bolsa transfundida.

Tabela 9.1 – Valores de referência da hemoglobina de acordo com a faixa etária.

Idade	Valores de referência
2-6 meses de vida	11,5 g/dl
6-24 meses de vida	12,0 g/dl
2-6 anos	12,5 g/dl
6-12 anos	13,5 g/dl

Fonte: Sociedade Brasileira de Análises Clínicas, 2012.

Concentrado de plaquetas

O uso de plaquetas (ou trombócitos), está indicado nos casos de trombocitopenia (diminuição anormal) e/ou na alteração da qualidade de agregação plaquetária (trombocitopatia). De modo geral, a transfusão é indicada quando: < 30.000/mm^3 em RN, ou < 5.000/mm^3 a 10.000/mm^3 em crianças. Uma única bolsa de plasma com 60 ml contém $5,5 \times 10^{10}$ plaquetas.

As plaquetas devem ser ABO e RhD idênticas ao receptor. O uso de plaquetas ABO incompatíveis é aceitável para as crianças maiores de 2 anos. Plaquetas do grupo "O" devem ser evitadas, tanto quanto possível.

A bolsa com plaquetas é mantida entre 20 e 24 °C, sob agitação suave e constante.

São transfundidos de 5 a 10 ml/kg, após o descongelamento, em até 2 horas, através de equipo tipo bureta, com filtro, que pode ser usado em mais de uma bolsa.

Plasma fresco congelado

É a porção acelular do sangue, obtida por centrifugação, a partir de uma unidade de sangue total e transferência para uma bolsa satélite, em circuito fechado. É completamente congelado até 8 horas após a coleta e mantido entre 18 e 25 °C negativos. Validade de 12 meses, ou 24 meses se mantido abaixo de 25 °C negativos.

O plasma fresco congelado contém todos os fatores da coagulação. Atualmente, com a produção industrial de concentrados com alguns desses fatores (complexo protrombínico, fator VII ativado, fator VIII com von Willebrand, fator IX, entre outros), os pacientes com deficiências específicas não necessitam mais de transfusão de plasma.

A prescrição médica para a transfusão do plasma fresco congelado é considerada nos casos de sangramentos com coagulação intravascular disseminada; quando o Tempo de Protrombina (PT) e/ou Tempo de Tromboplastina Parcial (TTPA) estiver uma vez e meia (1,5 ×) o valor de referência para a idade, nos casos de sangramento ou procedimento invasivo, entre outros.

A dose varia de 10 a 15 ml/kg, o que eleva os fatores de coagulação em 20%.

Infundir após totalmente descongelado, em até 4 h, utilizando um equipo tipo bureta com filtro, para cada bolsa.

Crioprecipitado

Fonte concentrada de proteínas plasmáticas que são insolúveis à temperatura de 1 a 6 °C. Depois de descongelado, o plasma sobrenadante é removido deixando-se na bolsa a proteína precipitada e mais 10 ml a 15 ml deste plasma, sendo então recongelados, em 1 hora. Validade de 12 meses, se mantido a temperatura de 25 °C negativos. Em geral, o crio é utilizado para tratamento da hipofibrinogenemia; deficiência do fator XIII de coagulação; em hemofílicos, quando o fator VIII não estiver disponível; preparo de cola de fibrina. O concentrado de fibrinogênio já é disponível, mas pelo alto custo, ainda não é amplamente utilizado.

A dose habitual prescrita é de 1-2 unidades para cada 10 kg de peso. Em menores de 2 anos, uma unidade é suficiente para o efeito hemostático.

Infundir após totalmente descongelado, em até 4 horas, em equipo com filtro que pode ser usado em mais de uma bolsa.

Concentrado de granulócitos

Os concentrados de granulócitos (CG) são hemocomponentes obtidos por aférese de doador único.

A transfusão é indicada para crianças com neutropenia (< 500 neutrófilos/mm^3) e infecção confirmada, que não respondem a terapêutica implementada, nas últimas 48 horas.

A bolsa é mantida em repouso, a uma temperatura entre 20 e 24 °C e a infusão é realizada até 24 horas, após a coleta. Para o transporte, acondicioná-la em um recipiente refrigerado. Infundir continuamente, por até duas horas.

COMPLICAÇÕES

São denominadas reações transfusionais todas as intercorrências que ocorrerem durante ou após a sua administração. Podem ser classificadas em: imediatas (quando ocorrem até 24 horas após o início da transfusão), ou tardias (após 24 horas da transfusão), e imunológicas ou não-imunológicas, de diversas etiologias:

- Imunológica aguda: hemolítica aguda (a mais rara e grave), febril não-hemolítica (a mais comum), alérgica (urticariforme, anafilática), TRALI (*Transfusion Related Lung Injury*);
- Imunológica tardia: hemolítica, aloimune, refratariedade plaquetária, púrpura, imunomodulação;
- Não imunológica aguda: hemolítica, séptica, circulatória (sobrecarga volêmica), metabólica, hipotermia, toxicidade ao citrato, hipercalemia, embolia aérea;
- Não imunológica tardia: infecciosa (bacteriana, viral, parasitária), sobrecarga de ferro (hemossiderose).

De modo geral, os sinais e sintomas das complicações após uma hemotransfusão são: hematúria e cefaleia repentina (por hemólise); febre (> 1 °C da temperatura inicial) com ou sem calafrios; dispneia, ruídos adventícios, cansaço (por sobrecarga circulatória); dor torácica e dispneia (por embolia gasosa); hipotermia; parestesia, diarreia, fraqueza muscular, arritmia (distúrbios eletrolíticos); icterícia (por transmissão de hepatites); anemia, palidez (por aloimunização); rubor, eritema, prurido, edema (por reação alérgica).

A equipe envolvida no procedimento deve implementar medidas para diminuir o risco de reações transfusionais; entre elas:

- Treinamento dos profissionais quanto às normas de coleta e identificação de amostras;
- Conferência atenta dos dados da criança, antes de iniciar a infusão;
- Avaliação criteriosa da indicação transfusional, pela equipe médica, incluindo as transfusões "de urgência";

- Anamnese da história pré-transfusional, incluindo a história gestacional, se a mãe é Rh negativo, transfusões, intercorrências e tratamentos anteriores;
- Seguir todas as etapas citadas: conferência da bolsa; infusão lenta; monitoramento etc.

De acordo com o histórico e a presença de reação transfusional prévia, utilizar pré-medicações, conforme prescrição, e checar a identificação do sangue solicitado (desleucocitado, irradiado ou lavado).

Para a prevenção pré-transfusional em pacientes que já apresentaram duas ou mais reações urticariformes, administra-se difenidramina (Benadryl®) e paracetamol, 30-60 minutos antes da transfusão, e para prevenção da recorrência tardia do quadro, hidrocortisona intravenosa.

Na vigência de um episódio de reação transfusional, a conduta do enfermeiro e equipe é:

- Interromper imediatamente a transfusão e comunicar o médico responsável;
- Manter acesso venoso com solução salina a 0,9%;
- Verificar sinais vitais; monitorar saturação de O_2 e a pressão arterial;
- Em caso de febre, medicar conforme prescrição (acetaminofen ou dipirona);
- Verificar todos os registros, formulários e identificação do receptor;
- Verificar se o hemocomponente foi corretamente administrado;
- Preservar o equipo e a bolsa intactos e encaminhá-los ao serviço de hemoterapia, juntamente com uma amostra de sangue do paciente;
- Colher hemocultura se febre, dispneia ou calafrios, por punção em outra veia;
- Observar coloração de urina; comunicar médico se hematúria e colher uma amostra;
- Avaliar a possibilidade de reação hemolítica, TRALI, anafilaxia, e sepse relacionada à transfusão, situações nas quais são necessárias condutas de emergência;
- Registrar as ações no prontuário do paciente.

Em situações de hipovolemia, além dos hemocomponentes são utilizados como expansores plasmáticos: coloides naturais, como a albumina; coloides semissintéticos, como: gelatinas, dextranas, hidroxietilamidos; soluções cristaloides.

Desde a requisição médica até a observação da criança após a transfusão, a equipe deve seguir, rigorosamente, as etapas estabelecidas para garantir a segurança do procedimento.

BIBLIOGRAFIA CONSULTADA

1. Agência Nacional de Vigilância Sanitária (Anvisa). Resolução - RDC n.º 343, de 13 de dezembro de 2002. Aprova o Regulamento Técnico para a obtenção, testagem, processamento e Controle de Qualidade de Sangue e Hemocomponentes para uso humano, Brasília, 2002.
2. Baldwin CL, Runkle RS. Biohazards symbol: development of a biological hazards warning signal. Science. 1967. [acesso 10 dez 2016];13;158(798):264-5. Disponível em: http://www.ncbi.nlm.nih.gov/pubmed/6053882?dopt=Abstract.

3. Campos LR, Cerqueira JAB, Campos CJB, Souza JGBP de, Novello R et al. Transfusão de hemocomponentes em crianças: o quê, quando e como usar? Hematologistas associados. 2014.
4. Decaro J, Lemos F, Magri M. Historia de la medicina transfusional. 2010. 232 p. [acesso 10 mar 2017]. Disponível em: http://www.clausen.com.uy/img/experiencia_clinica/04_historia_medicina_transfusional.pdf.
5. Instituto Hospital Oswaldo Cruz. Banco de sangue. Hemoterapia. [Acesso 10 set 2016]. Disponível em: http://www.institutohoc.com.br/index.php/historia/historia-transfusao-sangue.
6. Junqueira PC, Rosenblit J, Hamerschlak N. História da Hemoterapia no Brasil. Rev. Bras. Hematol. Hemoter. 2005;27(3).
7. Llacer PED, Monteiro AM, Sousa Junior AL, D´Amico EA, Rocha JA et al. Manual de transfusão do Hospital das Clínicas da Faculdade de Medicina da Universidade de São Paulo. S/D. 72 p. [acesso 16 dez 2016]. Disponível em: http://www.anestesiologiausp.com.br/wp-content/uploads/Manual-transfusional.pdf.
8. Mandal A. History of blood transfusion. News Medical, 2009. [Acesso 10 set 2016]. Disponível em: http://www.news-medical.net/health/History-of-Blood-Transfusion.aspx.
9. Ministério do trabalho e emprego (Brasil). Potaria n.º 485, de 11 de novembro de 2005. Aprova a Norma Regulamentadora n.º 32: Segurança e saúde no trabalho em estabelecimentos de saúde. Brasília. DOU de 16/11/05 - Seção 1.
10. Ministério da Saúde (Brasil). Secretaria de Atenção à Saúde. Departamento de Atenção Especializada. Manual de condutas básicas na doença falciforme. Brasília: Editora do Ministério da Saúde, 2006. 56 p. – (Série A. Normas e Manuais Técnicos).
11. Ministério da Saúde (Brasil). Agência Nacional de Vigilância Sanitária. Manual técnico de hemovigilância: investigação das reações transfusionais imediatas e tardias não-infecciosas. Brasília, 2007.
12. Ministério da Saúde (Brasil). Secretaria de Atenção à Saúde. Departamento de Atenção Especializada. Guia para o uso de hemocomponentes. Brasília: Editora do Ministério da Saúde, 2010. 140 p.: il. – (Série A. Normas e Manuais Técnicos). [Acesso 10 dez 2016]. Disponível em: http://bvsms.saude.gov.br/bvs/publicacoes/guia_uso_hemocomponentes.pdf.
13. Ministério da saúde (Brasil). Portaria n.º 1.353, de 13 de junho de 2011. Aprova o Regulamento Técnico em Procedimentos Hemoterápicos.
14. Ministério da Saúde (Brasil). Secretaria de Gestão do Trabalho e da Educação na Saúde. Departamento de Gestão do Trabalho na Saúde. Técnico em hemoterapia: livro texto / Ministério da Saúde, Secretaria de Gestão do Trabalho e da Educação na Saúde, Departamento de Gestão da Educação na Saúde – Brasília: Ministério da Saúde, 2013. 292 p.
15. Ministério da Saúde (Brasil). Portaria n.º 158, de 04 de fevereiro de 2016. Redefine o regulamento técnico de procedimentos hemoterápicos. DOU de 05/02/2016, n.º 25, Seção 1, pág. 37. [acesso 10 dez 2016]. Disponível em: http://bvsms.saude.gov.br/bvs/saudelegis/gm/2016/prt0158_04_02_2016.html.
16. Roback JD, Grossman BJ, Harris T, Hillyer CD, eds. AABB Technical Manual. 17th ed. Bethesda: AABB Press; 2011.
17. Sociedade Brasileira de Análises Clínicas. Programa Nacional de Controle de Qualidade, 2012. [Acesso 10 dez 2016]. Disponível em: http://www.pncq.org.br/uploads/2012/06/valores_normais_hemograma.pdf.

Oxigenoterapia no Cliente Pediátrico

10

Camila Cazissi da Silva
Erika Sana Moraes
Ana Márcia Chiaradia Mendes-Castillo

As doenças do aparelho respiratório se destacam nos índices de óbitos infantis, principalmente em crianças menores de um ano de vida. Segundo a Organização Mundial da Saúde (OMS), em 2013, para cada 1.000 nascidos vivos no Brasil, a mortalidade por causas respiratórias correspondeu a 0,2% em neonatos, 0,8% em crianças entre 1 e 59 meses e de 1% em crianças de 0 a 4 anos. Informações do Departamento de Informática do Sistema Único de Saúde (Datasus), referentes a julho de 2015 ressaltam a prevalência das doenças do aparelho respiratório como sendo a terceira causa de óbitos infantis, indicando que crianças pequenas são especialmente mais suscetíveis a tais problemas.

A anatomia do sistema respiratório e a imaturidade do sistema imunológico merecem destaque na etiopatologia das doenças respiratórias, pois tornam o neonato e o lactente naturalmente mais expostos àquelas afecções.

A partir do nascimento, ocorrem diferentes alterações anatômicas e fisiológicas, sendo a respiração a primeira delas. Com o crescimento, as mudanças se intensificam: a frequência respiratória diminui, o tórax se amplia, os alvéolos aumentam em número e tamanho.

As vias aéreas superiores (orofaringe, faringe, laringe e parte superior da traqueia) e as inferiores (parte inferior da traqueia, brônquios principais e sedimentares, bronquíolos subsegmentares e terminais e alvéolos) apresentam um calibre menor em comparação ao adulto, a língua é maior, a epiglote é pequena, estreita, angulada, em forma de "U" ou "V", estreitando a retrofaringe, o que causa maior resistência ao fluxo aéreo, podendo favorecer quadros obstrutivos.

A traqueia se localiza próxima aos brônquios o que favorece o progresso de agentes infecciosos entre as estruturas do sistema respiratório. A tuba auditiva é curta e conectada ao ouvido, permitindo que infecções da faringe alcancem o ouvido médio e interno, que configura levando à repetidos casos de otites, na primeira infância.

É fundamental que o enfermeiro conheça a fisiopatologia das doenças respiratórias prevalentes e suas possíveis complicações, com destaque para a insuficiência respiratória (IRpA), a fim de avaliar e implementar os cuidados de forma a recuperar a saúde da criança.

O processo da respiração pode ser compreendido, de forma simplificada, como a passagem de ar pelas vias aéreas superiores e as inferiores, percorrendo todo o sistema respiratório resultando na troca gasosa alveolar.

A insuficiência respiratória pode ser definida como uma falha aguda nesse processo para manter a oxigenação e/ou a ventilação adequada. Pode ser classificada como: tipo I ou hipoxêmica, quando ocorre a redução da pressão parcial de oxigênio (PaO_2) tecidual para níveis < 60 mm Hg; tipo II ou por hipercapnia, quando ocorre o aumento de gás carbônico (CO_2) no sangue arterial, resultando em uma $PaCO_2$ > 50 mmhg e pH < 7,25.

As vias aéreas da criança são mais afuniladas do que as do adulto o que pode desencadear alterações fisiológicas e mecânicas frente a qualquer obstáculo ao fluxo de ar, seja pela presença de edema na mucosa e/ou excesso de muco. Tais alterações levam à exaustão do diafragma, e refletem, diretamente, no uso da musculatura acessória para manter a expansibilidade torácica, o que desencadeará a retração (tiragem) da musculatura intercostal e da fúrcula, quase sempre associada ao batimento de aleta nasal.

Doenças que aumentam a resistência das vias aéreas, ao diminuírem ou impedirem o fluxo gasoso, como a laringite, a asma, a bronquite e a bronquilite, também acometem crianças de 0-6 anos. Esses pacientes apresentam tempos expiratórios prolongados, sibilância expiratória e hiperinsuflação pulmonar. A elevada resistência das vias aéreas pode ser oriunda de broncoespasmo, edema da mucosa e acúmulo de muco.

Outra doença respiratória prevalente na infância é a pneumonia, que pode ser de etiologia viral, bacteriana, micoplasmática e, não pouco frequente, por aspiração de corpo estranho.

As patologias que apresentam alteração na complacência pulmonar e que também necessitam de cuidados especializados são a síndrome do desconforto respiratório agudo, síndrome do desconforto respiratório do recém-nascido (doença da membrana hialina) e pneumonias consolidadas extensas e edema pulmonar consideradas, clinicamente, como "pulmão duro".

Com variações de intensidade e frequência dependentes da patologia e do grau de comprometimento, os sinais e sintomas da insuficiência respiratória aguda podem se iniciar como um quadro gripal: coriza; rinorreia; espirros; congestão nasal; irritação ou dor na garganta; tosse seca ou produtiva; choro; febre (menos frequente).

A piora do quadro clínico pode ser avaliada na presença de: cansaço intenso; dispneia; retração intercostal e furcular; batimento de aleta nasal; ruídos adventícios (sibilos e estertores); queda na saturação de oxigênio para ≤ 94%, em ar ambiente; agitação ou depressão do nível de consciência; taquipneia, que varia de acordo com a faixa etária: > 60 respirações por minuto (rpm) em crianças de até 2 meses, > 50 rpm em crianças de 2-12 meses, > 40 rpm em crianças de 1 a 4 anos, > 30 rpm acima de 4 anos. A cianose é um sinal tardio de insuficiência respiratória.

Observar sinais precoces de insuficiência respiratória

MONITORIZAÇÃO DA CRIANÇA COM INSUFICIÊNCIA RESPIRATÓRIA

Ao receber uma criança com diagnóstico de insuficiência respiratória na unidade, o enfermeiro deverá monitorar o sistema respiratório a fim de identificar possíveis alterações funcionais. O monitoramento incluirá a avaliação clínica, dos exames de imagem (radiografia de tórax) e laboratoriais, e a instalação de equipamentos.

A avaliação clínica compreende o exame físico, com foco na frequência e padrão respiratório, e ausculta cardiopulmonar, observando a presença de sinais de insuficiência respiratória. É imprescindível aferir os sinais vitais dando prioridade para a frequência cardíaca e a oximetria de pulso. Nos casos de maior gravidade e em ventilação mecânica utilizar monitores multiparamétricos para uma avaliação contínua dos níveis de CO_2 por meio do capnógrafo, sistema conectado entre a cânula e o ventilador, para leitura do gás exalado.

A gasometria arterial é uma avaliação acurada e direta para a identificação dos estados de acidose e alcalose respiratória ou metabólica, de acordo com os níveis de O_2, CO_2 e suas pressões parciais, e dos sistemas compensatórios, especialmente o renal, que modifica a concentração de bicarbonato de sódio sanguíneo. Em casos complexos, avaliam-se também os eletrólitos (sódio e potássio), hemoglobina, hematócrito e lactato.

Na prática clínica, são coletadas amostras por punção direta, pelo médico ou enfermeiro, preferencialmente em artéria radial, braquial ou pediosa, uma a duas vezes ao dia, e sempre que a criança apresentar alterações clínicas que necessitem de ajustes.

A agudização desses sinais requer internação em uma unidade pediátrica, e a suplementação de O_2, com a finalidade de elevar os níveis de saturação da hemoglobina para acima de 94% e, consequentemente, melhorar os níveis da pressão parcial de O_2 (PaO_2) para 80 mmHg-100 mmHg. A efetividade da terapêutica será monitorada pela oximetria de pulso, gasometria arterial e resposta clínica.

A CRIANÇA COM NECESSIDADE DE OXIGENOTERAPIA

A oxigenoterapia consiste na administração de oxigênio acima dos níveis encontrados na atmosfera (aproximadamente 21%), com finalidade terapêutica, para atenuar ou corrigir a sua deficiência ou hipóxia, melhorando a troca gasosa.

O oxigênio é um medicamento e deve ser prescrito pelo médico. Em situações de emergência pode ser ministrado pelo enfermeiro, por métodos não invasivos. Dependendo da dose e do tempo de uso, o gás pode ser tóxico; assim, deve-se minimizar o tempo de exposição ao estritamente necessário, especialmente nos recém-nascidos e nos lactentes.

As indicações mais frequentes para o uso de oxigenoterapia são: PaO_2 < 60 mmHg ou Sat O_2 < 90 % (em ar ambiente), Sat O_2 < 88% durante atividade física ou durante o sono nas crianças com doenças cardiorrespiratórias. Pode ser ofertado à criança de diversas maneiras, por métodos não invasivos ou invasivos, e de acordo com o fluxo requerido, que pode ser inespecífico, em litros/minuto (l/min) ou específico, em fração inspirada de O_2 (FiO_2).

Os sistemas de liberação de O_2 podem ser classificados como: baixa concentração (< 35%), moderada concentração (35% a 60%) ou alta concentração (> 60%), que variam de acordo com a amplitude das incursões respiratórias do paciente.

A quantidade a ser ofertada dependerá da necessidade de cada criança, de forma que não cause toxicidade. Níveis maiores do que 60% de FiO_2 levam a reações inflamatórias que liberam radicais livres, acarretando a oxidação celular, inclusive nas hemácias, o que prejudicará o transporte de O_2.

O enfermeiro auxilia a equipe médica e de fisioterapia nas diversas formas de oferecer oxigênio, atentando-se ao fluxo adequado prescrito, umidificação dos gases, conforto e segurança do paciente, monitoramento dos sinais vitais, bem como aos cuidados específicos com cada dispositivo utilizado.

As modalidades de suporte em oxigenoterapia serão discutidas e apresentadas a seguir. De modo geral, os sistemas para ministrar oxigênio podem ser divididos em: baixo fluxo e alto fluxo.

Independentemente da estratégia utilizada, é necessário um monitoramento da variação do oxigênio sanguíneo.

Dispositivos de baixo fluxo

São dispositivos que fornecem O_2 suplementar, em um fluxo menor do que o inspirado pelo paciente. O oxigênio administrado se mistura ao ar ambiente e como resultado se obtém uma concentração variável de O_2. São indicados nos casos de dispneia leve, com saturação acima de 85% e baixo risco de hipoxemia.

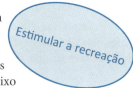

Os equipamentos mais utilizados nessa modalidade de oxigenoterapia são: o cateter nasal e a máscara facial e, ainda, o cateter transtraqueal, ocasionalmente usado em adolescentes e adultos.

Antes de iniciar o procedimento explicar a necessidade da terapia para o acompanhante e paciente, de acordo com o seu nível de entendimento. O uso do brinquedo ou a apresentação de figuras é bastante útil para a compreensão da criança (ver Capítulo 5: *Preparando a Criança para Procedimentos*). É importante a colaboração do cuidador, para manter o cateter ou máscara em funcionamento contínuo.

Os procedimentos iniciais recomendados para o uso dos dispositivos de baixo fluxo são:

- Higienizar as mãos;
- Reunir o material (luvas descartáveis; dispositivo prescrito; medidor de vazão, tipo fluxômetro; umidificador com água estéril até o nível indicado) em bandeja limpa e desinfetada;
- Confirmar a quantidade de oxigênio na prescrição médica;
- Conferir a identificação da criança (verbalmente e no bracelete), utilizando dois identificadores confiáveis (nome completo da criança, idade, registro hospitalar, data de nascimento, nome da mãe, número do leito);
- Elevar o decúbito acima de 30°;
- Avaliar as narinas quanto a integridade da mucosa e obstruções;
- Conectar o sistema à rede de oxigênio e regular a quantidade a ser administrada;
- Instalar o dispositivo prescrito no paciente;
- Fixar o sensor do oxímetro, com adesivo hipoalergênico ou bandagem escura (impede a interferência da luz externa), evitando a compressão excessiva do local, a fim de proteger a pele de queimaduras e lesões; aquecer o local para melhorar a perfusão. O cabo e o monitor devem estar em perfeitas condições de uso e aterrados.

Cateter nasal tipo óculos ou cânula nasal

Trata-se de um dispositivo com cânulas curvas de silicone (*pronga ou prong*) acopladas às narinas, e hastes semelhantes a óculos para adaptação, e conectado ao umidificador e ao fluxômetro. O fluxo oferecido por meio do cateter é de 0,25 litros a 5 l/min, o que corresponde a uma concentração de 24% a 44% de O_2; na prática assistencial, percebe-se que o nível ideal é de 1 L/min a, no máximo, 4 L/min de oxigênio umidificado, não sendo necessário o seu aquecimento.

As principais desvantagens do cateter nasal são: ressecamento das narinas, dependendo do fluxo; facilidade de desposicionamento; risco para lesão da mucosa. No entanto, ele possibilita uma maior liberdade para a criança e o adolescente realizarem atividades como alimentação e mobilização no leito, além de facilitar a sua interação com a família.

Após os procedimentos iniciais, higienizar as narinas e lubrificar as cânulas com solução fisiológica (SF) 0,9%; adaptar as cânulas às narinas e a extensão às orelhas; fixar a extensão à face, com tira de adesivo hipoalergênico, se necessário (Figura 10.1); desprezar o material; retirar as luvas; higienizar as mãos e registrar o procedimento no prontuário.

Os cuidados durante o tratamento são:

- Observar o posicionamento e tamanho adequado das hastes para cada narina, evitando lesão da mucosa por pressão;
- Proteger a pele da orelha em contato com a extensão com algodão ou placa de hidrocoloide, se necessário;
- Instilar cerca de um mililitro de SF 0,9% periodicamente, como a cada quatro ou seis horas, para higienizar e umidificar a cavidade nasal;
- Observar se a saída de fluxo pelos orifícios do cateter não está obstruída por secreções e higienizá-lo com SF 0,9% a cada plantão;

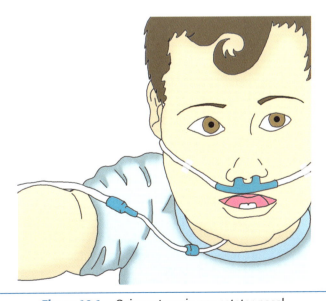

Figura 10.1 – Oxigenoterapia por cateter nasal.

- Avaliar a presença de atrito com a cavidade nasal, face e orelhas;
- Conferir a quantidade de oxigênio ofertada com a prescrita;
- Estimular ou oferecer recreação;
- Monitorar continuamente a saturação de O_2, por meio da oximetria de pulso, até a estabilização e melhora da cianose e do cansaço. Rodiziar a posição do sensor entre duas e quatro horas, observando alterações na pele.

Máscara de oxigênio simples com orifício lateral

A máscara (Figura 10.2) fornece oxigênio com fluxo de 4 litros a 10 L/min, o que equivale a uma FiO_2 de 35% a 60%. Nela, o ar é umidificado e aquecido. Seu uso está indicado em presença de dispneia moderada, cianose periférica, saturação de O_2 entre 75% e 87%. Muito utilizada em transportes e curto período de tratamento. Fluxos inferiores a 5 L/min aumentam o risco de reinalação de CO_2 e devem ser evitados. Pode contar com uma bolsa reservatória que fornece uma concentração O_2 de 60% a 100% (Figura 10.3).

Como desvantagens, pode-se citar: interrupção do fluxo de oxigênio durante atividades como alimentação; dificuldade em mantê-la permanentemente adaptada; ser incômoda; favorecer a reinalação parcial de CO_2 na máscara com reservatório; favorecer a distensão gástrica; em presença de vômito pode favorecer a broncoaspiração; sensação de confinamento, especialmente desagradável para as crianças maiores e adolescentes que permanecem muito tempo acordadas.

Os cuidados de enfermagem durante o tratamento são:

- Atentar-se para o tamanho adequado da máscara para cada faixa etária, o fluxo de oxigênio ofertado, e dobraduras do sistema que podem intensificar a reinalação de CO_2 nos modelos com reservatório;
- Remover a máscara a cada plantão, limpar as secreções acumuladas com soro fisiológico 0,9%;
- Avaliar a presença de atrito na pele;

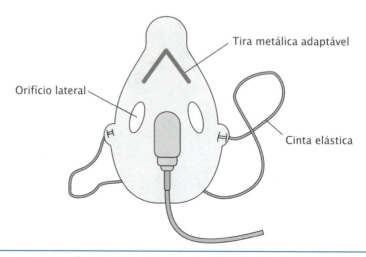

Figura 10.2 – Máscara de oxigênio simples.

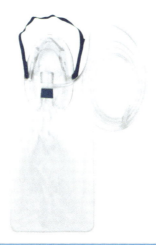

Figura 10.3 – Máscara com reservatório.

- Monitorar continuamente a saturação de O_2 por meio da oximetria de pulso até a estabilização do quadro e melhora da cianose e do cansaço. Rodiziar a posição do sensor a cada 2-4 horas, observando alterações na pele;
- Observar sinais indicativos de claustrofobia (choro, agitação, verbalização de medo, taquicardia, sudorese, fácies de angústia e pânico etc., sinais estes que se amenizam quando a máscara é retirada);
- Oferecer recreação durante o tratamento;
- Trocar o sistema diariamente ou conforme recomendação da Comissão de Controle de Infecção Hospitalar (CCIH).

Dispositivos de alto fluxo

São dispositivos que oferecem uma quantidade maior de oxigênio do que a inspirada pelo paciente (de acordo com a pressão atmosférica, 21% de O_2) e que pode ser definida pelo médico. São eles: máscara com sistema de Venturi, tenda facial (capacete), cateter nasal de alto fluxo.

Os cuidados gerais para oxigenoterapia de alto fluxo, como o preparo da criança e sua correta identificação são semelhantes aos citados para os dispositivos de baixo fluxo.

Máscara com sistema de Venturi

Esse sistema utiliza um alto fluxo de oxigênio, suficiente para exceder ao pico do fluxo inspiratório do paciente. É composto por máscara (com reservatório), tubo corrugado, extensão, copo de umidificação (Figura 10.4).

A quantidade de oxigênio ofertada será regulada a partir de conectores diluidores, acoplados entre eles a máscara e o reservatório, o que permite uma concentração fixa e constante da FiO_2, entre 24% e 50%. Esses diluidores possuem orifícios de tamanhos diferentes (ou conector único "multi-Venturi") que possibilitam a entrada de fluxo de ar variáveis, geralmente entre 3 litros e 12 litros/minuto, ou 15 litros (se umidificado) e são diferenciados por cores, como apresentado na Tabela 10.1.

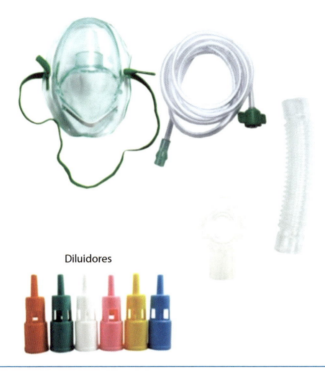

Figura 10.4 – Máscara com sistema de Venturi.

Tabela 10.1 – Máscara de Venturi: conectores, respectivos fluxos e fração inspirada de O_2.

Cor do conector	Fluxo aproximado, em L/min	FiO_2 %
Azul	3	24
Amarelo	6	28
Branco	8	31
Verde	12	35
Vermelho ou Rosa	15	40
Laranja	15	50

Seu uso é limitado, por existir um déficit na disponibilidade de tamanhos adequados para cada faixa etária e sua adaptação à face dificultar a comunicação, a alimentação, gerar medo, angústia e sensação de aprisionamento.

Para instalar a máscara: confirmar a prescrição e selecionar o conector de oxigênio adequado às necessidades do paciente; adaptar o sistema montado à máscara; regular a concentração de oxigênio por meio da tabela de concentração de fluxo; adaptar a máscara ao rosto de modo a cobrir o nariz e a boca; ajustar o elástico ao redor da cabeça; posicionar a haste metálica (*clip*) no dorso/raiz do nariz.

Os cuidados do enfermeiro e equipe, durante o uso da máscara de Venturi são:

- Elevar o decúbito acima de 30º;

- Observar se o elástico ou outras partes da máscara estão bem acoplados à face da criança, para não causar traumas e úlceras por pressão, e proporcionar a oxigenação adequada;
- Monitorar a saturação de O_2, continuamente, até a estabilização do quadro. Rodiziar a posição do sensor a cada 2-4h, observando alterações na pele;
- Remover a máscara a cada plantão; limpar as secreções acumuladas com soro fisiológico 0,9%, secar e recolocar;
- Trocar o sistema diariamente ou conforme indicação da CCIH;
- Observar sinais de claustrofobia (agitação, fácies de angústia, taquicardia);
- Oferecer recreação durante o tratamento, para distrair a criança.

Tenda facial

Trata-se de um dispositivo em forma de "caixa" ou "capacete", que cobrirá a cabeça, com uma abertura para saída de gases (Figura 10.5). É utilizado somente em lactentes, por não se acomodar em crianças maiores. Está disponível em dois tamanhos. Recém-nascidos utilizam tenda menor (*hood*, halo ou capacete).

Manter a cabeça dentro da tenda

O equipamento é confeccionado em material acrílico atóxico e transparente, conectados a uma fonte do gás, em associação ao ar comprimido, propiciando um microambiente adequado para a oxigenoterapia contínua, com flutuações mínimas em seus níveis. O oxigênio ofertado é umidificado com um nebulizador acoplado ao fluxômetro. Permite a liberação de 100% de FiO_2, o que equivale a 2 litros ou 3 L/kg/min.

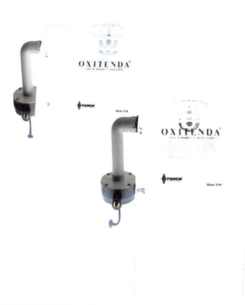

Figura 10.5 – Modelos de tenda facial. Fonte: Catálogo Fanem®, 2015; com permissão.

Os fluxos de oxigênio e de ar devem estar entre 5 litros e 8 L/min cada um deles. Esse fluxo reduz o acúmulo de CO_2 expirado, evitando, assim, a hipercapnia por reinalação.

A tenda é indicada nos casos que requerem uma concentração de oxigênio menor do que 60% e com estresse respiratório de mínimo a moderado.

A fração inspirada de O_2 será determinada pela fórmula: FiO_2 = litros de O_2 × 100 (%) + litros de ar × 21(%)/total de litros de O_2 e ar.

Possui como vantagem ser uma alternativa para as crianças que não aceitam a máscara ou que possuam deformidades faciais. Como desvantagens:

- Não favorecem a interação com a criança;
- Oxigênio é suspenso para cuidados como alimentação, pouco práticos em tratamentos prolongados;
- Sensação de confinamento;
- Dificultam a observação direta;
- Risco de broncoaspiração, em caso de vômito;
- Podem favorecer infecções.

O enfermeiro e equipe devem estar atentos para que a tenda de oxigênio cubra toda a cabeça da criança, mantendo a região do pescoço liberada para a saída da mistura e evitar a reinalação de CO_2, lembrando que o aumento dos níveis sanguíneos desse gás pode levar a quadros de acidose. Além disso, o nível dos gases necessita estar acima de 7 litros/min para que o CO_2 seja eliminado. Outros cuidados:

- Elevar o decúbito a 30º e, se necessário, manter um contensor (tipo ninho) ou rolo sob os joelhos, para evitar o escorregamento da criança;
- Controlar a temperatura, a cada 4h, evitando o superaquecimento e/ou resfriamento, além de amenizar os ruídos que se intensificam dentro da tenda;
- Colocar protetor auricular (ou algodão estéril) para diminuir a amplificação dos ruídos, especialmente durante os períodos de sono; trocar diariamente;
- Alertar a equipe para diminuir a intensidade de ruídos ao redor do leito;
- Supervisionar a manutenção da mistura de ar e O_2 umidificada e aquecida (32 a 36 °C), para prevenir o ressecamento das vias aéreas. Regular os alarmes;
- Monitorar a saturação de O_2, continuamente, enquanto a criança usar a tenda. Rodiziar a posição do sensor a cada 2-4h, observando alterações na pele;
- Lavar a cúpula com água e sabão, antes e após seu uso e sempre que necessário, evitando-se o uso de soluções desinfetantes e esterilizantes, por afetarem ao acrílico, tornando-o fosco.

Cabe ressaltar que, a modalidade da tenda de oxigênio que se estende até o tórax, encontra-se em desuso nos países desenvolvidos, devido ao difícil controle do fluxo de gás e pela condensação de água no circuito.

Cateter nasal de alto fluxo

É um dispositivo relativamente novo recente e tem se mostrado eficiente no tratamento da insuficiência respiratória aguda, principalmente em casos de bronquiolite. No Brasil, seu alcance ainda é limitado. O cateter nasal de alto fluxo

(HFNC, sigla do inglês *high flow nasal catheter*) mostrou prevenir a oclusão total das narinas e manter a perfusão da mucosa nasal, por ser de menor diâmetro interno que o cateter nasal.

Esse artefato é capaz de reduzir o espaço morto anatômico, manter o adequado funcionamento do sistema mucociliar e ofertar um certo nível de pressão positiva, apesar do sistema ser aberto. A cânula é conectada a um umidificador aquecido (Figura 10.6), que ofertará a quantidade exata prescrita pelo médico, variando de 4 litros a 70 L/min de oxigênio, podendo chegar até 100% de FiO_2, e 100% de umidade.

O alto fluxo de oxigênio liberado proporciona uma pressão intrínseca nos alvéolos, favorecendo a manutenção do PEEP (pressão positiva no final da expiração) evitando o seu colabamento. É vantajoso por facilitar as atividades diárias das crianças, evitar o ressecamento das narinas e possíveis sangramentos.

É importante que o enfermeiro mantenha o copo do umidificador com a água estéril na altura especificada pelo equipamento e assegure-se que a temperatura esteja em, no mínimo, 37 ºC. Observar os mesmos cuidados com o cateter nasal. Checar o funcionamento e as conexões do sistema.

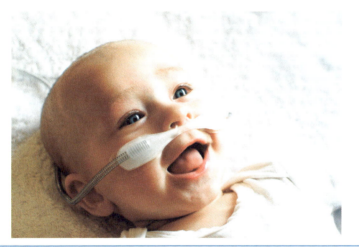

Figura 10.6 – Cateter nasal de alto fluxo.
(Fonte: Optiflow™ Junior. Catálogo: Fisher&Paykel, Nova Zelandia; com permissão.)

VENTILAÇÃO NÃO INVASIVA (VNI)

A ventilação não invasiva (VNI) é um tipo de suporte ventilatório com pressão positiva, administrado por meio de máscara ou pronga. É uma alternativa terapêutica à ventilação pulmonar mecânica tradicional, neste caso sem a utilização de uma via aérea artificial, como o tubo traqueal ou a cânula de traqueostomia.

A primeira aplicação de pressão positiva de forma não invasiva ocorreu em 1937 por Alvan Barach, que demonstrou que a CPAP fornecida por meio de uma máscara facial poderia ser útil no tratamento do edema agudo pulmonar. No início da década de 1960, a cânula traqueal tornou-se amplamente aceita como uma interface exclusiva para fornecer respirações mecânicas para o paciente com insuficiência ventilatória aguda (IVA).

As vantagens de utilizar estratégias de ventilação sem uma via aérea artificial incluem: evitar as complicações associadas com o tubo traqueal; diminuir o risco de pneumonias associadas à ventilação mecânica; diminuir a necessidade de sedação; diminuir riscos de lesão pulmonar; melhorar o conforto do paciente; preservar os mecanismos de defesa das vias aéreas; e preservar a linguagem e a deglutição.

A VNI depende do equilíbrio entre a capacidade de contração da musculatura respiratória e a demanda do indivíduo, necessitando de um comando respiratório central eficaz.

Uma desvantagem dos métodos de VNI é a possibilidade de distensão gástrica, o que demanda a sua cateterização. O desenvolvimento de lesão ou necrose de pele no local de contato da máscara é a complicação mais comum de VNI, com uma incidência aproximada de 10%.

As estratégias de VNI mais usadas são: Pressão positiva contínua em via aérea (CPAP – *Continuous Positive Airway Pressure*) e Ventilação a dois níveis de pressão (BIPAP – *Bilevel Positive Airway Pressure*). Sua utilização resulta em redução do trabalho respiratório e incremento das trocas gasosas, com consequente elevação da PaO_2 e diminuição da $PaCO_2$.

A pressão positiva é contraindicada nos casos de defeitos de face e do palato, aumento da pressão intracraniana, pneumotórax não drenado, entre outros, e está indicada nos casos de síndrome do desconforto respiratório/IVA de diferentes etiologias, como: a crise de asma de difícil controle; displasia broncopulmonar; edema pulmonar; suporte respiratório e pós-extubação; complicações de doenças crônicas, como as neuromusculares, fibrose cística e a doença pulmonar obstrutiva crônica; traqueomalácia; laringomalácia; paralisia diafragmática.

Para implementar a VNI é necessário o uso de interfaces, ou seja, dispositivos pelos quais a ventilação será realizada, como a pronga e a máscara nasal, citadas anteriormente.

A pronga nasal (Figura 10.7) é utilizada, principalmente, em neonatos e lactentes, devido à disponibilidade de tamanhos. As cânulas devem ser de silicone,

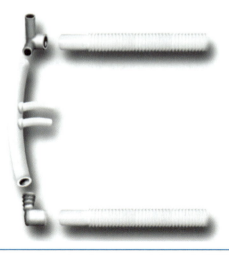

Figura 10.7 – Pronga nasal e cotovelos para o sistema de CPAP. Fonte: Souza ABG. UTI Neonatal, 2015

trocadas a cada 72 horas, e o circuito, a cada sete dias, ou se necessário. Nos lactentes menores, assim como nos recém-nascidos, posiciona-se o sistema (cotovelos) acima das sobrancelhas fixando-o a uma touca, e não na pele, para evitar que as traqueias pressionem a cabeça.

A máscara nasal (Figura 10.8) é utilizada em criança em idade escolar e adolescente, embora exista em uma grande diversidade de tamanhos. É apresentada em diferentes formatos e sua almofada é confeccionada em material macio e hipoalergênico, como gel e silicone. Novos modelos têm sido desenvolvidos para o público infantil. Entre suas vantagens, destacam-se: diminuem a ansiedade e a claustrofobia; dificultam a aerofagia; diminuem o risco de aspiração; permitem a expectoração, comunicação e alimentação. Explicar o seu funcionamento para o paciente e familiar, e treinar a criança antes do início do modo ventilatório. Recomenda-se lavar o conjunto com água e sabão neutro, diariamente.

A VNI com pressão positiva em pacientes pediátricos é iniciada com os seguintes parâmetros, ajustados de acordo com a necessidade, e que devem ser monitorados pelo enfermeiro: IPAP = 8 cmH$_2$O a 12 cmH$_2$O; EPAP = 4 cmH$_2$O a 6 cmH$_2$O; Frequência = 8-12/minuto; Relação tempo inspiratório/tempo expiratório = 1:3.

Pressão positiva contínua em via aérea

É a forma mais comum de VNI; oferta-se oxigênio com diferentes FiO$_2$ com pressão aplicada durante todo o ciclo ventilatório, em geral com uma pressão média de via aérea em torno de 5 cmH$_2$O. Seu principal objetivo é reverter áreas atelectasiadas.

A pressão pode oscilar quando a pronga se desloca das narinas, sendo um papel imprescindível da equipe a confirmação do seu posicionamento.

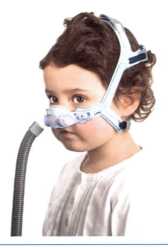

Figura 10.8 – Interface para ventilação não invasiva: máscara facial. (Fonte: Máscara infantil Pixi, © ResMed Limited. All rights reserved. Com permissão.)

Ventilação a dois níveis de pressão

Ventilação ofertada com dois níveis de pressão: inspiratória (IPAP) e basal (EPAP), com ciclos acionados pela respiração do próprio paciente. Sendo a IPAP sinônimo de pressão positiva inspiratória (PIP) e a EPAP (nível de pressão expiratória) é sinônimo de pressão expiratória final positiva (PEEP).

Em geral, o IBAP ocasiona um maior desconforto para a criança do que o CPAP, devido ao incômodo ocasionado pelo fluxo de gás.

Para que a ventilação não invasiva seja efetiva, é importante que não hajam vazamentos de ar no sistema, e este objetivo só é alcançado quando há um perfeito ajuste da interface ao rosto da criança, o que pode ser difícil, pois, especialmente os pré-escolares e escolares, não aceitam bem o dispositivo, movimentam-se com frequência, e nesta modalidade a criança não pode ser sedada. Outro motivo de incômodo para a criança é o fluxo contínuo de gás e, sobretudo, a pressão exercida pela máscara contra a pele. Para evitar lesão ou mesmo úlceras por pressão utiliza-se uma placa de hidrocoloide sobre a pele íntegra.

Outros cuidados importantes ao paciente em uso de VNI são:

- Montar o circuito com técnica asséptica;
- Observar a tolerância da criança ao método, no início da ventilação;
- Monitorar a frequência cardíaca, saturação de O_2 e pressão arterial, continuamente, até estabilização do quadro;
- Manter o paciente em decúbito elevado; sentar a criança/adolescente sempre que possível;
- Manter coxins na cabeça e pescoço, se necessário;
- Aspirar vias aéreas superiores, se necessário;
- Ajustar alarmes do ventilador; atendê-los prontamente;
- Agrupar os cuidados para evitar manipulações frequentes ou desnecessárias;
- Rodiziar o sensor do oxímetro de pulso, a cada 2-4 horas e observar sinais de lesão na pele;
- Observar melhora do cansaço e aumento nos níveis de saturação;
- Colher sangue para gasometria (médico e enfermeiro);
- Observar alteração no nível de consciência; aplicar escala de Glasgow (enfermeiro);
- Observar distensão gástrica; manter sonda gástrica aberta, se prescrito;
- Supervisionar o nível de água estéril no umidificador;
- Retirar o excesso de água condensada nas extensões;
- Supervisionar o aquecimento do umidificador;
- Higienizar as narinas com SF 0,9%; instilar 1 ml a cada plantão;
- Aplicar instrumentos para avaliação da dor;
- Oferecer recreação;
- Observar o ressecamento de lábios e da cavidade oral; hidratar lábios com substâncias a base de óleo vegetal.

VENTILAÇÃO INVASIVA

Em situações em que as alterações respiratórias não podem ser resolvidas com oxigenoterapia suplementar ou VNI, é necessário um suporte terapêutico que possibilite atuar diretamente na ventilação e melhorar as trocas gasosas. Esse suporte se dá por meio do acesso da via aérea inferior e com o uso de um ventilador mecânico.

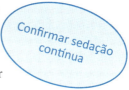
Confirmar sedação contínua

Além da falência respiratória, a ventilação mecânica (VM) é indicada em grandes cirurgias; pneumonia extensa; atelectasia; doenças agudas como bronquiolite e asma; doenças neuromusculares; traumatismo craniano; choque etc.

Nessa modalidade, a ventilação ocorre de maneira cíclica. Desse modo, todos os parâmetros variam em função do tempo entre o ciclo inspiração - expiração. De maneira geral, os ventiladores pulmonares oferecem gases para os pulmões utilizando pressão positiva em uma determinada frequência, e a quantidade de gás a ser oferecida pode ser limitada por tempo, por pressão ou por fluxo.

A dinâmica ventilatória compreende alguns aspectos que devem ser considerados na avaliação: o volume de ar que entra e sai dos pulmões, a cada ciclo respiratório, corresponde ao volume corrente (VC); o volume de ar que permanece dentro dos pulmões, ao final da expiração normal, corresponde à capacidade residual funcional (CRF). O volume a partir do qual se inicia o colapso alveolar caracteriza o volume de fechamento pulmonar (VFP).

Em crianças, ao contrário dos adultos, a CRF é menor do que o VFP, gerando uma maior propensão à formação de atelectasias, por colabamento. A pressão positiva expiratória final, utilizada durante a ventilação mecânica, aumenta a capacidade residual funcional acima do volume de fechamento pulmonar, auxiliando a reexpansão e prevenindo o colapso pulmonar.

O objetivo primário da ventilação assistida é auxiliar o funcionamento do sistema respiratório, garantindo a oxigenação, a ventilação e a relação ventilação/perfusão.

Outros objetivos da ventilação assistida incluem: controlar a respiração de maneira específica na ausência de patologias pulmonares ou para o tratamento de doenças extrapulmonares, como na hipertensão intracraniana e nas cardiopatias congênitas; reduzir o trabalho respiratório no choque séptico ou cardiogênico; administrar medicamentos como o óxido nítrico, em casos de hipertensão pulmonar.

A VM, entretanto, não é inócua e pode levar a inúmeras complicações, entre elas: barotrauma e volutrauma; diminuição do débito cardíaco por aumento na pressão intratorácica, especialmente no uso de PEEP, o que dificulta o retorno venoso; infecção pulmonar; inflamação do parênquima pulmonar.

Entre essas, a pneumonia associada à ventilação mecânica (PAVM) é uma ocorrência importante. Para a sua prevenção preconiza-se: higiene oral com clorexidina 0,12% ou 0,2%; manutenção do decúbito elevado a 30°-45°; aspiração da cavidade oral e do espaço subglótico (secreção acumulada torna-se colonizada pela microbiota da cavidade oral); troca do circuito apenas quando necessário; troca dos umidificadores a cada 5-7 dias; sonda gástrica ou pós-pilórica para evitar o refluxo gastroesofágico.

Modalidades de ventilação mecânica

A utilização de ventilação mecânica é determinada pela equipe médica e de fisioterapia, com a intubação traqueal, auxiliada pela equipe de enfermagem. O modo ventilatório e a alteração dos parâmetros do ventilador mecânico são de responsabilidade do médico, que se baseia em uma série de parâmetros como: grau de insuficiência respiratória; doença pulmonar pré-existente; valores da saturação de O_2 e gasometria; complacência pulmonar e a resistência das vias aéreas.

As modalidades da VM são:

- Ventilação controlada: o ventilador é disparado a intervalos regulares predeterminados de tempo, e não responde aos esforços respiratórios do paciente;
- Ventilação assistida: disparado a pressão ou a fluxo; os ciclos respiratórios são iniciados somente pelo esforço inspiratório do paciente, que é detectado pela redução da pressão ou pelo aumento do fluxo no circuito. Em casos de ausência de esforço do paciente, ocorrerá apneia;
- Ventilação assistido-controlada: os ciclos podem ser disparados pelo esforço do paciente (ciclos assistidos) e em intervalos de tempo pré-determinados. Caso o paciente não apresente esforço, o ventilador também irá disparar ciclos controlados;
- Ventilação mandatória intermitente (IMV): o paciente consegue respirar espontaneamente nos intervalos entre os ciclos controlados. Para que isso aconteça o ventilador gera um fluxo contínuo de gás no circuito, ou um fluxo intermitente liberado pela abertura de uma válvula, em resposta ao esforço do paciente;
- Ventilação mandatória intermitente sincronizada (SIMV): os ciclos controlados são disparados de maneira sincronizada aos esforços respiratórios do paciente e, caso não ocorram após um intervalo de tempo pré-estabelecido, o ventilador também irá disparar um ciclo. O aparelho oferece uma frequência mínima, mas a frequência respiratória total será dada pelo esforço do paciente. Permite maior interação e maior conforto para o paciente;
- Ventilação com pressão de suporte (PSV): consiste em ciclos respiratórios disparados a pressão e limitados a pressão. O equipamento detecta qualquer esforço respiratório do paciente e fornece uma pressão constante no circuito, até o fim da expiração. Permite ajustar a quantidade de suporte que o paciente precisa, e pode ser associado ao SIMV.

Em pediatria, a preferência é pela utilização da modalidade ventilatória mandatória intermitente sincronizada, devido à possibilidade de interação com o ventilador, proporcionando maior conforto para a criança durante os ciclos, evitando episódios de assincronia, agitação e aumento do trabalho respiratório.

A depender da patologia, especialmente em casos associados à instabilidade respiratória e hemodinâmica, o médico pode combinar essa modalidade à ventilação com pressão de suporte.

Alguns cuidados para o sucesso da VM devem ser observados pelo enfermeiro e equipe como a umidificação, aquecimento, intubação, aspiração e decúbito, abordados a seguir.

Umidificação e aquecimento

Para pacientes em ventilação mecânica, recomenda-se o aquecimento e a umidificação dos gases inspirados, para assegurar a integridade das vias aéreas, preservar a função mucociliar, melhorar as trocas gasosas e fluidificar secreções broncopulmonares. A temperatura do gás deve estar próxima à da temperatura corporal, em torno de 37 ºC.

Para atingir esse propósito, na prática pediátrica, utiliza-se o nebulizador aquecido. Esse equipamento é disposto no circuito de ventilação entre o aparelho e a criança. Cabe ressaltar que nos ventiladores com tecnologia mais moderna, o ajuste do termostato é preciso, o que permite atingir a temperatura desejada.

Cuidados para garantir o funcionamento adequado do sistema consistem em manter água estéril no copo do umidificador e a temperatura adequada. Condensações de água no circuito podem ocorrer, por isso é importante mantê-lo seco, devido ao risco de aspiração. Além deste risco, a movimentação da água durante o ciclo poder ser entendida pelo ventilador como esforço do paciente e disparar novos ciclos, causando assincronia, taquipneia e sinais de desconforto respiratório.

Via de acesso para ventilação mecânica

A via de escolha para a instalação da VM no paciente pediátrico é a intubação traqueal. Em algumas situações a máscara laríngea também é utilizada.

A intubação pode ser realizada com a colocação de um tubo (cânula), na traqueia, por via oral (TOT) e, em casos de patologias crônicas, por meio de uma traqueostomia. O acesso por via nasal é excepcionalmente utilizado, nos casos de trauma facial, malformações e outros. A traqueia também pode ser acessada por meio da cartilagem cricoide (cricotireotomia), nos casos de via aérea difícil devido ao seu deslocamento, malformações, edema local, e em situações que envolvam risco de morte.

As cânulas traqueais variam em tamanho de acordo com a idade e, especialmente, com o peso, pois pode haver uma discrepância entre esses, como no caso da obesidade infantil, cada vez mais presente. A escolha do tubo traqueal também considera o diâmetro das vias aéreas à laringoscopia. Os calibres das cânulas infantis variam de 2,5 a 8 mm e o comprimento de 14 a 36 cm.

Os tubos pediátricos são apresentados em duas opções: com *cuff* ou balonete (insuflado com ar) e sem *cuff*. A escolha por um dos modelos é determinada pela anatomia das vias aéreas, o menor diâmetro e o estreitamento do anel cricoide (via aérea em forma de funil). Nos lactentes são utilizados os dispositivos sem *cuff*, na maioria das vezes, e naquelas a partir dos 4 anos, recomenda-se o uso do balonete, cuja pressão de insuflação não deve ultrapassar a 20 cmH$_2$O ou 25 cmH$_2$O.

Para determinar o número do tubo traqueal, em crianças maiores de um ano, pode-se usar a regra: sem balonete (mm) = (idade em anos/4) + 4; com balonete (mm) = (idade em anos/4) + 3. Exemplificando: criança com 2 anos: 2/4+4 = cânula 4,5, sem *cuff*.

Uma metodologia rápida, e empírica, para determinação do tamanho do tubo é realizada com a observação do diâmetro da falange média do 5.º dedo ("mínimo").

Para a intubação por via oral é necessário providenciar: laringoscópio infantil; lâminas retas (para menores de três anos) e lâminas curvas; fio-guia (opcional); bolsa autoinflável; adesivo para fixação do tubo; aspirador e cateter de aspiração (n.os de 6 a 12); umidificador com extensão conectado à rede de oxigênio; estetoscópio infantil; medicamentos (fentanil, pancurônio, midazolan, tiopental, adrenalina, soro fisiológico a 0,9% etc.); monitor cardíaco; oxímetro de pulso; capnógrafo.

Para uma ventilação eficaz é primordial a manutenção de uma adequada fixação do tubo traqueal, máscara laríngea ou cânula de traqueostomia, evitando que se desloquem acidentalmente.

A "extubação acidental ou não programada" é uma intercorrência frequente nas unidades pediátricas, exigindo do enfermeiro e equipe atenção redobrada e avaliação constante da fixação, entendendo que a criança pode não permanecer sob o efeito de sedativos, o que favorece a extubação. Registrar a numeração do tubo que se encontra no mesmo nível da comissura labial; checar o seu posicionamento, a cada turno.

Após o uso, o material reutilizável (não descartável) é lavado com detergente e desinfetado com fricção de compressa e álcool a 70%.

Aspiração da cânula traqueal

A presença de uma via aérea artificial impede o mecanismo fisiológico de eliminação de secreções, que se acumulam, o que demanda sua aspiração, cuja frequência é determinada pela ausculta pulmonar e pela observação de sinais clínicos como: piora do desconforto respiratório; presença de secreções no interior da cânula; agitação; queda da saturação de oxigênio.

Existem duas maneiras para a realização da aspiração: sistema aberto ou convencional e sistema fechado.

No sistema aberto, é necessário desconectar a cânula do circuito do ventilador mecânico e inserir uma sonda de calibre apropriado. Já o sistema fechado utiliza uma sonda acoplada ao circuito do ventilador, não havendo necessidade de desconectá-lo do paciente para realizar a aspiração.

O uso de sistema fechado implica em menos episódios de hipóxia e instabilidade hemodinâmica; entretanto seu custo é superior às sondas utilizadas no sistema aberto. Na prática, o uso do sistema fechado é a opção de escolha para crianças cujos parâmetros de pressão estão muito acima do basal, especialmente os parâmetros de pressão inspiratória e expiratória.

A hiperoxigenação preventiva pode ser utilizada com a intenção de prevenir a queda acentuada dos níveis de O_2, evitando sintomas como instabilidade respiratória e hemodinâmica, devendo ser realizada minutos antes do procedimento de aspiração com níveis 10% maiores de FIO_2 do que a utilizada.

A instilação de solução salina isotônica 0,9% no tubo orotraqueal ou na traqueostomia, no intuito de fluidificar as secreções brônquicas, não deve ser um procedimento rotineiro, pois está relacionado a episódios de instabilidade hemodinâmica, com dessaturação e bradicardia, que se prolonga por até dois minutos, após o término do procedimento. Essas complicações são dependentes da condição clínica da criança e da maneira como essa prática é executada pelo profissional de saúde.

A aspiração traqueal e da cavidade oral é uma prática agressiva. Causa dor e desconforto à criança, e grande preocupação e estresse nos pais. O procedimento é realizado por enfermeiro, na ausência do fisioterapeuta, e após avaliação criteriosa. A pressão da sucção obtida pelo vácuo não deve ultrapassar os 120 mmHg, para evitar danos à mucosa, e o tempo utilizado para o procedimento deve ser inferior a cinco segundos, introduzindo-se um cateter com o menor calibre possível, com o vácuo fechado.

Os parâmetros monitorados pela equipe de enfermagem antes, durante e após a aspiração são:

- Nível de saturação de O_2;
- Padrão e frequência respiratória;
- Ausculta pulmonar;
- Desempenho hemodinâmico (frequência cardíaca, pressão arterial e perfusão periférica).

POSICIONAMENTO NO LEITO

O posicionamento da criança facilita a ventilação, especialmente a não invasiva, por manter as vias aéreas permeáveis e por favorecer a expansão pulmonar. Não é descrita uma posição específica ao leito para a criança intubada, mas é importante manter as vias aéreas desobstruídas, com a região cervical apoiada e alinhada por coxins ou travesseiro.

A mudança da posição supina para a prona (decúbito ventral elevado), não deve ser utilizada de rotina, mas pode ser considerada nos pacientes em estado crítico, com parâmetros ventilatórios mais altos, com $FiO_2 \geq 60\%$ e $PEEP \geq 10$ mmHg, pois promove o recrutamento alveolar de áreas atelectasiadas e a melhora da expansão das regiões dorsais do pulmão. A cabeça permanece lateralizada e a criança observada, constantemente. Atenção especial deve ser dada aos cateteres venosos, sondas e monitorização cardíaca (colocar eletrodos na região dorsal).

Independentemente do dispositivo ou terapêutica empregada, o sucesso da oxigenoterapia vai além do uso das tecnologias existentes. O olhar atento da equipe para a criança e sua família garante a satisfação de outras necessidades que contribuirão para uma terapia bem-sucedida, adequando, o tratamento à criança, e não o contrário.

Para tanto, é necessário promover a interação entre família e criança, acelerando sua recuperação, minimizando o estresse, e tornando a internação menos traumática, para ambos.

O enfermeiro informa a família sobre a necessidade, os objetivos e os cuidados específicos durante todo o tratamento, alertando-a para a possibilidade de intercorrências e suas respectivas intervenções. Também vale ressaltar para o cuidador, que a eventual necessidade de restrição física para impedir que a criança retire os dispositivos utilizados, será aplicada pelo menor tempo possível.

Igualmente importante é o estabelecimento de protocolos para reduzir os estímulos externos como os sonoros e luminosos, agrupar os procedimentos, avaliar a presença de dor, nas diferentes faixas etárias, de forma a favorecer uma terapêutica que vise o conforto da criança e sua família.

A tecnologia e a ciência têm expandido os recursos e ampliado o acesso e a resolutividade nos casos de doenças respiratórias. Entretanto, redirecionar o olhar para a criança e sua família tem se mostrado essencial para reduzir a ansiedade e outros danos causados pelo tratamento.

BIBLIOGRAFIA CONSULTADA

1. Adde FV, Alvarez AE, Bardisan BN, Guimaraes BR. Recommendations for long-term home oxygen therapy in children and adolescents. J Pediatr. 2013;89(1):6–17.
2. Agência Nacional de Vigilância Sanitária (Anvisa). Medidas de Prevenção de Infecção Relacionada à Assistência à Saúde. Série Segurança do Paciente e Qualidade em Serviços de Saúde. Brasília, 2013. [Acesso 10 dez 2015]. Disponível em: http://www20.anvisa.gov.br/segurancadopaciente/images/documentos/livros/Livro4MedidasPrevencaoIRASaude.pdf.
3. Barbosa AL, Cardoso MVLML, Brasil TB, Scochi CGS. Aspiração do tubo orotraqueal e de vias aéreas superiores: alterações nos parâmetros fisiológicos em recém-nascidos. Rev. Latino-Am. Enfermagem 2011;19(6).
4. Bowden VR, Greenberg CS. Procedimentos de enfermagem pediátrica. 3. ed. Rio de Janeiro: Guanabara Koogan. 2013;456-62.
5. Carmona F. Ventilação mecânica em crianças. Medicina (Ribeirão Preto). 2012;45(2):185-96.
6. Carvalho WB, Horigoshi NK. Conceitos Básicos e Contra indicações da VNIPP. In: Ventilação Não Invasiva em Neonatologia e Pediatria. Vol. 1 - Série Terapia Intensiva Pediátrica e Neonatal. São Paulo: Editora Atheneu; 2007.
7. Carvalho WB, Johnston C, Barbosa AP, Horigoshi NK, Zanetti NM et al. Ventilação não invasiva com pressão positiva. Consenso Ventilação Pulmonar Mecânica em Pediatria/Neonatal. Associação de Medicina Intensiva Brasileira (Amib). 2013. [acesso 10 dez 2016]. Disponível em: http://www.sbp.com.br/pdfs/VENTILAcaO_NAo_INVASIVACOMPRESSAO_POSITIVA%96VNIPP.pdf.
8. Duyndam A, Ista E, Houmes RJ et al. Invasive ventilation modes in children, a systematic review and meta-analysis. Critical Care 2011:15(24):1-8.
9. Gillies D, Wells D, Bhandari AP. Positioning for acute respiratory distress in hospitalized infants and children (Review). The Cochrane Library 2012.
10. Gorayb SBS, Braz JRC, Martins RHG, Módolo NSP, Nakamura G. Umidificação e aquecimento do gás inalado durante ventilação artificial com baixo fluxo e fluxo mínimo de gases frescos. Rev. Bras Anestesiol, 2004;54(1):20-36.
11. Hockenberry MJ, Wilson D. Wong fundamentos de enfermagem pediátrica. 9. ed. Rio de Janeiro: Guanabara-Koogan, 2014.
12. Khanum S, Haqq MA, Amim MR. Oxygen therapy in children. DS (Child) HJ. 2010;26(1):46-8.
13. Lopes CE, Brandão MB, Vilela R. Terapia intensiva em Pediatria. São Paulo:Sarvier, 2010.
14. Martins HS, Brandão Neto RA, Scalabrini Neto A, Velasco IT. Emergências clínicas, abordagem prática. 4. ed. Barueri:Manole. 2009; p. 24-31; 36-51.
15. McGloin S. Administration of oxygen therapy. Nursing standard, United Kingdom, 2008;22(21):46-8.
16. Paredes L, De La Cruz OS, Aznar IC, Carrasco M, Aguero BG, et al. Fundamentos de la oxigenoterapia en situaciones agudas y crónicas: indicaciones, métodos, controles y seguimento. An Pediatr (Barcelona). 2009;71(2):161-74.
17. Paula LCS de, Ceccon MEJ. Análise comparativa randomizada entre dois sistemas de aspiração traqueal em recém-nascidos. Revista Associação Médica Brasileira. 2010;56(4):434-39.
18. Paula LCS de, Siqueira FC, Juliani RCTP, Carvalho WB, Ceccon MEJR, Tannuri U. Atelectasia pós-extubação em recém-nascidos com doenças cirúrgicas: relato de dois casos de uso de cateter nasal de alto fluxo. Rev. Bras. Ter. Intensiva. 2014;26(3):317-20.
19. Rotta AT, Steinhorn DM. Ventilação Mecânica Convencional em Pediatria. Jornal de Pediatria. 2007;83(2):100-08.
20. Silva DCB, Foronda FAK, Troster EJ. Ventilação não invasiva em pediatria. Jornal de Pediatria.2003;79(2):161-8.
21. Tilelli JA. Ventilator considerations. In: Baren JM, Rothrock SG, Brennan J, Brown L, editors. Pediatric Emergency Medicine. 1st ed. Philadelphia: Elsevier; 2008. p. 1177-83.
22. Thomson L, Paton J. Oxygen Toxicity. Paediatr Respir Rev. 2014;15(2):120-3.

Cateterização Gástrica, Enteral e Vesical em Pediatria

11

Aspásia Basile Gesteira Souza

Na assistência ao cliente pediátrico, alguns procedimentos invasivos são empregados para o tratamento da criança hospitalizada ou em cuidado ambulatorial. Dentre eles, destacam-se as cateterizações do estômago, do intestino e da bexiga. Esses procedimentos são implementados com diferentes finalidades e, de acordo com a complexidade da técnica e de suas possíveis complicações, devem ser realizados por médicos ou enfermeiros.

A sondagem dessas cavidades é desconfortável e provocam dor, em algum grau; , assim o profissional deve adotar medidas para o seu alívio, como lubrificar o cateter antes da sondagem, optar por um calibre menor, encorajar a presença de pessoa significativa para confortar a criança etc.

O termo "cateterização", diz respeito à inserção de um tubo e é utilizada em substituição à "sondagem", conceituada como a introdução de um cateter por um orifício corpóreo natural. Por vezes, o termo "sondagem" é utilizado para os dispositivos inseridos no sistema digestório, e "cateterização" no sistema cardiovascular, para distinguir as duas vias.

A introdução ou a drenagem de substâncias por meio de cateteres locados naquelas cavidades deve ser realizada seguindo-se rigorosos critérios de segurança.

Para evitar a contaminação do material durante a execução do procedimento e o deslocamento da sonda, os lactentes e os infantes são temporariamente imobilizados, por meio do enrolamento com uma manta ou lençol. A imobilização é um ato momentâneo e não deve ultrapassar 15-30 minutos, diferentemente da contenção, que é um método mais restritivo e prolongado e, que deve ser evitada (Resolução n.º 427/2012 do Conselho Federal de Enfermagem – Cofen).

O auxílio dos pais ou de um colaborador pode ser suficiente para manter as crianças maiores na posição adequada. Entretanto, em escolares e adolescentes, a cooperação espontânea se faz necessária, pois a imobilização nem sempre é efetiva e esses pacientes tendem a rejeitar ajuda. Ocasionalmente, os aspectos emocionais envolvidos não permitem que a família colabore com a ação, o que torna o preparo e as orientações preliminares muito importantes.

Os cuidados com esses procedimentos serão abordados neste capítulo.

SONDAGEM DO SISTEMA DIGESTÓRIO

A sucção oral é a forma fisiológica para a obtenção de alimento pelo recém-nascido (RN) e lactente pequeno (até cerca de seis meses de vida). Já na criança maior, a mastigação é utilizada para a ingestão de comida com consistência pastosa e sólida.

Quando a via oral não puder ser utilizada ou a dieta por boca for insuficiente para atender às necessidades metabólicas, pode ser necessária a sondagem gástrica (pré-pilórica), ou a sondagem enteral (pós-pilórica), para ofertar o aporte nutricional adequado.

A entrada de alimentos no sistema digestório, através de uma sonda gástrica, duodenal, ileal ou jejunal é denominada nutrição enteral, amplamente difundida a partir de 1976, quando uma sonda especial e muito fina foi desenvolvida por Robert P. Dobbie e James A. Hoffmeister – "sonda de Dobb-Hoff".

A sondagem pós pilórica pode ser de curta duração, quando utilizada por menos de 6 semanas e de longa duração, quando é necessária uma jejunostomia.

O risco de iatrogenia durante e após o procedimento é elevado, exigindo a implementação de diversos fatores de segurança pela equipe e orientação do acompanhante.

SONDAGEM GÁSTRICA

As sondas gástricas são confeccionadas em material atóxico, de silicone ou poliuretano, liso e flexível; sua ponta distal é arredondada, em fundo cego (fechada), com dois orifícios laterais, por onde substâncias são introduzidas ou drenadas. Esse tipo de sondagem é o mais indicado e menos invasivo; o dispositivo deve ser trocado a cada cinco ou sete dias. A sondagem é realizada quando a motilidade gástrica estiver preservada, com mínimo risco para a ocorrência de broncoaspiração. As sondas de silicone favorecem o entupimento por resíduos, e devem ser criteriosamente manuseadas.

A sonda é posicionada na extremidade distal do antro, o que favorece o processo de digestão e diminui o risco para o refluxo gastroesofágico. Quando a inserção for realizada através da boca, a sonda é denominada orogástrica (SOG), e, quando através do nariz, nasogástrica (SNG).

A sondagem é utilizada para diferentes finalidades: como método terapêutico para ministrar alimentos, água e medicamentos; lavagem, drenagem ou esvaziamento gástrico; descompressão gástrica e prevenção de vômitos em pós-operatórios e nos casos de obstrução intestinal; para diagnóstico laboratorial do conteúdo gástrico (infecção, intoxicação exógena, tuberculose).

Basicamente, a sondagem gástrica é utilizada para administrar alimentos e medicamentos, em pacientes pediátricos impossibilitados de sugar e mastigar (por malformações, por exemplo), sedados, intubados, com dificuldade respiratória etc., e em recém-nascidos pré-termos (aqueles nascidos com menos de 37 semanas de gestação), antes que estejam bem coordenados os reflexos de sucção, deglutição e respiração, o que ocorre, em geral, quando completaria 32-34 semanas de idade gestacional.

A inserção por narina não é indicada em neonatos ou em lactentes pequenos, por obstruir uma das narinas, o que aumentaria o esforço ventilatório.

O procedimento é contraindicado em algumas situações, como: presença de atresia ou estenose de esôfago; varizes esofagianas sem sangramento (a sonda pode lesar as varizes ou deslocar coágulos que promovem seu tamponamento); pós-operatório de cirurgias por via transnasal (não usar sonda nasogástrica); disjunção craniofacial (fratura maxilo-facial tipo III, de Le Fort), pela possibilidade de invasão cerebral com a sonda; trauma craniano, fraturas e fístulas nasais (não usar sonda nasogástrica); dificuldades técnicas (duas ou mais tentativas).

Entre as possíveis complicações causadas pela sondagem gástrica, além da obstrução da sonda, destacam-se: rinite, sinusite, otite, irritação nasofaríngea, síndrome da realimentação (grave alteração metabólica dos íons fosfato, cálcio e magnésio), diarreia, refluxo e broncoaspiração. A fratura de ossos na base do crânio é uma complicação grave.

Material

- Luvas de procedimento (de preferência sem látex);
- Máscara e óculos para proteção do profissional (recomendado);
- Cateter de tamanho adequado: em recém-nascidos e lactentes escolher um cateter curto, com 40 cm de comprimento; para os demais, cateter com 110-120 cm de comprimento;
- Cateter de diâmetro adequado: numeração entre 4 e 10 Fr (1 *French*, medida que equivale a 0,33 mm), para recém-nascidos e lactentes, reservando-se os de maior calibre para drenagem gástrica. Para crianças maiores e adolescentes (não desnutridos e não obesos), utilizar cateteres n.º 8 e 12 Fr;
- Seringa de 3 e 5 ml;
- Estetoscópio infantil limpo e desinfetado com álcool a 70%; papel toalha; cuba-rim desinfetada;
- Caneta marcadora; oxímetro portátil para monitorar a saturação;
- Fita reagente para pH;
- Material hipoalergênico para fixação na pele; tira de esparadrapo;
- Água estéril ou potável para lubrificar, testar e lavar o circuito; lubrificante hidrossolúvel.

A distância da boca ou nariz até o processo xifoide não é fidedigna

Procedimento

Antes de iniciar o procedimento, higienizar as mãos; reunir o material em bandeja limpa e desinfetada com álcool a 70% e confirmar a indicação na prescrição médica. Conferir a identificação registrada na braçadeira, à beira do leito, usando dois ou mais identificadores seguros como: nome completo e registro hospitalar; nome completo e idade; nome e filiação. Confirmar o horário da última refeição.

Orientar a criança de acordo com o seu nível de entendimento e o familiar e obter seu consentimento, se a cateterização for eletiva. O brinquedo com uso terapêutico (ver Capítulo 5: *Preparando a Criança para Procedimentos*) é uma excelente estratégia de demonstração para as crianças com menos de 6 anos, diminuindo o medo e o estresse. Checar o comprimento e o peso recente do RN ou lactente pequeno (pesar ou verificar a ficha de controle), e escolher o melhor cateter.

Realizar o procedimento em dupla, sempre que possível, e na presença de um responsável.

Em seguida: higienizar as mãos; colocar a máscara e os óculos; abrir o material; calçar as luvas; examinar a boca e as narinas, observando condições da mucosa; questionar o responsável sobre alterações nasais como desvio de septo, aumento da tonsila faríngea (adenoide), sangramentos; higienizar as cavidades com soro e gaze ou haste flexível, se necessário. Instalar o oxímetro de pulso, sempre que possível.

A mensuração da porção do cateter que será introduzida até o estômago, merece atenção do enfermeiro, uma vez que a diversidade dos pontos biométricos externos utilizados como referência contribui, significativamente, para a ocorrência de erros, principalmente em pacientes com menos de um ano. Assim, é importantíssimo realizar essa etapa de acordo com as melhores evidências.

De modo geral, a porção a ser inserida é obtida medindo-se a distância a partir do orifício do cateter colocado na região subnasal (se nasogástrico), ou da comissura labial ou da arcada superior, em seu ponto médio (se orogástrico), até o trágus da orelha (ou lóbulo) e, daí até a distância correspondente ao terço médio entre o final do processo xifoide e a cicatriz umbilical - método NEMU (*nose, earlobe, mid-umbilicus*). Demarcar esse ponto com caneta marcadora ao invés de tira adesiva, que pode se deslocar, por afrouxamento.

Considerar que o esôfago e o tórax apresentam grande variação em seus comprimentos, de acordo com a faixa etária, o que interferirá no posicionamento adequado do cateter no estômago. No recém-nascido, por exemplo, o esôfago mede, aproximadamente, 8 cm; no infante, 15 cm; no pré-escolar, 20 cm; no adulto, 25-35 cm.

Outros autores consideram como marcadores anatômicos, a aleta nasal e o final do processo xifoide, e recomendam iniciar a medida pelo lóbulo da orelha.

O método NEX (*nose, earlobe, xifoid*) deve ser evitado, pois apresenta elevado risco de posicionamento acima da junção gastroesofágica.

Diferentes estudos (John Beckstrand et al., 2007; Jacoba C. de Boer, Bert J. Smit e Rosalie O. Mainous, 2009; Daniel Quandt et al., 2009) confirmam que essas técnicas posicionam a sonda no esfíncter pilórico ou na dobra da curvatura do estômago (Figura 11.1), e não no antro, como recomendado (Figura 11.2).

O importante estudo de Beckstrand e colaboradores utilizou a endoscopia para confirmar o posicionamento de sondas gástricas, o que resultou em uma fórmula que considera a estatura da criança para calcular a distância entre o nariz e o estômago, para a sondagem por via nasal:

- Para crianças entre 27 meses (2 anos e 3 meses) e 99 meses (8 anos e 3 meses): 21,1 + 0,197 × (altura em centímetros);
- Para crianças entre 99 meses (8 anos e 3 meses) e 120 meses (10 anos): 18,7 + 0,218 × (altura em centímetros);
- Acima de 10 anos: 21,2 + 0,218 × (altura em centímetros).

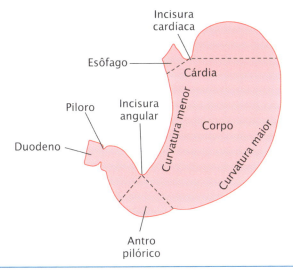

Figura 11.1 – Pontos anatômicos do estômago.

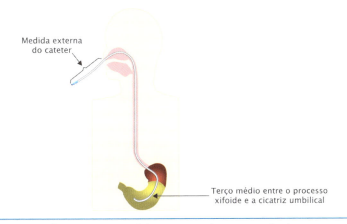

Figura 11.2 – Posicionamento do cateter gástrico.

Exemplificando: para uma criança com 30 meses de idade, medindo 80 cm, o cateter deve ser introduzido 37 cm. Fórmula: 21,1 + 0,197 × (80 cm); 21,1 + 15,76 = 36,86 cm.

Outro estudo, também endoscópico, realizado pela enfermeira Ana Raquel M. Beck (2009), em crianças brasileiras entre 2 e 12 anos, encontrou relações próximas aos estudos internacionais. Fórmula: 18 + 0,22 × (altura em centímetros).

Utilizar dois métodos de mensuração da sonda, para comparação, e atentar para as técnicas de confirmação do posicionamento, para aumentar a segurança do procedimento.

Após os procedimentos iniciais prosseguir com as seguintes etapas:

- Colocar o lactente em posição semissentada, apoiando a cabeça com uma das mãos, ou ao colo do acompanhante; posicionar as crianças maiores, em decúbito acima de 45°;

- Proteger o tórax com papel toalha, cuba-rim ou impermeável;
- Lubrificar a ponta do cateter com água estéril (RN prematuro) ou saliva; pode-se utilizar um gel hidrossolúvel, em quantidade suficiente para lubrificar de 5 a 10 cm da sonda e facilitar o seu deslizamento;
- Oferecer um picolé ou raspas de gelo de suco de frutas às crianças com mais de 3 anos e instruí-las a manter os lábios fechados, enquanto sugam e deglutem, o que favorecerá a progressão da sonda, diminuição da sensibilidade da orofaringe além de entreter a criança;
- Introduzir 5 cm da sonda, delicadamente; fletir o pescoço e progredi-la em direção à orofaringe, até o nível medido; usar a succão não nutritiva nos bebês;
- Observar a presença de náusea, engasgamento, cianose ou queda da saturação por reflexo vagal, interrompendo o procedimento, se necessário. Não forçar a inserção, se houver resistência. Retirar a sonda e introduzir na outra narina (se nasogástrica);
- Fixar o cateter na pele com fita hipoalergênica, observando a pressão e retração sobre a narina, septo ou comissura labial. Fixar o cateter com esparadrapo, em cânula traqueal, nos pacientes intubados. De acordo com o Manual de Atenção Humanizada – Método Canguru, do Ministério da Saúde, recomenda-se fixar a sonda na região anterior ao pavilhão auditivo ou bochecha, já que a fixação próxima ao lábio não é recomendada, pois interfere no desenvolvimento oromotor. Nas crianças ativas, fixar a sonda também no nariz, cortando uma tira de adesivo em forma de "H";
- Para confirmar a correta localização do dispositivo, aspirar ao conteúdo, observar seu aspecto e testar o seu pH em fita apropriada, certificando-se da acidez tipicamente gástrica, menor do que 5. Outra opção, menos confiável, seria injetar de 3 ml a 5 ml de ar e proceder à ausculta simultânea, na região epigástrica, detectando o borborigmo;
- Descartar o material;
- Retirar as luvas e lavar as mãos;
- Registrar o procedimento.

Os métodos padrão-ouro para checar o posicionamento da sonda no estômago são: radiografia de tórax; identificação da enzima pepsina no aspirado gástrico; capnografia (identifica a presença de CO_2 proveniente do trato respiratório). Entretanto, eles não são utilizados de rotina, dado os altos custos e a dificuldade técnica para sua realização.

Trocar as sondas de polivinil a cada cinco dias, em média; já as de silicone e poliuretano não necessitam respeitar esse período e podem permanecer por até 30 dias no paciente. Alternar a narina ou o lado da comissura labial.

Quando for necessária a retirada, pinçar o cateter, descolar os adesivos com água ou solução oleosa, delicadamente, e tracionar o dispositivo, lentamente.

Ao manipular a sonda para introduzir qualquer substância, uma nova checagem de seu posicionamento torna-se necessária.

Como medida adicional de segurança, recomenda-se:
- Identificar a sonda, com adesivo tipo esparadrapo ou outro colorido, registrando: data e hora da inserção; nome do profissional; comprimento externo

- da narina (ou lábio) à ponta da sonda, medida esta que servirá como um parâmetro para comparações (passar essa medida em plantão);
- Utilizar seringas tipo dosadoras com tampa - "azul", já que elas não se encaixam em dispositivos vasculares e previnem, assim, a administração inadvertida da dieta na via venosa.

Administrando a dieta

Antes de administrar cada dieta, aspirar ao conteúdo gástrico por meio de uma seringa conectada à ponta da sonda e mensurá-lo. Se a quantidade de retorno for mínima e o aspecto da secreção, clara, devolvê-lo e administrar a dieta prescrita. No caso do resíduo ser superior ao volume da dieta administrada anteriormente ou se a sua coloração for esverdeada, amarelada ou de aspecto sanguinolento, suspender a dieta e notificar o médico e o nutricionista. Se o resíduo gástrico for de até 25% (1/4) da quantidade infundida, devolver e completar com o volume prescrito; acima dessa quantidade, discutir a conduta com o médico e nutricionista.

A suspensão da dieta deve ser criteriosa, pois o déficit gerado pode levar a quadros de desnutrição e desequilíbrio hidroeletrolítico. O aumento do intervalo entre as infusões é uma opção para os casos de estase gástrica.

Os alimentos são ministrados por gotejamento intermitente (gavagem), à intervalos regulares, forma esta mais fisiológica, ou por gotejamento contínuo (gastróclise), com o uso de uma bomba infusora, em situações especiais de intolerância, náuseas, acúmulo de resíduos e em recém-nascidos prematuros. A administração de líquidos em menos de 15 minutos, em *bolus*, é contraindicada, exceto no caso de medicamentos e água para lavar o sistema.

Material

- Dieta conforme a prescrição médica (em frasco *diet*): em temperatura próxima a do ambiente;
- Seringa de 5 ml ou 10 ml (de preferência a do tipo dosadora); equipo e dispositivo eletrônico (bomba infusora);
- Estetoscópio limpo e desinfetado;
- Fita métrica; papel toalha;
- Luva descartável e óculos de proteção.

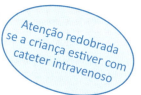
Atenção redobrada se a criança estiver com cateter intravenoso

Procedimento

- Higienizar as mãos; reunir o material em bandeja limpa e desinfetada;
- Conferir o rótulo da dieta com a prescrição, e inspecionar o seu aspecto;
- Confirmar a identificação do paciente, à beira do leito, e orientar o acompanhante e a criança de acordo com seu nível de entendimento, sobre o procedimento a ser realizado;
- Colocar os óculos de proteção e calçar a luva;

- Observar a presença de distensão abdominal ou a diminuição dos ruídos hidroaéreos, pela ausculta;
- Verificar o posicionamento da sonda: medir a extensão externa e compará--la àquela registrada no prontuário e no adesivo afixado na sonda; aspirar ao conteúdo gástrico, observando seu aspecto (claro) e volume; checar o valor de seu pH, método mais recomendável; injetar uma mínima quantidade de ar e auscultar os ruídos gástricos, na região do epigastro (evitar essa etapa em recém-nascidos e lactentes, pelo risco de ruptura do estômago);
- Posicionar a criança elevando o decúbito a 45º: Crianças menores podem permanecer ao colo dos pais. Observar a elevação da cabeça e tórax e não somente da cama. Improvisar um travesseiro sob o colchão, se necessário;
- Para a administração de pequenos volumes de leite e água, conectar a seringa de 5 ml ou 10 ml na sonda, sem o êmbolo; colocar o volume prescrito da dieta no corpo da seringa; pinçar o cateter momentaneamente, evitando a infusão rápida. Controlar a entrada do volume, elevando ou abaixando o nível da seringa, lentamente (possibilitar aos pais a oportunidade de administrar a dieta, com supervisão);
- Para volumes maiores, administrar a dieta em frasco e equipo apropriados, para evitar a infusão acidental, em via parenteral. Identificar o equipo com um adesivo - "sonda gástrica", "dieta", ou usar fita adesiva colorida, na câmera gotejadora e próxima à conexão;
- Inserir o equipo, pinçado, no frasco com a dieta e dependurá-lo em um suporte elevado a 45 cm; preencher o circuito, antes de conectá-lo à sonda;
- Abrir a pinça do equipo, lentamente, observando qualquer sinal de intolerância, náuseas, distensão;
- Controlar o gotejamento de modo a administrar o conteúdo em até uma hora, garantindo a qualidade do alimento. A infusão programada, por meio do dispositivo eletrônico é a forma recomendada, de rotina;
- Retirar as luvas, os óculos e lavar as mãos;
- Registrar o procedimento (testes realizados, características do resíduo gástrico, presença de náuseas, distensão);
- Observar o gotejamento da dieta, após 10-15 minutos do seu início;
- Manter o paciente em decúbito elevado ou ao colo do acompanhante, durante a alimentação por gavagem e por mais 30 minutos. Evitar o decúbito dorsal horizontal, pelo risco de broncoaspiração. Desestimular o uso de bebê-conforto ou a flexão de membros inferiores, pois favorecem o aumento da pressão intra-abdominal e o refluxo;
- Lavar o trajeto da sonda com água filtrada, com um volume correspondente a uma vez e meia o suficiente para preenchê-lo, quantidade essa necessária para manter sua permeabilidade, sem o risco de infundir quantidades exageradas de líquidos. De acordo com o calibre da sonda e idade do paciente utilizar, aproximadamente, de 1 ml a 2 ml em recém-nascidos e lactentes; em infantes e pré-escolares de 5 ml a 10 ml; alguns profissionais preferem injetar ar para retirar os resíduos da parede interna da sonda, que poderiam ser colonizados por micro-organismos, ocorrência pouco provável, em curto prazo.

Nas crianças e adolescentes, infundir água para hidratação no volume prescrito por meio de frasco e equipo, seguindo as mesmas etapas descritas para a alimentação.

Trocar o equipo diariamente, e evitar a presença de alimento e água no circuito, entre as dietas.

SONDAGEM ENTERAL

A cateterização enteral pós-pilórica é a passagem de uma sonda por meio da boca ou nariz até o duodeno, a porção inicial do intestino delgado. O procedimento é um ato privativo do enfermeiro e do médico, e utilizado para ministrar alimentação e medicamentos em algumas situações onde o quadro clínico é instável ou o risco de aspiração é eminente: pacientes sedados, intubados ou em ventilação não-invasiva; portadores de refluxo gastroesofágico abundante; disfunção e/ou esvaziamento gástrico lento (gastroparesia); no pós-operatório de cirurgias; pancreatite.

As contraindicações para a sondagem pós-pilórica são: lesão da mucosa oral ou nasal devido à ingesta de solução cáustica; malformações do trato digestivo; trauma nasal; trauma na base do crânio; fístulas nasais; cirurgias nasais; dificuldades técnicas (duas ou mais tentativas de sondagem).

Além de diminuir o risco de aspiração, a presença de alimentos na luz intestinal também favorece a absorção dos nutrientes, e influencia a integridade da mucosa, melhorando seu trofismo e prevenindo complicações como sangramentos, enterocolite necrosante (nos recém-nascidos) etc.

Material

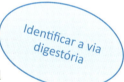
Identificar a via digestória

- Luvas de procedimentos, preferencialmente sem látex; bandeja limpa e desinfetada;
- Máscara e óculos para proteção do profissional (recomendado);
- Sonda enteral com madril e conexão em Y, preferencialmente, n.º 5 Fr e 7 Fr para neonatos e lactentes, e n.º 8 Fr a 12 Fr, para as crianças maiores. Optar pelo menor calibre e pelo comprimento mais adequado, evitando sondas muito longas;
- Seringa de 10 ml ou 20 ml;
- Estetoscópio pediátrico ou de adulto, desinfetado;
- Caneta marcadora; adesivo;
- Adesivo hipoalergênico para fixação na pele.

As sondas enterais são mais finas e resistentes do que as de curta duração, e confeccionadas em material radiopaco, estéril, biocompatível, maleável, à base de poliuretano (mais resistente), ou de silicone. Possuem marcações em toda a extensão, que varia entre 45 cm e 145 cm, e um cilindro de aço inoxidável ou de tungstênio, revestidos, na sua ponta distal, que facilita a progressão para além do esfíncter, permitindo o seu fechamento. Os modelos mais modernos apresentam um conector proximal, com dupla entrada universal, em forma de "Y", e tampas de vedação, que facilitam o manuseio.

Trocar a sonda a cada 12 semanas ou de acordo com as especificações, podendo permanecer por até seis meses.

Procedimento

O procedimento é iniciado com a higienização das mãos, colocação de luvas e exame da boca e narinas, observando tamanho, lesões, obstruções, desvios, malformações. Retirar as luvas. A seguir:

- Higienizar as mãos;
- Reunir o material em bandeja limpa;
- Conferir a prescrição médica;
- Identificar o paciente (dois identificadores confiáveis) e orientar os responsáveis e a criança, de acordo com o seu nível de compreensão;
- Calçar luvas descartáveis e colocar os óculos de proteção;
- Mensurar o comprimento total do cateter a ser introduzido a partir da região subnasal ou na ponta do nariz (se nasogástrico) ao trágus da orelha (de preferência) ou lóbulo, até o processo xifoide (marcar este ponto com uma tira adesiva), e deste ponto até a cicatriz umbilical (Figura 11.3). A medida do comprimento da sonda, nos primeiros meses de vida, pode ser realizada da glabela ao maléolo medial e, naquelas com peso > 40 kg, como em adultos;
- Assinalar o ponto correspondente à posição pós-pilórica, com caneta marcadora (recomendável), evitando-se o uso da fita adesiva, método menos seguro, pois esta pode se deslocar, por afrouxamento;

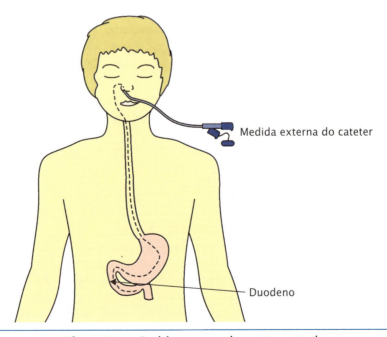

Figura 11.3 – Posicionamento do cateter enteral.

- Se necessário, lubrificar o interior da sonda com o gel acondicionado em seringa, que a acompanha e testar a mobilidade do fio-guia, de uso opcional;
- Colocar os lactentes pequenos em posição semissentada, apoiando a cabeça com uma das mãos; as crianças maiores são posicionadas em decúbito acima de 45º (posição de Fowler);
- Nos lactentes, lubrificar a ponta do cateter com água ou saliva; nos demais, usar um lubrificante hidrossolúvel;
- Introduzir a sonda com movimentos precisos e suaves. Se possível, estimular a sucção não nutritiva ou a deglutição (ver sonda gástrica), e fletir a cabeça, para auxiliar a sua progressão;
- Quando o cateter alcançar à primeira marca, possivelmente se encontrará no estômago. Nesse momento, aspirar ao conteúdo gástrico ou injetar ar e auscultar a região epigástrica, para confirmação; retirar o adesivo marcador para não confundir com a marcação externa;
- Observar a presença de náusea, engasgamento, cianose e queda de saturação (por estímulo vagal) e interromper o procedimento, se necessário;
- Prosseguir a inserção da sonda até a marcação da posição intestinal;
- Fixar a sonda na pele (ou em tubo traqueal), protegendo-a com adesivo hipoalergênico; evitar a região próxima ao lábio, o que dificultaria a mobilidade muscular e o desenvolvimento oromotor. Nas crianças ativas, fixar a sonda, também, no nariz e na sonda, cortando uma tira de adesivo em forma de "H";
- Colocar a extensão do cateter atrás da orelha;
- Descartar o material; retirar as luvas, os óculos e lavar as mãos;
- Registrar o procedimento.

Retirar o mandril após a inserção ou mantê-lo até o resultado da radiografia é tema controverso. Uma vez que o cateter não pode ser manipulado com o guia dentro do paciente, pelo risco de perfuração, não há impedimentos para a sua retirada. Também não se recomenda a reintrodução do mandril para não danificar a sonda; assim, guardá-lo na embalagem original também é questionável.

Para facilitar a migração da sonda pode-se posicionar o paciente em decúbito lateral direito.

Identificar a sonda, registrando seu comprimento externo e a data de inserção. Mantê-la afastada de extensões venosas e em suporte diferente, para prevenir eventos adversos.

A Sociedade Brasileira de Nutrição Parenteral e Enteral (SBNPE) recomenda como "padrão-ouro" de segurança a confirmação do posicionamento da sonda enteral por meio de radiografia simples de abdome, logo após, embora alguns serviços preconizem o exame após três horas. O enfermeiro solicita o exame, se protocolo da instituição.

Observar qualquer tração da sonda na narina, para evitar lesão e erosão da mucosa ou cartilagem.

Realizar higiene nasal com hastes de algodão umedecidas em água, diariamente.

Trocar as fixações, sempre que necessário, retirando os adesivos com água ou solução oleosa, delicadamente.

A nutrição enteral deve ser iniciada com a confirmação de sua localização no tubo digestório pelo médico, após três horas da inserção, em média.

Injetar uma pequena quantidade de ar e auscultar a presença de borborigmo, simultaneamente. Em seguida, aspirar e observar se a quantidade de ar retornado é menor do que a introduzida, o que, em geral, se dá quando a sonda está na posição pós-pilórica. Se houver retorno de conteúdo pela sonda, verificar o seu pH, que deve ser > 6,0, quando for de origem enteral.

O uso de drogas pró-cinéticas, para aumentar o deslocamento do dispositivo até o duodeno é controverso.

A utilização de dispositivo eletromagnético na ponta da sonda, com um transmissor simultâneo que localiza o posicionamento da sonda, na tela de um monitor, é um avanço ainda pouco disponível em nosso meio.

Assim como na sondagem gástrica, a dieta e outras substâncias podem ser ministradas por gavagem intermitente, por gavagem contínua (gastróclise) ou em "bolus" (pequenos volumes injetados rapidamente, com a própria seringa).

A gastróclise consiste na administração da dieta de forma contínua, lenta, uniforme e em tempo pré-estipulado, por meio de uma bomba infusora, de preferência. É indicada para os recém-nascidos com peso inferior a 1.000 g e em outros pacientes que não toleram a administração por gavagem intermitente, apresentando resíduos, distensão abdominal, ou naqueles em ventilação mecânica. Esse método não é o mais recomendado, pois não é fisiológico.

O equipo de dieta enteral tem validade de 24h, sendo a troca realizada na primeira dieta do dia ou conforme o protocolo institucional.

A osmolaridade fisiológica das secreções do trato gastrointestinal varia entre 100 e 400 mOsm. Preparações líquidas hiperosmolares com grande quantidade de sorbitol podem provocar quadro de intolerância gastrintestinal e não devem ser administrados rapidamente no estômago, nem diretamente no intestino.

Para a infusão pré-pilórica (gástrica), as dietas podem ser mais concentradas e oferecidas mais rapidamente.

Para as sondas pós-pilóricas (entéricas), a osmolaridade da dieta é baixa e deve-se infundi-las lentamente, entre 60 e 120 minutos, em geral. Excepcionalmente, poderão ser infundidas mais lentamente, porém sem exceder 180 minutos, cada frasco. Os procedimentos iniciais são semelhantes aos da sonda gástrica.

Administrando medicamentos por sondas

Quando for necessário administrar medicamentos pelas sondas, preferir sempre a apresentação líquida ou amolecer os comprimidos em água limpa, até obter uma solução homogênea. Medicamentos com revestimento entérico ou de liberação prolongada não podem ser manipulados.

Medicamentos ácidos, como sulfato ferroso, xaropes e outros (glibionato de cálcio, citrato de lítio, fosfato de sódio monobásico e cloreto de potássio líquido) apresentam incompatibilidade física e podem ocluir a sonda.

Para reduzir a possibilidade de interação entre os medicamentos e a nutrição enteral, administrá-los separadamente, a não ser que haja compatibilidade conhecida entre eles. De um modo geral, interrompe-se a dieta uma hora antes e uma hora após a medicação, exceto nos casos de uso de insulina, para evitar hipoglicemia.

A fenitoína, por exemplo, diminui sua eficácia em 80%, quando administrada próximo à dieta.

Para os fármacos cuja absorção dependa do esvaziamento gástrico fechar a sonda no mínimo 30 minutos antes e 30 minutos após a administração, o que nem sempre é possível respeitar, quando a dieta for administrada continuamente.

Em casos de obstrução da sonda injetar alguns mililitros de água morna, lentamente, e aspirar ao conteúdo, ou enxaguar a sonda com água carbonatada ou solução enzimática alcalina (lipase, protease e amilase).

É importante destacar que as dúvidas sobre essas questões devem ser discutidas com o farmacêutico hospitalar.

SONDAGEM VESICAL

É a introdução de um cateter na bexiga, cujo principal objetivo é drenar a urina acumulada.

Quanto à finalidade existem dois tipos de cateterismo vesical: de alívio, quando o cateter não permanece na bexiga, sendo utilizado somente para o seu esvaziamento imediato, e de demora, quando o cateter permanece na bexiga para permitir a drenagem contínua da urina.

Dentre as indicações para a realização do cateterismo vesical estão: monitorar o débito urinário horário ou a intervalos, esvaziar a bexiga em pacientes com retenção urinária e coletar exame de urina, especialmente para urocultura.

A sondagem vesical é um procedimento invasivo e que envolve riscos ao paciente, que está sujeito a infecções do trato urinário e/ou a trauma uretral ou vesical. O procedimento deve ser realizado por enfermeiro (Resolução n.º 0450/2013, do Conselho Federal de Enfermagem - Cofen), com o auxílio de um colaborador.

Aproximadamente, 40% das infecções hospitalares têm como foco o trato urinário, e em 80% dos casos os pacientes utilizavam sonda vesical, o que torna imprescindível os cuidados em sua inserção e manutenção.

MATERIAL

- Conjunto (*kit*) estéril para cateterismo vesical (cuba rim, cúpula e pinça Cheron ou Kocher, campo fenestrado); bandeja limpa;
- Equipamento para proteção individual: máscara cirúrgica, gorro e óculos de proteção; o uso de capote estéril é recomendado;
- Luvas de procedimento, de preferência sem látex;
- Mesinha auxiliar (opcional);
- Cateter vesical de demora infantil, de duas ou três vias (tipo Foley), em látex siliconado ou silicone, n.º 6 Fr a 10 Fr, com balonete (capacidade de 5 cc a 30 cc), de acordo com o tamanho do paciente, ou cateter uretral n.º 6 Fr ou 8 Fr (cateterismo vesical de alívio). Crianças e adolescentes com peso superior a

40-50 kg podem utilizar as sondas para adultos n.º 12 Fr ou n.º 14 Fr. Em algumas situações, o cateter uretral pode ser usado para a sondagem prolongada;

- Gaze ou bolas de algodão estéril;
- Tubo de lubrificante hidrossolúvel estéril (lidocaína gel), de uso único, desinfetado externamente com álcool a 70%;
- Seringas de 10 ml ou 20 ml, sem rosca (evitar a conexão tipo *luer-lock*®, pois não se adaptam perfeitamente);
- Agulha 40 mm × 1,2 mm (em cateterismo vesical de demora);
- Flaconete de água destilada estéril (em cateterismo vesical de demora); evitar o uso de soro fisiológico para evitar a sua ,cristalização dentro do balonete;
- Sistema coletor fechado de urina, tipo bureta (em cateterismo vesical de demora), com injetor lateral para coleta de amostras;
- Dois pares de luvas estéreis;
- Solução antisséptica de clorexidina aquosa a 0,2% ou conforme protocolo, de uso único (embalagem fechada); limpar o bico com álcool 70%, antes de abrir o frasco;
- Frasco para coletar urina, se solicitado.

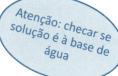
Atenção: checar se solução é à base de água

Considerar a possibilidade de injetar anestésico estéril (2 ml - 5 ml) no meato uretral, dois minutos antes do procedimento, por meio de uma seringa ou o próprio injetor do tubo anestésico, após a antissepsia.

Procedimento

A cateterização deve ser realizada em presença de um dos responsáveis e após orientação exaustiva do paciente, utilizando a demonstração e desenhos, se necessário. Atentar para o fato de que crianças e adolescentes podem apresentar-se ansiosas e constrangidas, ao se manipular os genitais. Respeitar seu medo e pudor.

O assistente auxiliará a execução do procedimento abrindo as embalagens estéreis, oferecendo os materiais necessários e mantendo a posição do paciente.

- Higienizar as mãos e reunir o material necessário;
- Confirmar o procedimento na prescrição médica e a solicitação de exames;
- Conferir a identificação;
- Proteger a privacidade do paciente e família, se possível utilizando um biombo;
- Proceder a paramentação, com gorro, máscara e óculos de proteção;
- Posicionar o paciente e realizar imobilização dos membros inferiores: pernas fechadas nos meninos e pernas abertas, com joelhos fletidos, em meninas; solicitar o auxílio do familiar, além do assistente. Em adolescentes é possível utilizar um afastador de membros inferiores;
- Calçar as luvas de procedimento e realizar a higiene perineal, se necessário, utilizando água morna e sabão ou solução degermante; enxaguar e secar; usar uma comadre ou chuveirinho; retirar as luvas;

- Higienizar as mãos, abrir o kit estéril e todos os demais materiais sobre o campo esterilizado aberto, utilizando técnica asséptica (sobre uma mesa auxiliar, de preferência);
- Colocar a solução antisséptica na cuba redonda (ou cuba-rim);
- Realizar a desinfecção prévia do tubo de lidocaína com álcool a 70% e abri-lo com agulha estéril 40 mm × 1,2 mm;
- Colocar a lidocaína gel (tubo novo) sobre uma das gazes, com técnica asséptica, sem tocá-las;
- Calçar luvas estéreis;
- O assistente desinfeta e abre a ampola de água destilada; aspirar em seringa, sem contaminar;
- Testar o balão do cateter vesical, inflando-o com água destilada estéril (volume registrado na sonda, pelo fabricante de 5 cc – 30cc), para verificar a presença de vazamentos, e esvaziando-o após o teste; pode-se realizar esta etapa imediatamente antes de inserir a sonda (explicação adiante);
- Conectar a sonda ao coletor de urina (sonda de demora);

Proceder à antissepsia da região genital utilizando clorexidina aquosa a 0,2%, com técnica asséptica:

- Para o sexo feminino: separar os grandes lábios com o polegar e o indicador da mão não dominante, protegidos por gaze estéril, e proceder à antissepsia dos grandes e pequenos lábios e do meato urinário que se localiza abaixo do clitóris e acima do meato vaginal, com movimentos unidirecionais, de cima para baixo; desprezar a gaze ao final de cada região; repetir a antissepsia do meato por três vezes e deixar uma gaze embebida em antisséptico entre os pequenos lábios.
- Para o sexo masculino: fazer antissepsia de toda a região genital, afastando o prepúcio, delicadamente, com a mão não dominante e expondo a glande (se possível) e o meato urinário, com auxílio de uma gaze estéril; realizar a antissepsia em movimentos circulares, na glande e prepúcio, e unidirecionais, de cima para baixo, no corpo do pênis; repetir a antissepsia do meato três vezes e deixar uma gaze embebida em antisséptico na glande.
- Posicionar o campo fenestrado (com outra abertura central para passagem do coletor) sobre a região genital. O campo pode ser posicionado antes da antissepsia;
- Lubrificar a sonda; podem-se introduzir alguns mililitros de lubrificante no meato uretral, com seringa sem rosca, o que facilita o deslizamento da sonda, anestesiando o trajeto e tornando a luz uretral real e não virtual;
- Enrolar a sonda na mão dominante e proceder à sua inserção no meato urinário, com delicadeza, sem forçar. Em meninos maiores, pode ser necessário abaixar o pênis, em direção às pernas, para favorecer a progressão do cateter (esse movimento diminui o ângulo interno da uretra);
- Progredir toda a sonda (evita que o balonete seja insuflado na uretra); observar o retorno da urina no frasco coletor. Caso a sonda possua fio guia, retirá-lo;

- Se o objetivo for a drenagem intermitente da urina ou coleta de amostra, usar cateter uretral, aguardar o término do fluxo, coletar a urina em recipiente estéril, e retirá-lo;
- Se não houver retorno de urina, lavar a sonda com 5 ml - 10 ml de água estéril e aspirar. Se persistir a ausência de urina ou não houver retorno da água injetada, não insuflar o balonete e comunicar o médico (risco de falso trajeto, perfuração);
- Insuflar o balão com água destilada e uma nova seringa, no volume especificado pelo fabricante;
- Tracionar levemente o cateter-balão, até encontrar resistência;
- Após a realização do procedimento, limpar a região genital com água ou lavar com água e sabão, em crianças menores, já que o excesso de antisséptico pode provocar queimadura química ou irritação na pele;
- Fixar adequadamente o cateter, com adesivo hipoalergênico, na região suprapúbica, ou inguinal, evitando trações e mobilização da sonda (movimento de vai-vem);
- Abaixar o recipiente coletor e fixá-lo ao leito;
- Identificar o coletor e extensão, com data do procedimento e nome do profissional e trocá-lo a cada 72 horas ou conforme a rotina da instituição;
- Desprezar e encaminhar o material utilizado; retirar as luvas, os óculos e demais equipamentos;
- Higienizar as mãos;
- Registrar o procedimento.

CUIDADOS DE ENFERMAGEM

- Manter a bolsa coletora abaixo do nível da bexiga, a fim de evitar o refluxo da urina, o que aumenta o risco de infecção;
- Observar se as extensões estão despinçadas e sem dobras;
- Observar a fixação da sonda no abdome, a cada plantão e trocar o adesivo sempre que necessário, retirando-o após umedecer com água ou solução oleosa;
- Esvaziar o coletor regularmente, não ultrapassando o volume de 2/3 da capacidade total, ou a cada seis horas;
- Avaliar e registrar intercorrências;
- Anotar débito drenado, odor, cor e aspecto;
- Higienizar os genitais com água e sabão, durante o banho.

Em caso de alterações visíveis coletar uma amostra de urina para exame, e comunicar o médico.

Ao retirar a sonda, esvaziar completamente o balão, tracionar a sonda suavemente e avaliar a integridade do balonete.

Punção suprapúbica

A punção suprapúbica é realizada pelo médico para obtenção de urina para cultura, principalmente para detecção de agentes anaeróbios.

Os cuidados de Enfermagem são: checar o último horário da troca de fralda ou micção, pois é fundamental que a bexiga não esteja vazia; preparar material (gaze e antisséptico, luvas estéreis, máscara, óculos de proteção, campo fenestrado estéril, agulha descartável 25 mm × 0,7 mm ou 25 mm × 0,8 mm, e seringa de 10 ml); posicionar o paciente confortavelmente; orientar pais e criança; utilizar métodos não farmacológicos para o manejo da dor; observar sinais de sangramento no local de punção após o procedimento. Considerar a aplicação de anestésico em gel ou creme, na região a ser puncionada, trinta minutos antes do procedimento.

É importante que a sondagem de cavidades seja protocolada e a equipe reciclada, periodicamente.

BIBLIOGRAFIA CONSULTADA

1. Araújo BF, Zatti H. Neonatologia: guia de rotinas. Caxias do Sul: Educs; 2004.
2. Beck ARM. Correlação entre medidas antropométricas e biométricas na inserção da sonda gástrica em pediatria. Tese [Doutorado], Faculdade de Ciências Médicas, Universidade Estadual de Campinas - Unicamp, 2009.
3. Beckstrand J, Ellet MLC, McDaniel A. Predicting the internal distance to the stomach for positioning nasogastric feeding tubes in children. J Adv Nurs. 2007;59(3):274-89.
4. Bertoni APS, Souza ABG, Morgado GO. Procedimentos em Terapia Intensiva Neonatal. In: Souza ABG. Unidade de Terapia Intensiva Neonatal: cuidados ao recém-nascido de médio e alto risco. São Paulo: Atheneu, 2015.
5. Boer JC, Smit BJ, Mainous RO. Nasogastric tube position and intragastric air collection in a neonatal intensive care population. Advances in Neonatal Care. 2009; 9(6):293-98. [Acesso 15 dez 2016]. Disponível em: http://journals.lww.com/advancesinneonatalcare/Abstract/2009/12000/Nasogastric_Tube_Position_and_Intragastric_Air.9.aspx.
6. Conselho Federal de Enfermagem. Cofen. Resolução n.º 277/2003. Dispõe sobre a Ministração de Nutrição Parenteral e Enteral. Brasília, 16 de junho de 2003.
7. Conselho Federal de Enfermagem. Cofen. Resolução n.º 0450/2013. Normatiza o procedimento de sondagem vesical no âmbito do sistema Cofen. Brasília, 11 de dezembro de 2013. [Acesso em 10 ago. 2016]. Disponível em: http://www.cofen.gov.br/resolucao-cofen-no-04502013-4_23266.html.
8. Dobbie RP, Hoffmeister JA. Continuous pump-tube enteric hyperalimentation. Surg Gynecol Obstet. 1976;143:273-6.
9. Fernandes VPI, Lima A, Euzébio Jr AA, Nogueira R. Nutrição enteral em pediatria. Residência Pediátrica, 2013;3(3):67-75.
10. Gardner SL, Carter BS. Merenstein e Gardner's Handbook of Neonatal Care. 7. ed. USA: Mosby Elsevier; 2011.
11. Garijo C, et al. Guias Práticos de Enfermagem em Pediatria. Procedimento: introdução de sonda nasogástrica. Rio de Janeiro: McGraw-Hill Interamericana; 2000. p. 224-6.
12. Hockenberry MJ, Wilson D. Wong - Fundamentos de Enfermagem Pediátrica. 9. ed. Rio de Janeiro: Elsevier, 2014; p 632-38, 667-71.
13. Joint Commission on Accreditation of Healthcare Organizations: Comprehensive accreditation manual for hospitals; restraint and seclusion standards, TX7. 1-TX7.5, Oakbrook Terrace III,

2001. [Acesso 10 ago. 2016]. Disponível em: https://books.google.com.br/books?id=f_HYjDUA rkMC&pg=PA48&lpg=PA48&dq=restraint+and+seclusion+complying+with+joint+ commission+standards&source=bl&ots=vAUe6jB4Wr&sig=ODwJ3yHNq24wqjWcYGgK5TO On9E&hl=pt-PT&sa=X&ved=0CDAQ6AEwAWoVChMIqYCB9d-9xwIVC5SQCh0ehwZE#v= onepage&q=restraint%20and%20seclusion%20complying%20with%20joint%20commission% 20standards&f=false.

14- Kyle T. Enfermagem Pediátrica. Rio de Janeiro: Guanabara Koogan; 2011. p.309-33. [Trad. Cosendey CH, Gomes IL.].

15- Kimura AF, et al. Manual de Assistência em Enfermagem Neonatal: Sondas, Cateteres. São Caetano do Sul: Divisão; 2009. p.134-6.

16- Ministério da Saúde (Brasil). Atenção à Saúde, Departamento de Ações Programáticas e Estratégicas. Atenção à saúde do recém-nascido: guia para os profissionais de saúde/Ministério da Saúde, Secretaria de Atenção à Saúde, Departamento de Ações Programáticas e Estratégicas. Brasília: Ministério da Saúde; 2011. 4 v.:il. [Série A. Normas e Manuais Técnicas].

17- Nealis TB, Buchman A. Enteral and parenteral nutrition. ACP. Medicine. 2011:1-19.

18- Quandt D, Schraner T, Ulrich Bucher H, Arlettaz Mieth R. Malposition of feeding tubes in neonates: is it an issue? Journal of Pediatric, Gastroenterology an Nutrition. 2009;48(5):608-11.

19- Reis AT. Administração de medicamentos ao recém-nascido. In: Araújo LA, Reis AT. Enfermagem na prática materno-neonatal. Rio de Janeiro: Guanabara Koogan; 2012. p.211-7.

20- Ringer AS, Gray JE. Procedimentos neonatais comuns. In: Cloherty JP, et al. Manual de Neonatologia. 6. ed. Rio de Janeiro: Guanabara Koogan; 2010. p.532-44.

21- Rodrigues FPM, Magalhães M. Normas e Condutas em Neonatologia: Serviço de Neonatologia do Departamento de Pediatria da Santa Casa de São Paulo, Faculdade de Ciência Médicas da Santa Casa de São Paulo. Atheneu: São Paulo; 2008. p.77-9.

22- Souza ABG, Beck ARM, Carmona EV, Dias FSB. Cateterização Gástrica, Enteral e Vesical em Recém-nascidos. In: Souza ABG. Manual Prático de Enfermagem Neonatal. São Paulo: Atheneu, 2016.

23- Tamez RN. Enfermagem na UTI neonatal: Assistência ao Recém-nascido de Alto Risco. 5. ed. Rio de Janeiro: Guanabara Koogan; 2013.

24- Whaley L, Wong D. Enfermagem pediátrica. 5. ed. Rio de Janeiro: Guanabara Koogan; 1999.

25. Williams NT. Medication administration through enteral feeding tubes. American Journal of Health-System Pharmacists 2008; 65:2347-57.

Coleta de Material Biológico para Exames: Sangue, Urina, Fezes e Líquor

Aspásia Basile Gesteira Souza
Fernando de Oliveira Neves

A coleta de sangue e de outros materiais biológicos para análise são procedimentos frequentes no cuidado à criança.

Os exames laboratoriais objetivam a confirmação e a diferenciação diagnóstica, o acompanhamento clínico, a previsão prognóstica, as triagens e os levantamentos epidemiológicos.

A metodologia utilizada para a obtenção da amostra é o primeiro passo para a realização de um exame laboratorial, podendo influenciar na precisão do resultado, que reflete a real situação clínica do paciente.

Outros fatores podem igualmente interferir nos resultados, como: erro na identificação da amostra; armazenamento inadequado; recipiente com conservante inadequado; tempo para encaminhamento da amostra acima do preconizado; erros no preparo do paciente, como o tempo de jejum insuficiente; hemólise sanguínea; deterioração ou alteração na amostra; dieta e medicamentos utilizados pelo cliente; doenças pré-existentes; idade e sexo do paciente.

Ao observar a importância desses aspectos, cuidados adicionais são implementados pela equipe, entre os quais se destacam: confirmação da identificação do paciente pediátrico junto ao seu acompanhante; observar a relação do exame solicitado com o horário da coleta, para exames que sofrem a influência do ritmo circadiano, como é o caso das dosagens de ferro e cortisol, que podem resultar em valores até 50% mais baixos; confirmação do tempo de jejum, com a criança e seu acompanhante, para exames como glicemia e colesterol.

A fase que corresponde à coleta da amostra do material biológico é denominada "pré-analítica". Em pediatria, essa etapa é de responsabilidade da equipe de enfermagem ou técnico de laboratório, embora procedimentos como a punção suprapúbica sejam considerados atos médicos.

COLETA DE SANGUE

Certamente, o material biológico mais analisado é o sangue, que pode ser coletado em vasos venosos e arteriais.

As amostras podem ser obtidas diretamente, por venopunção ou arteriopunção, via percutânea ou através de cateteres, anteriormente introduzidos na criança.

Para a coleta de sangue, o profissional utiliza luvas descartáveis e óculos de proteção, como precauções universais. Toda a equipe recebe orientações sobre o risco biológico presente no procedimento e conhece o protocolo a ser adotado, em caso de acidente. Os indicadores de qualidade, as complicações e a atualização da técnica são permanentemente apresentados e reforçados pelo enfermeiro.

A coleta é direcionada para os colaboradores mais experientes ou flebotomista do setor e, sempre que possível, realizada em duplas. Quando o procedimento for realizado pela equipe de enfermagem, esta se responsabiliza por todo o processo, que inclui a identificação, conservação e encaminhamento do material.

A inexistência de um protocolo ideal para a obtenção de amostras sanguíneas contribui para a ocorrência de erros. Além da capacitação do profissional da saúde, o tipo e o calibre do dispositivo, e o peso da criança, bem como sua situação clínica, devem ser considerados.

Para aumentar a segurança do processo, todo o material descartável é aberto na presença do acompanhante, e a identificação da criança é realizada por meio de dois ou mais identificadores confiáveis, como: nome completo e número do leito; nome completo e registro hospitalar; nome da criança e da mãe etc., contidos no bracelete (pulseira), "identificação passiva", e confirmados pelo acompanhante e criança ou adolescente - "identificação ativa".

Os tubos são rotulados em presença dos pais, à beira do leito, imediatamente antes ou imediatamente após a coleta (recomendável), evitando-se a troca de material, entre pacientes.

Outro aspecto que merece atenção da equipe de enfermagem diz respeito à dor e ao desconforto causados pela punção. É possível implementar intervenções não farmacológicas bastante eficazes para amenizá-los, como:

- Massagens antes e após o procedimento;
- Amamentação, durante a coleta;
- Colocar a criança no colo de um dos pais;
- Sugerir que a criança abrace um brinquedo ou aperte a mão do acompanhante, para evasão da dor;
- Entreter a criança para desviar o seu foco de atenção por meio de brincadeiras como soprar bolhas de sabão, contar até cinco etc.

O uso do brinquedo terapêutico é introduzido como um recurso para orientar crianças antes do procedimento, aliviando seu estresse (ver Capítulo 5: *Preparando a Criança para Procedimentos*).

A imobilização terapêutica pode ser necessária e seu uso deve ser momentâneo (até 30 minutos), realizado de maneira suave, com o auxílio de uma manta, lençol ou do próprio acompanhante, nos casos em que houver risco para o sucesso do procedimento. Diferentemente desta, a contenção mecânica é um procedimento de exceção, por um período prolongado, implementado quando for o único meio disponível para prevenir dano imediato ou iminente ao paciente ou a terceiros, exigindo a constante avaliação do paciente (Resolução n.º 427/2012, do Conselho Federal de Enfermagem – Cofen).

Entre os exames sanguíneos frequentemente solicitados na infância, o hemograma, a dosagem de glicose e o perfil lipídico, ganham destaque.

O hemograma é um exame importante nessa faixa etária pois detecta, por meio do resultado da hemoglobina (Hb), a presença de anemia ferropriva (por deficiência de ferro), alteração prevalente, em todas as classes sociais e etnias. Sua ocorrência deve-se ao rápido crescimento nos primeiros anos de vida, o que exige uma quantidade maior de ferro que, na maioria das vezes, não é obtida pela ingesta alimentar e deve ser suplementado na dose de 1 mg/kg de peso/dia, a partir do sexto mês (ou da introdução de outros alimentos) até o 24º mês de vida.

Segundo a Organização Mundial da Saúde (OMS), a anemia está presente quando os níveis de Hb são inferiores a 11 g/dl em crianças com até cinco anos de idade, e a 11,5 g/dl entre os cinco e 11 anos. Nos adolescentes, a anemia é diagnosticada quando o nível de Hb for menor do que 12 mg/dl em meninas, e 13 mg/dl em meninos.

Coleta por punção direta

A coleta de sangue por punção é a mais recomendada, pois a composição da amostra pode ser afetada pelos fluidos encontrados no trajeto de cateteres, alterando os resultados dos exames. A Norma Regulamentadora (NR) n.º 32 recomenda que a punção seja realizada com um cateter agulhado que possua um dispositivo de segurança, nem sempre disponível nas instituições.

As veias de escolha (Figura 12.1), estão localizadas na fossa antecubital e são distribuídas anatomicamente em formato de "H" (veias: cefálica, mediana cubital - intermédia do cotovelo ou intermédia basílica, e basílica) ou "M" (as anteriores e mais a veia mediana basílica). A punção de veias do dorso da mão é mais dolorosa, assim como a punção da veia cefálica.

Os tubos para armazenagem devem ser de tamanho pediátrico, para evitar a retirada excessiva de sangue, especialmente em crianças com menos de seis anos. Iniciar a punção da pele cerca de um centímetro antes da veia, para evitar sua transfixação.

A punção com agulha e seringa para obtenção de uma amostra deve ser evitada, por questões ligadas à biossegurança, risco de transfixação da veia e de hemólise na transferência do material para tubos etc., sendo indicado o uso de tubo a vácuo, conectado a agulha descartável retrátil.

A relação entre o calibre da agulha e a veia é importante, para não lesar a parede interna do vaso e para evitar o seu colabamento.

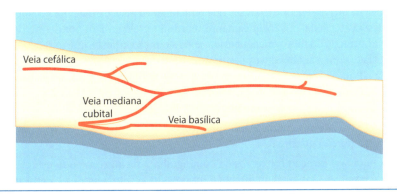

Figura 12.1 – Veias do membro superior.

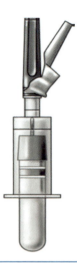

Figura 12.2 – Sistema para coleta de sangue a vácuo, com trava de segurança.

Para punções de curta duração, como coleta de sangue e administração de dose de medicamento ou contraste pode-se utilizar o cateter de agulha rígida (cateter agulhado), tipo escalpe.

Optar pelos calibres: 25 G, mais finos, com 0,5 mm de diâmetro (asas flexíveis e conectores *Luer-Lok®*, na coloração laranja); 23 G, com 0,6 mm de diâmetro (asas na coloração azul); 21 G, com 0,8 mm de diâmetro (asas na coloração verde), para adolescentes. A sigla G (Gauge) refere-se à escala inglesa para medir o calibre interno, onde um milímetro corresponde a 19 G.

Quando a punção objetivar infusões ou coleta de sangue intermitente é indicado o uso de cateteres sobre agulha, nos calibres 22 G (0,9 mm de diâmetro) e 24 G (0,7 mm de diâmetro); adolescentes e crianças maiores podem utilizar calibres adultos, como 20 G (1,1 mm de diâmetro) ou 22 G.

Sempre que possível, puncionar as veias dos membros superiores (antebraços, preferencialmente, ou as metacarpianas - nas mãos) e, em último caso, a jugular ou as veias dos membros inferiores.

O sistema de coleta fechado é formado por uma agulha dupla, com uma ponta mais longa na qual se encontra o bisel, que puncionará a pele, e uma ponta curta e revestida, que será acoplada, por rosqueamento, a um suporte (canhão) por dentro do qual a tampa de borracha do tubo será penetrada, após a punção, transferindo o sangue sob um vácuo. O lado com a agulha deve possuir uma trava de segurança, conforme a recomendação da NR n.º 32 (Figura 12.2). O método a vácuo nem sempre pode ser utilizado para perfurar veias de pequeno calibre e com baixa pressão. Pode-se acoplar escalpes para uso a vácuo, já disponíveis no mercado nos calibres infantis 21 G e 23 G.

Evitar as dobras cutâneas, sempre que possível. Puncionar as veias da porção distal para a porção proximal.

Quando a punção for realizada com agulha e seringa, método este não recomendado, aspirar o sangue lentamente, sem pressão, retirar a agulha e depositá-la no descartador, e introduzir o sangue no tubo coletor, deixando-o escorrer pela parede interna do recipiente ou, preferencialmente, usar dispositivos de transferência.

A compressão com torniquete (manual ou com um garrote), para promover a estase venosa e o aumento na pressão intravascular, nem sempre é indicada em lactentes pequenos devido à fragilidade dos vasos sanguíneos; quando necessário, utilizar modelo sem látex na composição (altamente alergênico), por período menor que um minuto, evitando estase e hemoconcentração desnecessárias.

O uso de transiluminador cutâneo facilita o procedimento, destacando as veias disponíveis como linhas escuras. Os modelos emitem luz fria e os mais modernos são confeccionados com LED (*Light Emitter Diode*). Outro recurso inovador, mas menos disponível é o uso do ultrassom, por enfermeiro habilitado. Essa técnica facilita a punção quando as condições clínicas são desfavoráveis e minimizam o estresse de crianças e seus pais.

O coletador ou flebotomista deve estar familiarizado com os procedimentos técnicos para a realização do exame de sangue solicitado. É importante entender que, conhecendo a técnica, reagentes, quantidades adequadas, tempo de coleta e conservação da amostra, o coletador evita uma série de contratempos como uma nova coleta devido a material inadequado, hemólise etc.

Material

- Bandeja limpa e desinfetada;
- Almofada com antisséptico (*swab*), bolas de algodão ou gaze (de preferência) estéreis;
- Solução antisséptica, no caso do uso de algodão ou gaze estéreis, conforme orientação do Núcleo de Controle de Infecção Hospitalar (álcool 70%, clorexidine 2%);
- Agulha para punção, no calibre adequado, dando sempre preferência para o sistema fechado, à vácuo;
- Tubos com os respectivos conservantes (descritos adiante), de acordo com o tipo de exame, etiquetados e dentro do prazo de validade;
- Luvas de procedimento e máscara descartáveis;
- Óculos de proteção limpo;
- Cinta compressiva, sem látex, se necessário;
- Seringa de 5 ml e 10 ml; escalpe de calibre apropriado, se for o caso;
- Papel toalha ou campo impermeável, para colocar sob o membro;
- Foco de luz, se necessário.

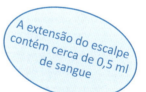

A extensão do escalpe contém cerca de 0,5 ml de sangue

Se houver dúvida quanto à quantidade de sangue ou tipo de recipiente, contatar o responsável pelo laboratório.

Procedimento

- Conferir a solicitação médica e preparos especiais;
- Orientar a criança e os pais sobre a necessidade do procedimento, esclarecendo suas dúvidas; em caso de recusa, notificar o médico responsável;

- Utilizar pomada anestésica no local, 45 minutos antes, somente se for protocolo da instituição;
- Higienizar as mãos;
- Reunir o material necessário em bandeja limpa;
- Identificar o paciente, à beira do leito (usar dois identificadores);
- Posicionar a criança confortavelmente, em decúbito dorsal ou sentado em cadeira. Expor o membro, mantendo-o estendido, apoiado e levemente inclinado para baixo; solicitar ajuda do acompanhante para imobilizar a criança;
- Posicionar o foco de luz, se necessário;
- Posicionar-se à altura da criança (sentar em cadeira ou banco, se necessário);
- Garrotear o membro acima do local escolhido (cerca de 5 cm, antes dos 5 anos e de 7,5 a 10 cm, em escolares e adolescentes), com torniquete elástico, protegendo a pele com gazes ou compressa fina, por até um minuto; solicitar que a criança feche a mão;
- Avaliar a rede venosa visualmente e por palpação. Usar outros dispositivos como o visualizador de veias ou ultrassonografia, se possível;
- Retirar o garrote e aguardar o reestabelecimento da circulação, por mais de um minuto;
- Higienizar as mãos, calçar as luvas de procedimento e os óculos de proteção;
- Montar a seringa à agulha ou escalpe, ou preparar o conjunto à vácuo, certificando-se que estejam bem acoplados;
- Reposicionar o torniquete (nesse momento ou após a antissepsia);
- Realizar a antissepsia da pele, com *swab* descartável ou algodão/gaze estéreis e umedecidos em álcool 70%, ou conforme orientação do protocolo institucional; movimentos circulares, de dentro para fora, em espiral, em aplicação única; não retornar à área limpa. Orientar a criança e o cuidador para não tocarem na região e não assoprarem sobre ela. Se necessária uma nova palpação repetir o processo;
- Quando houver solicitação de dosagem de álcool no sangue, um antisséptico sem álcool deve ser usado no local da punção;
- Aguardar a secagem completa da pele, por mais de 30 segundos, evitando a sensação de ardor na inserção e a hemólise pelo contato com o álcool;
- Distender a pele com o polegar ou indicador da mão não dominante, para facilitar a estabilização da veia sob a pele;
- Com a mão dominante, inserir a agulha, em ângulo menor do que 45°, dependendo da região, com o bisel votado para cima, a um centímetro abaixo ou lateralmente ao local onde a veia será puncionada, diminuindo o risco de transfixá-la;
- Observar o retorno de sangue;
- Reduzir o ângulo do cateter para cerca de 20°; introduzir a agulha, suavemente, até que o refluxo venoso seja efetivo. Em caso de erro, realizar no máximo duas tentativas, antes de solicitar a repunção por outro colaborador;
- No caso do uso de sistema fechado, introduzir o tubo na agulha por dentro do protetor plástico;

- Descomprimir o garrote e aspirar ao volume de sangue necessário utilizando seringa, sem pressão, ou aguardar a diminuição do fluxo quando utilizar a coleta com sistema fechado. Se o fluxo diminuir, abruptamente, pode ter ocorrido o colabamento do vaso na ponta da agulha, o que pode ser ajustado girando o bisel para a lateral;
- Retirar a agulha e comprimir o local com gaze estéril seca, por mais de dois minutos;
- Aplicar um curativo adesivo, se necessário;
- O colaborador auxiliar desinfeta a tampa de cada tubo, um de cada vez, se a coleta for do tipo sistema aberto (não recomendado), introduz a agulha no descartador, sem contato com as mãos, e conecta o dispositivo de transferência agulhado entre a seringa e a tampa do tubo. Em casos excepcionais e na falta desse dispositivo, retirar a tampa e depositar o sangue, escorrendo-o pela parede interna, sem agulha;
- Misturar o conteúdo, suavemente, invertendo completamente o recipiente (inverter e reverter), de cinco a dez vezes, imediatamente após. Se for utilizado o sistema fechado procede-se a homogeneização de cada tubo, assim que desconectá-lo da agulha;
- Orientar o paciente e o acompanhante sobre a necessidade de manter o membro estendido por 10 minutos e em repouso por 60 minutos, sem carregar peso, para evitar a formação de hematomas devido ao processo de coagulação ainda estar em andamento. Retirar o adesivo após uma hora, diminuindo a ocorrência de alergia local;
- Retirar as luvas;
- Identificar os frascos com as amostras e higienizar as mãos;
- Retirar os óculos;
- Descartar o material contaminado e o perfurocortante em local apropriado;
- Registrar o procedimento, anotando o volume retirado, local, intercorrências;
- Protocolar o material e encaminhá-lo ao laboratório em recipiente de risco biológico;
- Monitorar a região durante a próxima hora, para avaliar a presença de hematoma ou sinais flogísticos.

Os tubos e as seringas com as amostras não devem entrar em contato superfícies muito frias, como o gelo artificial, para que não ocorra hemólise.

Coleta por cateter

Evitar a coleta de sangue por cateter

Não se recomenda a coleta de sangue por meio de um cateter já instalado na criança, devido aos riscos de contaminação tanto da amostra quanto do dispositivo, alteração dos seus componentes pelos fluidos infundidos e necessidade de um maior volume.

Nos casos em que o manuseio for imprescindível, seguir as recomendações:
- Obter o consentimento do médico solicitante;
- Observar as normas padronizadas pela instituição;

- Comunicar ao laboratório e anotar no pedido as substâncias infundidas anteriormente à coleta (soro fisiológico, glicose, dextran, medicamentos etc.);
- Aspirar o cateter, lentamente;
- Descartar duas vezes o volume correspondente ao espaço morto.

Para testes de hemostasia é necessário desprezar 5 ml de sangue ou seis vezes o volume do cateter, desde que este não seja mantido com solução de heparina. Nesse caso, a primeira amostra coletada será colocada em um tubo seco e destinada para outros exames que não os de coagulação; a segunda porção coletada, em um tubo com citrato para testes de tempo de protrombina (TP), fibrinogênio, AT III, monômero de fibrina; a terceira porção será colocada em outro tubo com citrato, para testes heparino-dependentes, como o tempo de coagulação (TC) e tempo de tromboplastina parcial (TTP).

É importante que haja rapidez na coleta pelo cateter, para evitar coagulação.

Coleta por punção capilar

A amostra de sangue obtida pela punção percutânea permite obter pequenos volumes suficientes para alguns exames, evitando a venopunção. Estados patológicos como desidratação ou déficit na perfusão periférica, podem dificultar a obtenção de amostras por essa via.

Recomenda-se o aquecimento da região a ser puncionada, por três minutos ou mais, aumentando o fluxo sanguíneo local, sem produzir alterações significativas na maior parte dos analíticos investigados.

Nessa técnica, o sangue coletado é uma mistura indeterminada proveniente de arteríolas, vênulas e fluidos intersticiais, embora a maior parte seja formada por sangue arterial, devido à sua maior pressão. Assim, alguns resultados sofrerão alterações como, por exemplo: elevação da hemoglobina de 2 g% a 3 g%, do hematócrito em 3%, e da glicose em 10%. Outras condições como o choro intenso promovem diminuição na contagem de leucócitos, devido ao aumento do cortisol.

Em recém-nascidos e lactentes a punção transcutânea é realizada, de preferência, na superfície lateral da região do calcâneo, evitando-se a curvatura posterior; em crianças maiores e nos adolescentes, utiliza-se a falange distal dos dedos, sempre em esquema de rodízio. Proibir a punção em regiões com hematomas e edema.

A profundidade da punção capilar não deve ser maior do que 2 mm, devido ao risco de provocar lesão óssea. Não utilizar agulhas nesse procedimento, somente lancetas curtas, podendo ser as do tipo trifacetadas.

Quando a punção fornecer quantidade de sangue insuficiente, realizar uma nova punção, com outra lanceta e em outra região.

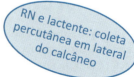

RN e lactente: coleta percutânea em lateral do calcâneo

Material

- Bandeja limpa e desinfetada;
- Luva de procedimento;
- Gaze ou algodão estéril; álcool 70% ou almofada tipo *swab* embebida em álcool;
- Lanceta ou caneta lancetadora;

- Papel toalha ou impermeável;
- Fita reagente, papel de filtro, tubo capilar ou outro recipiente para coletar a amostra.

Procedimento

Seguir as etapas iniciais, citadas anteriormente:
- Conferir a solicitação médica e os preparos especiais;
- Orientar a criança e os pais sobre a necessidade do procedimento;
- Utilizar pomada anestésica se for protocolo da instituição;
- Higienizar as mãos;
- Reunir o material;
- Identificar o paciente;
- Posicionar a criança e expor a região a ser puncionada;
- Solicitar auxílio de outro colaborador ou do acompanhante para a coleta;
- Promover medidas não farmacológicas para amenizar a dor;
- Identificar os tubos, o papel-filtro etc. em presença do acompanhante;
- Utilizar uma bolsa de água morna sobre a meia ou macacão, por alguns minutos, para aumentar a vasodilatação;
- Calçar luvas, aquecer o local da punção. Fazer antissepsia no local com álcool a 70% ou, conforme a orientação da Comissão de Controle de Infecção Hospitalar (CCIH), com clorexidine a 2%, em movimento circular, do centro para fora; aguardar a secagem em ar ambiente, por mais de 30 segundos;
- Preparar a lanceta ou caneta lancetadora (lanceta com mola);
- Segurar o calcâneo ou a falange entre os dedos polegar e indicador;
- Puncionar a pele com movimento firme e rápido e introduzir a lanceta de forma perpendicular, na face lateral interna ou externa do calcanhar, ou na falange distal do dedo médio, indicador ou polegar, de preferência;
- Descartar a lanceta em recipiente apropriado;
- Limpar a primeira gota de sangue e coletar as gotas seguintes no recipiente (tubo para microcoleta, papel-filtro, fitas reagentes);
- Promover a homogeneização adequada do sangue nos tubos com aditivos (anticoagulantes e/ou estabilizadores);

Afixar um quadro indicando o recipiente adequado para cada exame

- Pressionar o local da punção com algodão ou gaze estéril secos, e elevar a extremidade puncionada, para facilitar a interrupção do sangramento;
- Retirar as luvas e lavar as mãos;
- Protocolar o exame e encaminhar os recipientes ao laboratório em recipiente de risco biológico ou realizar a leitura, imediatamente, comunicando o resultado ao médico ou enfermeiro solicitante;
- Registrar em prontuário.

Tubos para a coleta de amostra

A utilização de anticoagulantes nos recipientes de coleta de sangue possibilita a obtenção de plasma, após a centrifugação, ou preservam os elementos celulares sanguíneos para análise. Os anticoagulantes podem atuar como potenciais meios de cultura para micro-organismos. Assim, o fabricante deve assegurar que o interior dos tubos seja estéril.

Os recipientes utilizados para a coleta de sangue seguem uma norma de fabricação específica que garante a capacidade de volume em relação ao anticoagulante ou aditivo utilizado, assim como espaço suficiente para realizar a efetiva homogeneização mecânica ou manual, que é realizada com a inversão suave do tubo, como mencionado. O excesso de anticoagulante ou a coleta de sangue em volume inferior ao indicado para o tubo promove um efeito de diluição da amostra, sendo um importante fator para o erro analítico.

Os frascos são confeccionados em material plástico, para segurança biológica. Alguns laboratórios já disponibilizam tubos na cor âmbar, para proteção de substâncias fotossensíveis, como a bilirrubina.

Os tubos pediátricos possuem tamanho próximo aos tubos para adultos, mas com volume de conservante diminuído, o que possibilita uma coleta de sangue em menor quantidade; essa informação está registrada no tubo.

Para evitar a contaminação do sangue com os aditivos, entre uma coleta e outra, obter as amostras em determinada sequência. Nos tubos plásticos o sangue é depositado, primeiramente, nos frascos de hemocultura e, a seguir, nos tubos com tampa nas cores: azul claro (citrato), amarelo (gel separador), vermelho (seco), verde (heparina), roxo (EDTA), cinza (fluoreto). Nos tubos de vidro, a sequência é diferente: hemocultura, tubos com tampa nas cores: vermelho (vidro-siliconizados), azul claro, amarelo, verde, roxo, cinza.

Embora não exista uma codificação internacional, a maioria dos fabricantes segue uma padronização nas cores das tampas (Quadro 12.1).

Coleta para hemocultura

A hemocultura é realizada para detectar o crescimento de micro-organismos aeróbios e/ou anaeróbios; o sangue, preferencialmente o venoso, é transferido para frascos específicos, contendo meios de cultura próprios TSB (*Trypticase Soy Broth* – caldo de caseína de soja), para aeróbios, e caldo Columbia, para anaeróbios. O frasco não deve conter heparina, pois esta tem efeito tóxico sobre micro-organismos sensíveis. O cuidado na coleta da amostra de sangue é um fator determinante para a obtenção de um resultado preciso e rápido.

A coleta deve ser realizada na ascensão da curva térmica (início da febre), de preferência, quando ocorre um aumento na sensibilidade para a detecção do agente, pois há melhor chance de se obter um maior número de micro-organismos. Nessa fase, a positividade é maior do que no pico febril ou logo após desse, uma vez que a febre promove a destruição dos patógenos.

Recomenda-se coletar um volume de sangue correspondente a 10% do meio de cultura do frasco (proporção sangue/caldo de cultura de 1:5 a 1:10). Quantidades de sangue abaixo ou acima dessa proporção podem alterar o crescimento

Quadro 12.1 – Características dos recipientes utilizados para a coleta de amostra sanguínea.

Anticoagulante	Características	Tampa	Exames
Citrato trissódico e outras substâncias	O tubo de citrato deve permitir a obtenção de uma solução de 9:1 (nove partes de sangue adicionadas a uma parte de solução de citrato). O volume de sangue nesse tubo é de extrema importância, pois interfere significativamente no resultado dos exames laboratoriais. Age ao sequestrar o íon cálcio livre, de forma reversível, impedindo a coagulação sanguínea.	Azul claro	Provas de coagulação (tempo de trombina, tempo de protrombina ativado)
Gel separador de coágulo, ácido citrato dextrose	O produto é eficiente para o processo de utilização do soro.	Amarela	Bioquímica, sorologias, imunologia, marcadores tumorais, hormônios específicos, tipagem, ou para preservação celular.
Tubo revestido internamente com sílica/tubo "seco"	Pode conter substância ativadora de coágulo quando gentilmente invertidos.	Vermelha	Bioquímica, Sorologia, tipagem sanguínea (ABO, Rh)
Heparina sódica ou heparina amônica ou heparina de lítio	Usado quando se faz necessário o uso de plasma.	Verde	Bioquímica. Atenção: dosagem de lítio ou de amônia somente poderá ser realizada em tubo com heparina sódica.
Sais ácidos etilenodiaminotetracéticos (EDTA K2, K3)	O EDTA K2 é aprovado pela *Food and Drug Administration* (FDA) para bancos de sangue, e recomendado pela *Clinical and Laboratory Standards Institute* (CLSI) e pelo *International Council for Standardization in Hematology* (ICSH), por ser o melhor anticoagulante para preservar a morfologia celular. Age ao sequestrar o íon cálcio livre, de forma irreversível, impedindo a coagulação sanguínea.	Roxa	Hematologia: hemograma, diagnósticos moleculares, detecção de carga viral.
Fluoreto de sódio, EDTA, heparina	O EDTA age como anticoagulante e o fluoreto como inibidor da glicólise pelos elementos do sangue.	Cinza	Glicemia e lactato no plasma

Fonte: Souza ABG, Silva AM, Quadrado ERS, 2014; Machado AMO, Morales Jr A, Frigatto EAM, 2014/2015.

microbiológico e interferir no resultado do exame. Assim, as unidades de atendimento devem providenciar recipientes especiais para a coleta em clientes pediátricos (capacidade de até quatro mililitros), evitando a retirada de grandes volumes (tampa rosa ou vermelha).

Em neonatos e lactentes pequenos, coletar de 0,5 ml a 1,0 ml (recomendado) de sangue, transferidos para cada frasco neonatal/pediátrico, de acordo com as recomendações do fabricante. Ainda não é possível estabelecer volumes exatos em recém-nascidos, especialmente os prematuros.

De acordo com as recomendações do CLSI (*Clinical and Laboratory Standards Institute – Blood Cultures* IV, 2007) o volume de sangue extraído em crianças deveria ser de até 1% da volemia. Entretanto, outros estudos caracterizam como seguras as retiradas de até 4,0% ou 4,5% da volemia (volemia = 10% do peso do RN).

O Consenso Brasileiro de Sepse e o CLSI indicam a coleta de duas a, no máximo, quatro amostras, simultaneamente ou a intervalos maiores do que 20 minutos, ou a critério médico, por punção em sítios diferentes (cada amostra é dividida em um frasco para a detecção de micro-organismos aeróbios, e um frasco para os anaeróbios, se for solicitado), aumentando em mais de 80% a chance de identificação do agente.

Em situações especiais a coleta de apenas uma amostra, em frasco para aeróbio, pode ser necessária.

Se a amostra obtida for inferior ao preconizado, o maior volume de sangue deve ser inoculado no frasco aeróbio (para identificar *Pseudomonas aeruginosa*, *Stenotrophomonas maltophilia* ou leveduras, que são aeróbios estritos).

Para o diagnóstico de infecção sistêmica coletar amostra para cultura, preferencialmente, por punção venosa periférica. Punções arteriais não trazem benefício para a identificação de patógenos.

A coleta de sangue por meio de cateteres é utilizada somente para o diagnóstico de infecções relacionadas ao dispositivo e deve ser acompanhada por uma amostra de sangue periférico.

Estudo realizado por Sukrut Dwivedi e colaboradores, em 2009, demonstrou que o descarte do volume inicial, na coleta por cateter vascular, não diminui a chance de contaminação da amostra, tornando essa prática desnecessária.

Coletar uma amostra antes de iniciar um antimicrobiano, sempre que possível, ou minutos antes de administrar a próxima dose.

Os métodos automatizados revelam o crescimento de micro-organismos, já nas primeiras 48 horas, em 80% dos casos.

Após a coleta, as amostras devem ser transportadas ao laboratório em até duas horas, pois atrasos no início da incubação podem diminuir ou impedir o crescimento de micro-organismos (se as amostras forem incubadas entre 35 e 37 °C, antes de introduzidas no equipamento).

Os frascos de hemoculturas não podem ser refrigeradas ou congeladas, pois baixas temperaturas inviabilizam alguns micro-organismos.

MATERIAL

- Luvas de procedimento e luvas estéreis; óculos de proteção e máscara;

- Frascos com o meio de cultura, identificados; mantê-los na posição vertical;
- Gaze ou algodão estéril (ou almofada embebida em álcool);
- Álcool a 70% ou clorexidina alcoólico a 0,5%; torniquete;
- Dispositivo agulhado para a punção e seringa, ou sistema fechado com escalpe e adaptador para coleta à vácuo;
- Recipiente ou saco fechado para transporte.

*Crianças 2-13 kg: 6 ml (4 ml para aeróbio)
Crianças 13-36 kg: 20 ml
Acima de 36 kg: 40ml*

Procedimento

- Fazer higienização cuidadosa das mãos e reunir o material em bandeja limpa e desinfetada;
- Confirmar a solicitação médica e a identificação do paciente (usar dois identificadores confiáveis);
- Informar o procedimento para os pais;
- Orientar a criança ou o adolescente de acordo com seu nível de entendimento;
- Higienizar as mãos;
- Preparar os frascos de hemocultura (identificação completa em presença dos pais, registrar a temperatura corporal, data, hora e sítio da coleta);
- Mantê-los em temperatura ambiente;
- Calçar luva de procedimento;
- Colocar o torniquete, se necessário, e pesquisar as condições das veias. Retirar o torniquete se a punção não for imediata;
- Retirar o selo e realizar a antissepsia prévia da tampa de borracha do frasco, com álcool a 70% e algodão ou gaze estéril (de preferência);
- Manter um algodão ou gaze estéril, umedecida com álcool a 70%, sobre a tampa;
- Calçar luvas estéreis, óculos e máscara;
- Promover a assepsia da área a ser puncionada, com gaze estéril e clorexidina alcoólica a 0,5% ou álcool a 70%, em movimentos semicirculares (em caracol), de dentro para fora;
- Aguardar a secagem natural (de 30 segundos a dois minutos), para que o antisséptico exerça efeito; repetir o processo mais uma ou duas vezes;
- Posicionar o torniquete;
- Não tocar no local; se for necessário palpar o vaso novamente usar luvas estéreis ou fazer antissepsia dos dedos enluvados com álcool a 70%; abrir o material para a punção;
- Rosquear o escalpe ao adaptador, no caso da coleta à vácuo;
- Repetir todo o procedimento se houver contaminação;
- Puncionar o acesso venoso, utilizando cateter agulhado ou o sistema à vácuo;
- Observar a marca guia de nível, no próprio frasco;
- Transferir imediatamente o sangue para o frasco de hemocultura, colocando primeiramente o sangue no frasco anaeróbio (sem trocar a agulha da punção);

- Se a coleta for realizada com escalpe e/ou adaptador do sistema fechado a vácuo, inocular primeiro o frasco aeróbio, e manter os frascos de hemocultura na posição vertical, neste caso, durante toda a coleta, a fim de evitar refluxo para a veia do paciente. Remover o adaptador do primeiro frasco e perfurar a segunda garrafa. Coletar a quantidade necessária;
- Retirar a agulha do frasco e a agulha da punção;
- Pressionar o local da punção com algodão ou gaze estéreis e secos, até cessar o sangramento;
- Desprezar o material em caixa de perfurocortante;
- Desprezar as luvas;
- Higienizar as mãos; retirar os óculos e máscara;
- Registrar o procedimento em prontuário, anotando o volume retirado, local da punção, intercorrências;
- Após a coleta, o material deve ser encaminhado ao laboratório (30 minutos para anaeróbios), temperatura ambiente até 37 °C, em recipiente de risco biológico.

Coleta para gasometria

A coleta para gasometria é realizada com uma amostra de sangue arterial (podendo ser utilizado o venoso ou capilar, por punção em calcanhar). É um exame laboratorial importante e frequentemente solicitado para pacientes críticos.

A punção é realizada pelo médico ou enfermeiro, geralmente em artéria radial (preferencial), braquial, pediosa ou femoral.

Os procedimentos iniciais assemelham-se aos realizados para a punção venosa.

O pulso deve ser palpado para localizar a artéria e o torniquete não pode ser utilizado.

Ao escolher o local da punção avaliar o tipo de tecido periarterial, uma vez que músculo, tendão e gordura são menos sensíveis à dor.

Realizar o teste de Allen, antes da punção, comprimindo a artéria radial e a ulnar da mão a ser puncionada. Liberar uma delas e avaliar a presença de circulação colateral da mão. Repetir o procedimento com a liberação da outra artéria. O teste avalia o suprimento de sangue, se correr espasmo ou trombose do vaso puncionado.

Utilizar uma seringa pequena, de um ou 3 ml com uma mínima quantidade de heparina em seu interior ou seringas apropriadas disponíveis no mercado, contendo heparina de lítio balanceada com cálcio, aplicada por aspersão na parede interna da seringa, requerendo, assim, volumes menores de sangue. Em recém-nascidos e lactentes pequenos, por exemplo, a coleta de 0,6 ml é suficiente para a realização do exame nessas seringas.

Após a punção, aspirar ao êmbolo lentamente até atingir um volume de 1 ml-3 ml; desprezar a agulha e eliminar totalmente o ar residual dentro da seringa, obstruindo seu bico com um dispositivo oclusor, de forma a impedir o contato com o ar atmosférico. Comprimir o local por 5 minutos com gaze ou algodão seco, estéreis, e aplicar um curativo adesivo, se necessário. Rolar a seringa entre as mãos para a mistura do sangue com o anticoagulante.

O material deve ser encaminhado ao laboratório em até 15 minutos; o resfriamento da amostra em recipiente com gelo é possível, desde que seringa não permaneça em contato direto o que poderia levar ao congelamento do sangue.

Observar frequentemente a perfusão e a coloração do membro, durante a primeira hora após a coleta, e a formação de hematomas, uma das complicações.

COLETA DE URINA TIPO I E UROCULTURA

A urina é o produto final do mecanismo de filtração renal, e constituída por um grande número de substâncias orgânicas e inorgânicas, dissolvidas em água. A urinálise é um procedimento de grande valia diagnóstica, especialmente para identificar foco infeccioso em crianças e mulheres.

Alguns distúrbios podem ser diagnosticados por meio da coleta de toda a urina eliminada de duas a 24 horas, como, por exemplo, o *clearence* de creatinina, que avalia a função de filtração renal.

Basicamente, a coleta de urina é realizada para a pesquisa de elementos anormais do sedimento (EAS), também conhecida como urina tipo I; para a pesquisa de micro-organismos (urocultura), para avaliação da filtração renal e identificar nefropatia e litíase.

A análise da urina é um dos exames mais antigos de que se tem notícia, havendo relatos de que eram realizados por médicos sumérios e babilônios há 4.000 anos a.C. Na Grécia antiga, Hipócrates de Cós, o "pai" da medicina, já constatava a diferença de cor e limpidez entre a urina de indivíduos saudáveis e doentes.

Coletar uma amostra pela manhã ("primeira urina"), por ser mais concentrada, ou de forma aleatória, após um período de duas horas ou mais de retenção. Sua composição modifica-se no decorrer do dia e o horário da coleta pode influenciar nos achados laboratoriais.

Em lactentes e em crianças com déficit neurológico a amostra é obtida com um coletor urinário externo, sondagem vesical ou por punção suprapúbica (procedimento médico).

Outros métodos podem ser utilizados para obter uma pequena quantidade de urina, como aspirar com seringa o conteúdo diretamente da fralda que, nesse caso não deve conter gel absorvente; interpor bolas de algodão e gazes estéreis, entre o genital e a fralda, aspirando à urina quando úmidos.

Para favorecer a micção, aplicar uma compressa úmida sobre a barriga, massagear a região suprapúbica ou utilizar o método de John J. Boehm e James L. Haynes, segurando a criança de barriga para baixo sobre a mão aberta e acariciar ou percutir levemente os músculos paravertebrais da região lombar para ativar o reflexo espinhal de Perez.

Em pacientes com controle esfincteriano recomenda-se a coleta do jato médio da micção (2.º jato).

A urina pode permanecer em temperatura ambiente por um período máximo de duas horas. A amostra pode ser refrigerada por até 24 horas (2 °C - 8 °C); não congelar.

Para realizar a uroanálise, a maioria dos laboratórios preconiza um volume de urina entre 4 ml e 10 ml. Registrar o procedimento e anotar o aspecto da urina quanto a sua cor e aspecto (límpido, ligeiramente turvo, turvo e leitoso).

Mesmo em escolares e adolescentes, a coleta é realizada sob a supervisão de um profissional e na presença de um responsável.

Por se tratar de um procedimento que exige a exposição e manipulação genital, a criança pode apresentar-se bastante apreensiva; por isso, o colaborador deve se afastar o suficiente para proporcionar privacidade.

Orientar o paciente pediátrico de forma clara e de acordo com o seu nível de entendimento, demonstrando o procedimento com estratégias como brinquedo e desenhos.

Coleta de jato médio

A uretra pode conter células descamativas e secreções que poderiam contaminar a urina proveniente da bexiga. Assim, sempre que possível, deve-se desprezar o primeiro jato da micção e coletar o restante da urina para análise.

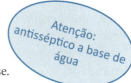
Atenção: antisséptico a base de água

Material

- Recipiente plástico estéril (urocultura);
- Água e sabão (preferível); antisséptico aquoso, se rotina da instituição;
- Gazes ou compressas estéreis;
- Luvas descartáveis;
- Óculos de proteção;
- Luva estéril se for protocolo da instituição para coleta de urocultura;
- Manter os descartáveis fechados, na embalagem original.

Procedimento

- Repetir os passos iniciais para a coleta de material biológico: conferir o pedido de exame;
- Higienizar as mãos;
- Reunir o material em bandeja limpa;
- Conferir a identificação do paciente;
- Orientar a criança e o acompanhante sobre o procedimento;
- Calçar luvas e óculos;
- Remover a roupa;
- **Em meninas:** orientar para sentar no vaso, afastar as pernas e, com a mão não dominante, afastar os grandes lábios; proceder à limpeza da região genital, de frente para trás, com gaze ou compressa estéril embebida em sabão ou antisséptico. Enxaguar com outra gaze úmida em água estéril, ou chuveirinho, mantendo os grandes lábios afastados. Solicitar que despreze o primeiro jato de urina, oferecer o frasco aberto e solicitar que a paciente urine dentro do recipiente, sem interromper a micção, até a metade. Fechar o frasco, limpar os respingos de urina (água e sabão, álcool) e colar a etiqueta com a identificação.

- **Em meninos:** orientar a retração do prepúcio e higienização da glande com gaze ou compressa estéril embebida em sabão ou antisséptico. Enxaguar com outra gaze úmida em água estéril. Solicitar que despreze o primeiro jato de urina, oferecer o frasco aberto e solicitar que o paciente urine dentro do recipiente sem preenchê-lo. Fechar o frasco, limpar respingos de urina (água e sabão, álcool) e colar a etiqueta com a identificação.
- Retirar as luvas e lavar as mãos. Retirar os óculos;
- Protocolar e encaminhar o frasco para o laboratório em recipiente de risco biológico, em até duas horas, ou refrigerar por até 24 horas;
- Registrar o procedimento.

Coleta por saco coletor

O saco coletor é utilizado em crianças que não possuem controle esfincteriano. Pode ser adaptado para uso em crianças maiores com algum déficit neurológico. O método é bastante difundido, mas apresenta um maior risco de contaminação e resultados falso-positivo, levando à recoleta da amostra, quando os sinais clínicos não forem suficientes para diagnosticar a infecção.

Material

- Saco coletor urinário específico para cada sexo ou unissex, com a embalagem íntegra;
- Água e sabão neutro (preferível); antisséptico aquoso se for rotina da instituição;
- Gazes ou compressas estéreis;
- Luvas de procedimento; óculos de proteção;
- Luva estéril se for protocolo da instituição para coleta de urocultura;
- Manter os descartáveis fechados, na embalagem original.

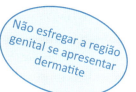

Não esfregar a região genital se apresentar dermatite

Procedimento

- Repetir os passos iniciais;
- Calçar luvas de procedimento e os óculos;
- Verificar se a fralda está seca ou confirmar com o acompanhante o horário da última micção (bexiga deve conter urina). Se o bebê urinou recentemente realizar o procedimento após duas horas, aproximadamente;
- Fazer a higienização do períneo, genitais (em meninas, de cima para baixo e em meninos expor a glande), coxas e nádegas com água e sabão neutro (ou o antisséptico adotado pela instituição);
- Enxaguar (água estéril se hemocultura) e secar com gaze estéril;
- Expor a parte adesiva do saco coletor e adaptá-lo ao genital, com cuidado, para evitar contaminação da parte interna. Em meninas, afastar a porção final dos pequenos lábios e depois, abrir os grandes lábios para fixar o coletor

de baixo para cima; manter as meninas em decúbito ventral para evitar vazamentos pela parte inferior do saco. Se necessário, proteger a pele com placa de hidrocoloide.

- O volume ideal para a urinálise é de 4 ml ou mais. Esclarecer dúvidas com o responsável pelo laboratório, quando não for possível obter amostras suficientes.
- O coletor deve ser substituído por outro estéril, a cada 30 minutos, caso a criança não urine no período, repetindo-se a antissepsia.
- Retirar o saco coletor, delicadamente, e fechá-lo, colando as metades adesivas, sem contaminar o conteúdo. Retirar as luvas e lavar as mãos; retirar os óculos.
- Identificar o recipiente, protocolar e encaminhar o material para o laboratório em recipiente de risco biológico. Registrar o procedimento.

Amostra por sonda de demora

Evitar a sondagem de alívio para a coleta de amostras de rotina. Para as crianças com cateter vesical, a coleta é realizada na extensão do coletor (Figura 12.3) e não diretamente na bolsa coletora de armazenamento, onde a urina já pode estar colonizada.

Material

- Luva de procedimento; óculos de proteção;
- Gaze estéril e álcool 70% (ou almofada umedecida em álcool);
- Recipiente estéril e descartável, identificado;
- Seringa de 10 ml e agulha de médio calibre.

Procedimento

- Pinçar a extensão por 15 minutos, no mínimo, para proporcionar o acúmulo de urina. Lembrar que a produção de urina é de, em média, 1 ml/kg/hora, se o paciente não estiver recebendo soroterapia;

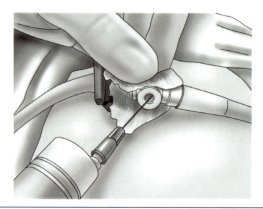

Figura 12.3 – Coleta de amostra de urina através do injetor da extensão do coletor.

- Repetir os passos iniciais citados anteriormente;
- Proceder à desinfecção do dispositivo de coleta, com álcool a 70%, com três ou mais fricções;
- Montar o conjunto agulha e seringa; puncionar o injetor da extensão, e aspirar no mínimo 4 ml de urina;
- Transferir para o frasco estéril, sem contaminar;
- Liberar a pinça da bolsa coletora;
- Retirar a luva; lavar as mãos; retirar os óculos;
- Protocolar o exame e encaminhar para o laboratório em recipiente de risco biológico, em até duas horas;
- Registrar o procedimento.

PUNÇÃO SUPRAPÚBICA

A punção suprapúbica é um ato médico, indicada, em geral, para urocultura, especialmente para detecção de agentes anaeróbios.

Os cuidados da equipe de enfermagem são:

- Checar o último horário da troca de fralda, pois é fundamental que a bexiga contenha um volume mínimo para o exame; palpar a região suprapúbica;
- Esclarecer as dúvidas dos pais e da criança ou adolescente;
- Instruir as crianças utilizando o brinquedo com uso terapêutico;
- Higienizar as mãos e reunir o material em uma bandeja limpa: pacote de gaze estéril; antisséptico; um par de luvas estéreis; um par de luvas de procedimento; campo fenestrado estéril; agulha descartável 25 mm × 0,8 mm ou 25 mm × 0,7 mm; seringa de 5 e 10 ml; etiqueta de identificação; tubo estéril. O uso de óculos de proteção é recomendável (transferência da seringa para o tubo);
- Confirmar a identificação da criança (dois identificadores confiáveis); calçar luvas de procedimentos e óculos;
- Posicionar a criança confortavelmente; oferecer objetos para sua distração;
- Restringir a movimentação, apoiando as mãos no tórax e coxas;
- Auxiliar o médico no procedimento;
- Observar sinais de sangramento no local da punção, após o procedimento;
- Retirar as luvas, lavar as mãos;
- Retirar os óculos e encaminhar o material em recipiente de risco biológico;
- Registrar em prontuário.

COLETA DE FEZES

A prevalência das enteroparasitoses ainda é alta em crianças com mais de um ano de vida.

O risco de infestação diminui para as helmintíases na medida em que a renda familiar e o grau de escolaridade materna aumentam. Tanto para giardíase como para helmintíases, a frequência de infestações é maior em crianças que frequentam creches e escolas públicas e que são provenientes de famílias com faixas salariais e escolaridade dos pais menores. Infantes e pré-escolares que frequentam creches apresentam maior prevalência de parasitoses.

Nos casos de enterobíase, as maiores prevalências estão associadas a baixo nível de escolaridade materna, habitações em áreas rurais e às precárias condições de higiene, principalmente, após a defecação.

Medidas simples como a lavagem das mãos com sabão após o uso do banheiro, a desinfecção de alimentos crus e uso de calçado previnem grande parte das infestações.

Durante a infância, a análise das fezes é um procedimento de rotina, embora não haja consenso quanto à sua periodicidade.

O exame é conhecido por protoparasitológico de fezes (PPF), ou parasitológico de fezes (EPF) e pode ser reservado para crianças que residam em áreas de maior prevalência de parasitoses intestinais e com saneamento básico deficitário, embora a recomendação geral seja para tratar àquelas crianças independentemente da realização do exame.

As finalidades do exame são: pesquisar a presença de parasitas intestinais e de sangue oculto nas fezes, e avaliar a função digestória.

Em geral, solicita-se de uma a três amostras, colhidas em dias alternados para favorecer a identificação de parasitas ou de seus ovos.

O recipiente pode conter conservantes, o que possibilita a coleta em domicílio e em dias alternados; a amostra pode permanecer em temperatura ambiente por cerca de cinco dias. Frascos especiais permitem o acondicionamento por até 30 dias, em temperatura ambiente.

Quando as amostras não forem encaminhadas imediatamente e o recipiente não conter um conservante, este deve ser acondicionado dentro de um saco plástico e colocado em refrigeração.

O uso de laxativos só é recomendado à critério médico. Em presença de diarreia, a criança deve urinar antes de coletar a amostra de fezes ou usar um coletor descartável. Nesse caso, as fezes são colocadas em um frasco especial, na proporção de uma parte de fezes para três partes de líquido conservante. Para evitar que sejam absorvidas pela fralda, pode-se inverter sua colocação, deixando a parte com flocos de gel para fora.

As amostras de fezes com vermes aparentes são coletadas em recipiente sem conservantes.

Na anamnese, levantar dados sobre medicamentos e alimentos em uso nos últimos três dias, lembrando que alguns deles dificultam o exame (bismuto, óleo mineral, antidiarreicos, antiácidos, anti-helmínticos, antimicrobianos, antiparasitários, iodetos, kaolim, ferro, magnésio).

A coleta de amostra fecal, por qualquer método pode ser realizada por um membro da equipe de enfermagem.

MATERIAL

- Luvas de procedimentos; óculos; máscara (opcional);

- Espátula de plástico ou madeira, ou pá coletora com cone;
- Pote de plástico descartável com tampa hermética (Figura 12.4); *swab* ou tubo de cultura, quando for o caso;
- Etiqueta de identificação contendo a data e hora da coleta;
- Comadre ou penico (limpos com água e sabão e desinfetados com álcool 70%), fralda limpa ou um plástico limpo e sem uso para forrar o vaso sanitário ou o chão;
- Água e sabão para higiene perineal; pacote de gazes ou compressa para secagem;
- Coletor de urina para crianças que não controlam o esfíncter vesical.

Procedimento

- Conferir o pedido médico;
- Conferir a identificação da criança; preparar a etiqueta;
- Orientar o acompanhante e o paciente;
- No caso da coleta ser realizada em domicílio, orientar as etapas e a refrigeração, caso a amostra não seja encaminhada no mesmo dia ao laboratório ou o frasco não contenha conservantes;
- Higienizar as mãos e calçar as luvas; colocar os óculos;
- Reunir o material em bandeja limpa;
- Em crianças pequenas realizar a higiene perineal com água e sabão e colocar um saco coletor de urina, afim de não contaminar a amostra com as fezes. Colocar uma fralda limpa. Observar frequentemente a presença de fezes ou solicitar ao acompanhante;
- Para a coleta diretamente das fraldas: colocar óculos de proteção, máscara e luvas; abrir a fralda e, com o auxílio de uma espátula, recolher uma parte

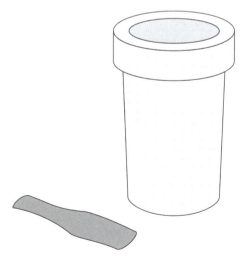

Figura 12.4 – Recipiente e espátula para coleta de fezes.

das fezes, transferindo a amostra para o recipiente rotulado. Completar com o conteúdo até a marcação ou cerca de 2/3 do frasco. No caso de o frasco conter conservantes, misturar uma amostra (correspondente a uma colher média) ao líquido utilizando a espátula ou fechar o frasco e agitar. Não contaminar a parte externa do frasco; vedar o recipiente. Observar a cor e a consistência das fezes, presença de muco, pus, restos alimentares ou parasitas. Desprezar a espátula no lixo do banheiro ou do expurgo; retirar as luvas; higienizar as mãos e retirar os óculos e máscara;

- Para a coleta em crianças e adolescentes com controle esfincteriano: solicitar que desprezem a urina no vaso sanitário; lavar a região perianal com sabão e secar com gaze ou compressa limpa. A higiene local não é recomendada por todos os laboratórios e não pode ser realizada para pesquisa de oxiúros. Sugerir que a evacuação seja realizada em comadre ou penico previamente desinfetado. Pode-se optar pela evacuação sobre um saco plástico limpo adaptado no assento do vaso sanitário (Figura 12.5) ou no chão, se a criança preferir;
- Higienizar as mãos, calçar as luvas e os óculos de proteção e, com uma espátula, transferir as fezes para o recipiente;
- Colocar a etiqueta identificadora e anotar a data e o horário da coleta;
- Protocolar a amostra; acondicionar o frasco em um recipiente para transporte de material com risco biológico e encaminhar ao laboratório;
- Registrar em prontuário.

COLETA DE MATERIAL COM HASTE

O uso de haste, tipo *swab*, para pesquisa de oxiúrus – *Enterobius vermicularis* ou identificação de foco de infecção é realizada como descrito a seguir: a região anal não deve ser higienizada antes da coleta.

MATERIAL

- Luvas de procedimento;
- Óculos de proteção; máscara (opcional);

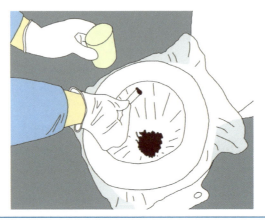

Figura 12.5 – Plástico adaptado ao assento do vaso sanitário.

- Hastes, tubos com solução fisiológica ou outro meio de cultura;
- Etiqueta para identificação.

Procedimento

- Conferir o pedido médico e a identificação da criança;
- Orientar o acompanhante e a criança ou adolescente;
- Higienizar as mãos;
- Calçar luvas;
- Colocar os óculos; máscara;
- Reunir o material em bandeja limpa;
- Proteger a privacidade do paciente com biombo, se necessário;
- Expor a região glútea;
- Posicionar o paciente, em decúbito ventral ou lateral, com os joelhos fletidos, com auxílio do familiar ou colaborador;
- Abrir o tubo de coleta;
- Umedecer a haste coletora em solução fisiológica 0,9% ou meio de cultura; se presente no tubo;
- Afastar os glúteos e inserir o *swab* no ânus por um centímetro se for um lactente, 2 ou 3 cm nas crianças maiores, e por cerca de 4 cm em adolescentes;
- Girar ou mobilizar a haste de um lado para o outro, mantendo-a na região por 10-30 segundos;
- Colocar a haste no tubo e cortar seu excesso com tesoura se for o caso; ou imergir a haste no tubo de coleta, agitar e desprezar a haste em lixo de infectantes; fechar o tubo;
- Vestir a criança;
- Retirar as luvas e lavar as mãos; retirar os óculos e máscara;
- Identificar o tubo e encaminhar ao laboratório, dentro de um recipiente para risco biológico;
- Registrar em prontuário.

A pesquisa de oxiúros também pode ser realizada pela manhã, com fita adesiva (fita gomada), sem a higienização perianal. Repetir os passos iniciais mencionados. A seguir, utilizar o adesivo próprio para encostar-se à pele e capturar possíveis parasitas que se encontrem no introito anal. Observar a integridade da pele, pois uma das características dessa infestação é o prurido anal, o que pode provocar lesões na região.

COLETA DE LÍQUOR

O líquido cefalorraquidiano (LCR) é um fluido aquoso, semelhante a um microfiltrado de plasma, produzido, em grande parte, pelo plexo coroide nos ventrículos laterais e no 3.º e 4.º ventrículos cerebrais, que circula pelo sistema ventricular, canal central da medula e espaços subaracnoides craniano e raquiano, e representam a maior parte do fluido extracelular do sistema nervoso central.

A produção e a composição do LCR podem ser afetadas pela presença de tumor, infecção, trauma, isquemia e hidrocefalia.

Entre os métodos diagnósticos, a análise do LCR é de grande valia em neonatologia e pediatria.

A coleta é realizada por médico, auxiliado pelo enfermeiro.

Por ser um procedimento invasivo, quando a indicação for eletiva deve-se obter o consentimento formal dos pais.

Além do diagnóstico, a punção ainda pode ser utilizada para a descompressão do SNC e a infusão intratecal de medicamentos, como os quimioterápicos.

A coleta do LCR é indicada, segundo a Academia Americana de Neurologia (AAN), nos casos de: processos infecciosos do sistema nervoso e seus envoltórios; processos granulomatosos com imagem inespecífica; processos desmielinizantes; leucemias e linfomas para estadiamento e tratamento; imunodeficiências; processos infecciosos com foco não identificado; hemorragia subaracnoidea.

Para a coleta de material, o médico punciona o espaço subaracnoidea, entre os processos espinhosos das vértebras L3, L4 e L5. O ponto entre a junção de uma linha imaginária que une o ponto superior das cristas ilíacas e a coluna espinhal estabelece a localização da quarta vértebra.

Embora o exame possa ser realizado em outras regiões da medula, a punção lombar é a mais utilizada.

O exame possibilita a análise das características químicas, citológicas e físicas do líquor e a detecção de alterações como sangramento e infecção.

Em geral, a criança é posicionada em decúbito lateral, com flexão do tronco e joelhos ao centro do corpo (Figura 12.6). Essa posição é confortável, segura para o médico e causa menor risco para alteração dos movimentos respiratórios. É importante

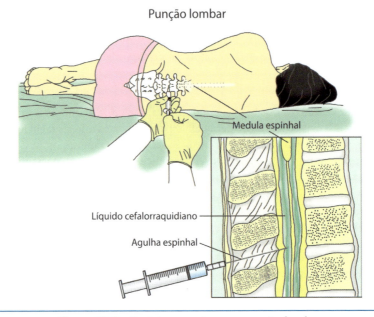

Figura 12.6 – Posicionamento para punção lombar.

a contenção e restrição correta da criança, para evitar desposicionamento da agulha, agitação e acidentes. A curvatura da coluna deve ser mantida por um assistente. Não flexionar demasiadamente o pescoço.

Estudos apontam que a posição sentada, com o tronco fletido possibilita um maior espaço intervertebral, facilitando a punção; entretanto, a frequência cardíaca e a saturação podem se alterar, principalmente em recém-nascidos e lactentes.

Cuidado adicional ao manusear a criança com dispositivos, como cateter venoso e gástrico, evitando o seu deslocamento.

Durante o procedimento monitorar a saturação de oxigênio ($SatO_2$) a frequência cardíaca (FC) e respiratória (FR).

Medidas não farmacológicas para diminuir a dor e anestesia locorregional, com lidocaína a 1%, são instituídas antes da punção.

O material para punção lombar é composto por: caixa de punção lombar, contendo agulha com estilete n.º 22 ou 24 e pinças; seringas; agulhas 25 mm × 0,7 mm, 25 mm × 0,8 mm; luvas estéreis; pacote de gazes estéreis; clorexidina alcoólica a 2%, para antissepsia (em movimentos circulares de dentro para fora); campo fenestrado estéril; capote estéril; máscara, gorro e óculos de proteção; três a quatro tubos estéreis, sem anticoagulante (ou um único tubo). Evitar o uso de agulha comum ou escalpe (n.ºs 21 e 23), pois a punção com esses materiais podem introduzir resíduos de pele no orifício.

Um manômetro é colocado antes da remoção do LCR, para indicar a pressão, que varia entre 1 cm H_2O e 10 cm H_2O (10 mmHg-100 mmHg), antes dos oito anos e entre 6 H_2O e 20 cm H_2O (60 mmHg-200 mmHg), após.

Embora não bem esclarecida, observa-se cefaleia ortostática após a punção lombar em 30% dos pacientes, independentemente do repouso ou da reposição hídrica, sendo recomendada a utilização de agulha fina e a recolocação do mandril na agulha antes da sua retirada, como possíveis medidas para diminuir os episódios.

Os valores de referência no exame do líquor apresentam amplas variações, de acordo com a faixa etária (Tabela 12.1). A diminuição de glicose liquórica pode ser um indicativo de meningite e seu valor de referência corresponde a 2/3 da glicemia sérica.

Embora raríssima, é possível ocorrer a herniação das amígdalas cerebelares, por diferença de pressão entre o cérebro e a coluna, ocasionada pela punção. Assim, em suspeita de hipertensão intracraniana grave, recomenda-se encaminhar solicitação médica para tomografia, antes da coleta.

Os cuidados de enfermagem no procedimento são:

- Conferir a solicitação médica;
- Higienizar as mãos e reunir o material necessário para a coleta do LCR, em bandeja limpa e desinfetada;
- Conferir a identificação da criança (dois identificadores confiáveis);
- Orientar a família e o paciente quanto ao exame e como podem colaborar;
- Coletar uma amostra de sangue, conforme pedido médico, para avaliação de glicemia e proteínas;
- Identificar os frascos: tubo n.º 1 para análise bioquímica e sorológica (tampa vermelha); tubo n.º 2 para microbiologia (tampa amarela); tubo n.º 3 para citologia (tampa roxa); ou tubo estéril único (tampa azul). A identificação é realizada em presença dos pais e deve conter o local da punção;

Tabela 12.1 – Características do líquor, de acordo com a idade.

Característica do líquor	Valor de referência
Número de células	Até 4 células/mm^3
Linfócitos	50%-70%
Monócitos	30%-50%
Proteínas (mg%)	2.º mês de vida = 60 mg/dl
	3.º mês de vida = 50 mg/dl
	4.º mês de vida em diante = 40 mg/dl
Glicose (mg%)	45 mg/dl-80 mg/dl

Fonte: Seehusen DA, Reeves MM, Fomin DA, 2003; Comar SR, Machado NA, Dozza TG, Haas P, 2009.

- Posicionar a criança e restringir a movimentação da coluna, de forma a não prejudicar a função cardiorrespiratória, pela hiperflexão;
- Monitorar FC, FR e SatO$_2$ durante e após o procedimento;
- Auxiliar a coleta de 2 ml ou 3 ml de líquor em cada tubo, por aspiração lenta em seringa ou por gotejamento direto;
- Oferecer os tubos por ordem de identificação. A coleta de 5 ml (crianças) e 10 ml (adolescentes), em tubo único, também é possível;
- Observar o aspecto do líquor quanto a sua coloração e limpidez (límpido, levemente turvo, turvo ou opalescente e purulento). Em recém-nascidos é comum encontrar uma coloração amarelada (xantocromia), devido ao acúmulo de bilirrubina por imaturidade da função hepática;
- Comprimir o local após a retirada da agulha por mais de três minutos, evitando o escape liquórico;
- Manter um curativo oclusivo na punção, retirando-o no dia seguinte;
- Retirar as luvas e higienizar as mãos; retirar os óculos;
- Encaminhar as amostras ao laboratório de análises clínicas, em até uma hora (para análise microbiológica ou citológica), em recipiente para risco biológico;
- Anotar, no prontuário, sobre a coleta de LCR, descrevendo intercorrências, volume e característica da amostra após a inspeção visual;
- Manter a criança em decúbito horizontal por 24 horas, ou de acordo com a orientação médica;
- Auxiliar na alimentação;
- Infundir soroterapia prescrita;
- Observar a presença de sangramento em local da punção;
- Observar os sinais de dor, comunicar e medicar, conforme prescrição;
- Observar a presença do reflexo cutâneo-plantar e a movimentação de membros inferiores; comunicar sensação de formigamento ou outra alteração motora.

Os procedimentos para a coleta de material biológico em crianças e adolescentes devem ser protocolados e a equipe treinada, periodicamente, a fim de estabelecer os padrões mínimos exigidos para que as amostras avaliadas representem as reais condições clínicas do paciente.

BIBLIOGRAFIA CONSULTADA

1. Agência Nacional de Vigilância Sanitária - Anvisa. Manual de Microbiologia Clínica para o Controle de Infecção Relacionada à Assistência à Saúde. Módulo 4: Procedimentos Laboratoriais: da requisição do exame à análise microbiológica e laudo final/Agência Nacional de Vigilância Sanitária. Brasília: Anvisa, 2013. 101p.: il.9 v.
2. Araújo MRE. Hemocultura: recomendações de coleta, processamento e interpretação dos resultados. J Infect Control 2012;1(1):8-19.
3. Associação Paulista de Epidemiologia e Controle de Infecção Hospitalar (APECIH); Nicoletti C, Carrara D, Richtmann R, coords. Infecção associada ao uso de cateteres vasculares. 3. ed. [revisada e ampliada]. São Paulo: APECIH; 2005.
4. Baron, EJ, Weinstein MP, Dunne Jr WM, Yagupsky P, Welsh DF, Wilson DM. Cumitech 1C, Blood Cultures IV. Coordinating Ed. E.J. Baron. ASM Press, 2005.
5. BD Diagnostics – Preanalytical Systems. Catálogo de produtos para coleta de sangue. [Acesso em 10 jul 2015]. Disponível em: http://www.bd.com/resource.aspx?IDX=4627.
6. Boehm JJ, Haynes JL. "Midstream Catch" Urines Studies in Newborn Infants. Am J Dis Child. 1966. [acesso 10 fev. 2017];111(4):366-369. Disponível em: http://jamanetwork.com/journals/jamapediatrics/article-abstract/501740.
7. Centers for Disease Control and Prevention (EUA). Guidelines for the prevention of intravascular catheter-related infections. 2011. [acesso 10 jul 2016]. Disponível em: http://www.cdc.gov/hicpac/pdf/guidelines/bsi-guidelines-2011.pdf.
8. Clinical Laboratory Standards Institute – CLSI. Principles and Procedures for Blood Culture. Approved Guidelines. M47-A. Wayne, Pensylvania. 2007;27(17).
9. Comar SR, Machado NA, Dozza TG, Haas P. Análise citológica do líquido cefalorraquidiano. Estud. Biol. 2009;31(73/74/75)93-102.
10. Conselho Federal de Enfermagem - Cofen. Resolução n.º 427/2012. Normatiza os procedimentos da enfermagem no emprego de contenção mecânica de pacientes. 07/05/2012. [Acesso 10 dez 2016]. Disponível em: http://www.cofen.gov.br/resoluo-cofen-n-4272012_9146.html.
11. Conselho Regional de Enfermagem - Coren - São Paulo. Parecer n.º 024/2014. Coleta de secreção uretral, vaginal e anal pela equipe de enfermagem para fins de exames laboratoriais e realização de teste pós-coito. 29/05/2014.
12. Dwivedi S, Bhalla R, Hoover DR, Weinstein MP. Intravenous catheter drawn blood culture does not reduce contamination rates in discarding the initial aliquot of blood. J. Clin. Microbiol. 2009; 47(9):2950-1.
13. Gardner SL, Carter BS. Merenstein e Gardner's Handbook of Neonatal Care. 7. ed. USA: Mosby Elsevier; 2011.
14. Harada MJCS, Pedreira MLG. Terapia Intravenosa e Infusões. São Paulo: Yendis Editora; 2011.
15. Hertzog DR, Waybill PN. Complications and controversies associated with peripherally inserted central catheters. J Infus Nurs. 2008;31(3):159-63.
16. Hockenberry MJ, Wilson D. Wong - Fundamentos de Enfermagem Pediátrica. 9. ed. Rio de Janeiro: Elsevier, 2014; p 632-38.
17. Infusion Nurses Society (INS). Infusion nursing standards of practice. Journal of Infusion Nursing. 2011; 34(1S).
18. Kellog JA, Manzella JP, Bankert DA. Frequency of low-level bacteremia in children from birth to fifteen years of age. J. Clin. Microbiol. 2000; 38(18):2181-85.
19. Kyle T. Enfermagem Pediátrica. [Trad. Cosendey CH, Gomes IL]. Rio de Janeiro: Guanabara Koogan; 2011. p. 309-33.
20. Machado AMO, Morales Jr A, Frigatto EAM. Manual de coleta de material biológico. Laboratório central do hospital São Paulo da Universidade Federal de São Paulo - Unifesp. 2014/2015. 55p. [acesso 10 dez 2016]. Disponível em: http://www.unifesp.br/dmed/patologiaclinica/laboratorio-central/manuais/manual-de-coleta-2014-2015/at_download/file.
21. Manfroi A, Stein AT, Castro Filho ED. Abordagem das Parasitoses Intestinais mais Prevalentes na Infância. Sociedade Brasileira de Medicina de Família e Comunidade. 2009.

22. Martin LGR, Segre CAM. Manual Básico de Acessos Vasculares. São Paulo: Atheneu; 2010.
23. Ministério da Saúde. Secretaria de Atenção à Saúde. Departamento de Atenção Básica. Programa Nacional de Suplementação de Ferro: manual de condutas gerais/Ministério da Saúde. Secretaria de Atenção à Saúde. Departamento de Atenção Básica. Brasília: Ministério da Saúde, 2013. 24 p.: il.
24. Ministério da Saúde (Brasil), Secretaria de Atenção à Saúde, Departamento de Ações Programáticas e Estratégicas. Atenção à saúde do recém-nascido: guia para os profissionais de saúde/Ministério da Saúde, Secretaria de Atenção à Saúde, Departamento de Ações Programáticas e Estratégicas. Brasília: Ministério da Saúde; 2011. 4 v.:il. [Série A. Normas e Manuais Técnicas].
25. Novaes HMD. Processo de desenvolvimento tecnológico em saúde: demanda e uso da tecnologia - o consumo hospitalar de São Paulo [relatório técnico final]. São Paulo: Departamento de Medicina Preventiva da Universidade de São Paulo; 1990.
26. Pettit J. Assessment of infants with peripherally inserted central catheters: Part.1 Detecting the most frequently occurring complications. Adv Neonatal Care. 2002;2(6):304-15.
27. Pettit J, Wyckoff MM. Peripherally inserted central catheters. Guideline for Practice. 2. ed. National Association of Neonatal Nurses; 2007.
28. Racadio JM, et al. Pediatric peripherally inserted central catheters: complication rates related to catheter tip location. Pediatrics. 2001;107(2):1-4.
29. Rodrigues FPM, Magalhães M. Normas e Condutas em Neonatologia: Serviço de Neonatologia do Departamento de Pediatria da Santa Casa de São Paulo, Faculdade de Ciência Médicas da Santa Casa de São Paulo. Atheneu: São Paulo; 2008. p. 77-9.
30. Seehusen DA, Reeves MM, Fomin DA. Cerebrospinal fluid analysis. American Family Phisician. 2003; 68(6):1103-8.
31. Siqueira de Aquino I, Miyamoto Y; Secretaria da Saúde (São Paulo), Conjunto Hospitalar de Sorocaba. Procedimento operacional: coleta de hemocultura. 2008 [Acesso em 10 jul 2016]. Disponível em: http://www.saude.sp.gov.br/resources/chs/dir.tecnico-de-departamento/protocolo-medico/hemocultura_coleta.pdf.
32. Sociedade Brasileira de Patologia Clínica (SBPC). Coleta de sangue venoso. Recomendações. 2ª ed. São Paulo: Manole; 2010.
33. Sociedade Brasileira de Pediatria. Anemia ferropriva em lactentes: revisão com foco na prevenção. São Paulo: Departamento Científico de Nutrologia, 2012.
34. Souza ABG, Silva AM, Quadrado ERS. Coleta de exames no recém-nascido. In: Souza ABG. Enfermagem Neonatal: cuidado integral ao recém-nascido. 2. ed. São Paulo: Atheneu. 2014; p.157-66.
35. Souza ABG (org.). UTI Neonatal: cuidados ao recém-nascido de médio e alto risco. São Paulo: Atheneu. 2015; p.207-14; 477-79.
36. Tamez RN. Enfermagem na UTI neonatal: Assistência ao Recém-nascido de Alto Risco. 5. ed. Rio de Janeiro: Guanabara Koogan; 2013.
37. Whaley L, Wong D. Enfermagem pediátrica. 5. ed. Rio de Janeiro: Guanabara Koogan; 1999.

Cuidados Pré e Pós-Operatório na Unidade Pediátrica

13

Aspásia Basile Gesteira Souza
Kátia Silene Braz da Silva Morais
Suéllen Mariane Rios Vicente

Desde a Grécia Antiga o erro na assistência aos doentes já se mostrava como uma preocupação. Hipócrates de Cós (460 a.C. a 370 a.C.), o "pai da medicina" apresentou a ideia: *Primum non nocere* - "Primeiro não prejudique", em uma clara alusão de que o cuidado poderia causar algum dano. Outros personagens como Florence Nightingale, Ignaz Semmelweiss, Avedis Donabedian, destacaram essa mesma premissa ao demonstrarem as complicações causadas pela assistência.

A segurança do paciente na assistência à saúde ganhou relevância a partir da divulgação do relatório do *Institute of Medicine* (IOM): "To Erris Human", em 2000, que se baseou em duas pesquisas que avaliaram a ocorrência de eventos adversos (EAs) – danos aos pacientes, em hospitais americanos, apontando para a alarmante estimativa de 44 mil a 98 mil mortes/ano em decorrência daqueles incidentes. Estudos realizados em outros países, incluindo o Brasil, confirmaram que 5% dos pacientes internados, em média, sofrem algum evento adverso evitável.

Esses aspectos configuraram os preceitos da qualidade dos cuidados à saúde, que foi caracterizada, pela IOM, em seis atributos que devem ser observados pelas equipes. São eles:

- Segurança: reduzir a um mínimo aceitável, o risco de dano desnecessário associado ao cuidado de saúde;
- Efetividade: cuidado baseado no conhecimento científico para todos que dele possam se beneficiar, evitando seu uso por aqueles que provavelmente não se beneficiarão ("sobre utilização");
- Cuidado centrado no paciente: cuidado respeitoso e responsivo às preferências, necessidades e valores individuais dos pacientes, e que assegura que os valores do paciente orientem todas as decisões clínicas. Respeito às necessidades de informação de cada paciente. No caso do paciente pediátrico esse aspecto se estende à sua família;
- Oportunidade: redução do tempo de espera e de atrasos potencialmente danosos tanto para quem recebe como para quem presta o cuidado;
- Eficiência: cuidado sem desperdício, incluindo aquele associado ao uso de equipamentos, suprimentos, ideias e energia;
- Equidade: qualidade do cuidado que não varia em decorrência de características pessoais, como gênero, etnia, localização geográfica e condição socioeconômica.

No Brasil, o Projeto de Avaliação de Desempenho de Sistemas de Saúde (PROADESS), criado com o objetivo de propor uma metodologia de avaliação de desempenho, considerou a segurança como um atributo do cuidado em saúde com qualidade.

A Organização Mundial da Saúde (OMS), em 2004, demonstrando preocupação com o tema criou o *Patient Safety Program* (Programa de Segurança do Paciente) objetivando, entre outros, organizar os conceitos e as definições sobre segurança e propor medidas para reduzir os seus riscos e os eventos adversos. Para isso, desenvolveu a Classificação Internacional de Segurança do Paciente (*International Classification for Patient Safety*- ICPS), e os seus conceitos:

- Segurança do paciente: reduzir a um mínimo aceitável, o risco de dano desnecessário associado ao cuidado de saúde;
- Dano: comprometimento da estrutura ou função do corpo e/ou qualquer efeito dele oriundo, incluindo-se doenças, lesão, sofrimento, morte, incapacidade ou disfunção, podendo, assim, ser físico, social ou psicológico;
- Risco: probabilidade de um incidente ocorrer;
- Incidente: evento ou circunstância que poderia ter resultado, ou resultou, em dano desnecessário ao paciente;
- *Circunstância Notificável*: incidente com potencial dano ou lesão;
- *Near miss*: incidente que não atingiu o paciente;
- Incidente sem lesão: incidente que atingiu o paciente, mas não causou danos;
- Evento Adverso: incidente que resulta em dano ao paciente.

O Ministério da Saúde instituiu o Programa Nacional de Segurança do Paciente (PNSP), por meio da Portaria MS/GM n.º 529, de 1º de abril de 2013, com o objetivo geral de contribuir para a qualificação do cuidado em saúde, em todos os estabelecimentos do território nacional.

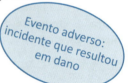

Evento adverso: incidente que resultou em dano

Para reduzir os riscos e os eventos adversos, a OMS priorizou duas ações que foram denominadas "desafios globais", a saber: 1- Reduzir a infecção associada ao cuidado em saúde, por meio da campanha de higienização das mãos; 2- Promover uma cirurgia mais segura, foco de interesse desse capítulo.

PERÍODO PERIOPERATÓRIO

O período compreendido entre a decisão médica para a cirurgia e o retorno do paciente às suas atividades é denominado perioperatório, e engloba os períodos: pré, trans e pós-operatório:

- Período pré-operatório: tem início com o planejamento original da cirurgia e termina na administração da anestesia;
- Período transoperatório: iniciado no momento da incisão cirúrgica e o seu término ocorre com a finalização do procedimento cirúrgico;
- Período pós-operatório: iniciado quando o paciente é admitido à sala de recuperação pós-anestésica e continua na unidade de internação, no hospital-dia ou Unidade de Terapia Intensiva (UTI).

A depender se a cirurgia é eletiva ou não, esses períodos se interpõem e os cuidados a cada um deles nem sempre seguem as mesmas etapas. Assim, por exemplo, a avaliação, orientação e outros cuidados podem estar comprometidos em cirurgia de emergência, o que pode afetar os aspectos de segurança do procedimento.

A falha na execução de uma ação planejada constitui um erro que pode ser impedido antes de atingir ao paciente, se algumas medidas forem adotadas pelas instituições, como a criação de "barreiras", do tipo: listas de checagem, protocolos, fluxos e processos etc.

A OMS em parceria com a Universidade de Harvard (EUA) criou, em 2007, o programa "Cirurgias Seguras Salvam Vidas" (Safe Surgery Saves Lives), visando a segurança e a redução de mortes e complicações, de quatro maneiras: prevenção de infecção no sítio cirúrgico; anestesiologia segura; equipes eficientes; mensuração de complicações após a cirurgia e desenvolveu um instrumento norteador para melhorar essas práticas – *Surgical Safety Checklist* (Lista de Checagem para Cirurgia Segura), adotado pelo governo brasileiro (Figura 13.1). Com isso, foram incorporados diversos procedimentos de conferência, baseados em três princípios fundamentais: simplicidade, ampla aplicabilidade e possibilidade de mensuração.

Embora os eventos ocorridos na sala de operação tenham se destacado, a segurança do ato anestésico-cirúrgico envolve, também, os cuidados pré e pós-operatórios, em especial no cliente pediátrico, dada a sua maior vulnerabilidade.

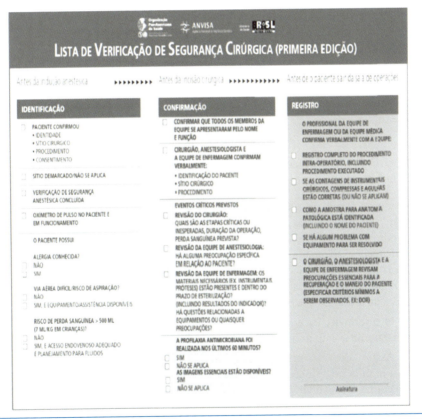

Figura 13.1 – Lista de checagem: cirurgia segura. Fonte: Ministério da Saúde, 2008.

O instrumento utilizado no período perioperatório compreende as seguintes fases: antes do início da anestesia, na admissão do paciente no centro cirúrgico (*Sign In*); antes da indução anestésica e antes da incisão (*Time Out*) e antes da saída do paciente da sala cirúrgica (*Sign Out*), detalhados adiante. Os dez objetivos da "Cirurgia Segura", indicados pela OMS são:

- A equipe irá operar o paciente correto e o local correto;
- A equipe usará métodos conhecidos para prevenir danos na administração de anestésicos enquanto protege o paciente da dor;
- A equipe reconhecerá e estará efetivamente preparada para o risco de perda de via aérea ou de função respiratória;
- A equipe reconhecerá e estará efetivamente preparada para o risco de perda sanguínea elevada;
- A equipe evitará indução de uma reação alérgica ou adversa de drogas para os quais o risco ao paciente é conhecido;
- A equipe usará métodos conhecidos para minimizar o risco de infecção de sítio cirúrgico;
- A equipe impedirá a retenção inadvertida de instrumentos ou compressas em feridas cirúrgicas;
- A equipe obterá com segurança todos os fragmentos e peças cirúrgicas coletadas e precisamente identificadas;
- A equipe se comunicará efetivamente e trocará informações críticas para a condução segura da operação;
- Hospitais e sistemas de saúde pública estabelecerão vigilância de rotina da capacidade cirúrgica, dos volumes e resultados.

Cabe ressaltar que para o sucesso do procedimento cirúrgico e a segurança do paciente é preciso fortalecer a fase pré-operatória, onde a avaliação criteriosa da criança diminui os riscos.

Preparo da criança e da família

A hospitalização é um evento que provoca medo e ansiedade na criança e sua família. Para facilitar a aproximação dos profissionais e minimizar o estresse durante o período perioperatório, o enfermeiro orienta a criança com linguagem adequada ao seu desenvolvimento e idade, de forma lúdica, por meio de brincadeiras, jogos (ver Capítulo 5 *Preparando a criança para procedimentos*), favorecendo a compreensão dos procedimentos e melhorando sua interação com a equipe.

Utilizar o brinquedo para o preparo pré-cirúrgico

O enfermeiro e a equipe buscam estratégias considerando o temperamento da criança para lidar com as diversas situações, acolhendo-a de forma individualizada.

Assim, além das orientações sobre a internação e cirurgia, é necessário: envolver a família nos procedimentos, respeitando seus limites; planejar o cuidado de acordo com o desenvolvimento da criança; ser honesto nas explicações, mas sem causar preocupação com detalhamentos excessivos; permitir que a criança participe dos procedimentos que necessitarão de sua cooperação; deixar por último as informações que possam gerar ansiedade à criança, como por exemplo, a necessidade do acesso venoso periférico; enfatizar os eventos positivos de cada procedimento, como a melhora da dor, alta para a casa etc.

Embora o processo anestésico-cirúrgico desperte preocupação, a equipe de saúde pode auxiliar a criança e a família a perceberem os aspectos benéficos dessa experiência, como a possibilidade de recuperar a saúde, a oportunidade de amadurecimento e domínio do estresse, a aquisição de habilidade para o enfretamento de situações adversas, vivenciar novas experiências de socialização e de relações interpessoais.

No Brasil, a Lei Federal n.º 8.069, de 13 de junho de 1990 que instituiu o Estatuto da Criança e do Adolescente (ECA), em seu art. 12 e a Resolução do Conselho Nacional dos Direitos da Criança e do Adolescente (CONANDA) n.º 41 (ver Anexo A), estabelecem que as instituições de atendimento à saúde devem proporcionar condições para a permanência de um dos pais, ou um responsável, nos casos de internação.

É importante destacar que essas normatizações determinam que o alojamento conjunto seja permitido em tempo integral, o que nem sempre é considerado pela equipe de saúde que, por vezes, proíbe a permanência dos acompanhantes em unidades de recuperação pós-cirúrgica e em terapia intensiva, nas 24 horas. A presença de uma pessoa significativa proporciona apoio emocional para criança.

Outro aspecto a ser considerado pela equipe seria o apoio e o respeito à diversidade religiosa, social, cultural e étnica da família, por meio de ações concretas como: facilitar a realização de ritos religiosos importantes para a família; ampliar o horário de visitas e o acesso à criança; autorizar a permanência de objetos pessoais da criança etc., evitando restrições infundadas que, muitas vezes, tornam-se fonte de mais angústia para o paciente e família.

SISTEMATIZAÇÃO DA ASSISTÊNCIA DE ENFERMAGEM PERIOPERATÓRIA

A Sistematização da Assistência de Enfermagem Perioperatória (SAEP) é um instrumento organizado em etapas que norteia a avaliação do enfermeiro no período perioperatório, direcionando as ações de enfermagem e subsidiando algumas ações médicas contribuindo, de maneira significativa, para uma cirurgia segura.

No período perioperatório são avaliados muitos aspectos que configuram um conjunto de ações que garantem a diminuição de riscos. Entre eles:

- Identificação da criança, utilizando dois ou mais identificadores seguros, como o nome completo sem abreviação, idade, data de nascimento, nome da mãe, número de atendimento hospitalar;
- O histórico anterior de complicações cirúrgicas e/ou anestésicas;
- Uso de medicamentos contínuos;
- Necessidades especiais;
- A orientação pré-operatória, anamnese pré-operatória, registro transoperatório, avaliação e orientação na recuperação anestésica;
- Período do jejum;
- Uso de órteses, próteses e adornos;
- Marcação da lateralidade realizada pelo cirurgião, quando for o caso;

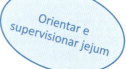
Orientar e supervisionar jejum

- Condições e cuidados com pele, mucosas e anexos; atentar-se para que o cabelo e a pele não estejam úmidos durante a cirurgia, pois a umidade é um condutor de eletricidade, podendo ocasionar prejuízos quando o bisturi elétrico for utilizado. Utilizar o mínimo de fitas adesivas;
- Correto posicionamento da criança na mesa operatória;
- Avaliar se o posicionamento em que a criança permanecerá durante o ato cirúrgico necessitará de coxins ou outros anteparos para evitar a compressão das proeminências ósseas ou sobrecarga de articulações;
- Condições do dispositivo venoso, atentando-se para a presença de sinais flogísticos e a permeabilidade do cateter;
- O local em que será colocada a placa dispersiva, evitando proeminências ou lesões;
- Utilização do colchão térmico, de acordo com o tempo de cirurgia e condições clínicas;
- Uso da faixa de segurança, sendo esta uma barreira de segurança para evitar a queda da criança;
- Monitoramento de dados vitais, durante todo o período transoperatório;
- Possibilidade de permanência dos pais até a indução anestésica, geralmente realizada por via inalatória (gás Sevoflurano) e outros anestésicos por via intravenosa;
- Transferência ou alta da criança/adolescente.

CIRURGIA SEGURA EM PEDIATRIA

Segurança do paciente é definida como a ausência de danos ou lesões evitáveis, durante a prestação de assistência à saúde. Conforme mencionado existe uma preocupação acerca desta temática, decorrente dos inúmeros eventos adversos.

A maioria das instituições opta pela utilização de um *checklist* (Figura 13.2), como estratégia para reduzir o risco de incidentes, contemplando o período desde a internação até o encaminhamento para o centro cirúrgico e a sala de recuperação anestésica. O instrumento é preenchido pelo enfermeiro da unidade de internação, antes de encaminhar a criança. Com esse controle, qualquer erro ou alteração pode ser identificada e corrigida a tempo, ou a cirurgia suspensa. No momento em que a criança é admitida na antessala do bloco cirúrgico é realizado uma dupla conferência dessas informações, discutidas adiante.

A sala cirúrgica é equipada de acordo com o tipo de cirurgia e faixa etária, o que também contribui para a segurança.

Dentre os materiais e equipamentos adequados para a realização do procedimento e em conformidade com a legislação vigente é importante ressaltar que o carrinho de anestesia deve ser compatível com o tipo de cirurgia e o peso da criança: traqueias; medicamentos; conjunto para ventilação tipo Baraka; cânulas de intubação de diferentes calibres; lâminas retas e curvas e cabo de laringoscópio infantil e adulto; dispositivos venosos específicos; medicamentos anestésicos e a troca da cal sodada. Todo esse material é testado, antes da entrada da criança na sala cirúrgica.

Cirurgia Segura - Check-List – Pré-Operatório

Nome do Paciente: ______________________________

Procedimento Cirúrgico: ______________________________

Nº de Atendimento: ____________ **Unidade de origem:** ____________

1. Pulseira de identificação: [ ]Sim [ ] Não / Isolamento: [ ]Sim [ ]Não____________
2. Jejum: Horário início: _____:_____
3. Lateralidade: [ ] Sim [ ] Não Obs.:____________
4. Ingestão de medicações que comprometem a cirurgia: AAS ou Anticoagulante [ ] Sim [ ] Não
   Qual: ____________
5. Alergia: [ ] Sim [ ] Não
   Qual:____________
6. Presença de exames de imagens específicos para cirurgia: [ ] Sim [ ] Não
7. Presença de exames laboratoriais específicos para cirurgia: [ ] Sim [ ] Não
8. Realização de tipagem sanguínea para reserva de sangue: [ ] Sim [ ] Não

Reservas: [ ] plaquetas:_________un [ ] plasma:_________un [ ] hemáceas:_________un

Confirmado com:______________________(colaborador do Banco de Sangue)

9. Realização de tricotomia: [ ] Sim [ ] Não [ ] Não se aplica
10. Realização de higiene corpórea: [ ] Sim [ ] Não: ____________
    (Importante: *não encaminhar o paciente ao CC com cabelos molhados*)
11. [ ] Retirada de prótese dentária, adornos, maquiagem, esmalte, óculos e lente de contato
12. Confirmação do local de internação após cirurgia: [ ] Sim [ ] Não
    [ ] UTI [ ] RA [ ] Unidade de Internação [ ] outros: ____________
13. Prescrição do antibiótico profilático: [ ] Sim [ ] Não ____________
14. Consentimento Cirúrgico: [ ] Sim [ ] Não
15. Consentimento Anestésico: [ ] Sim [ ] Não [ ] Não se aplica
16. Consentimento de amputação: [ ] Sim [ ] Não [ ] Não se aplica

Observações: ______________________________

Conferido todos os itens acima pelo ENFERMEIRO: **Horário:** _____:_____

Nome: ____________ **Assinatura e Carimbo:**

OBS.: Na ausência dos itens: 01, 02, 04, 05, 08, 11,13 e 16 não encaminhar o paciente ao CC

Enfermeiro do Centro Cirúrgico e Centro Obstétrico	
□ **Conferência de todos os itens acima**	**Assinatura/carimbo:**____________

Figura 13.2 – Lista de checagem antes do procedimento anestésico-cirúrgico. Fonte: Hospital Santa Marcelina – Itaquera, SP; com permissão.

Outros equipamentos como o monitor mutiparâmetros, capnógrafo, aspirador, bisturi elétrico, colchões térmicos devem estar disponíveis, de acordo com a necessidade. Ao utilizar o colchão térmico, forrá-lo com lençol, controlar os seus níveis máximo e mínimo, e monitorar a temperatura corporal da criança.

O *time out* (Figura 13.3) é uma etapa da "cirurgia segura" que compreende uma listagem para identificar, comparar e verificar um grupo de cuidados que antecedem ao ato anestésico-cirúrgico, propriamente dito, confirmando se todos os exames e demais itens necessários (carrinho de anestesia, aspiradores, monitores, foco, medicamentos etc.) estão disponíveis. Determina-se por uma breve pausa de toda a equipe (anestesiologista, cirurgiões, profissionais de enfermagem, e outros envolvidos na cirurgia). Em geral, o enfermeiro é o responsável por aplicar aquela listagem, que compreende três fases:

- Antes da indução anestésica: confirmar verbalmente, em voz alta, a identificação da criança (quando possível, com a própria criança e acompanhante);

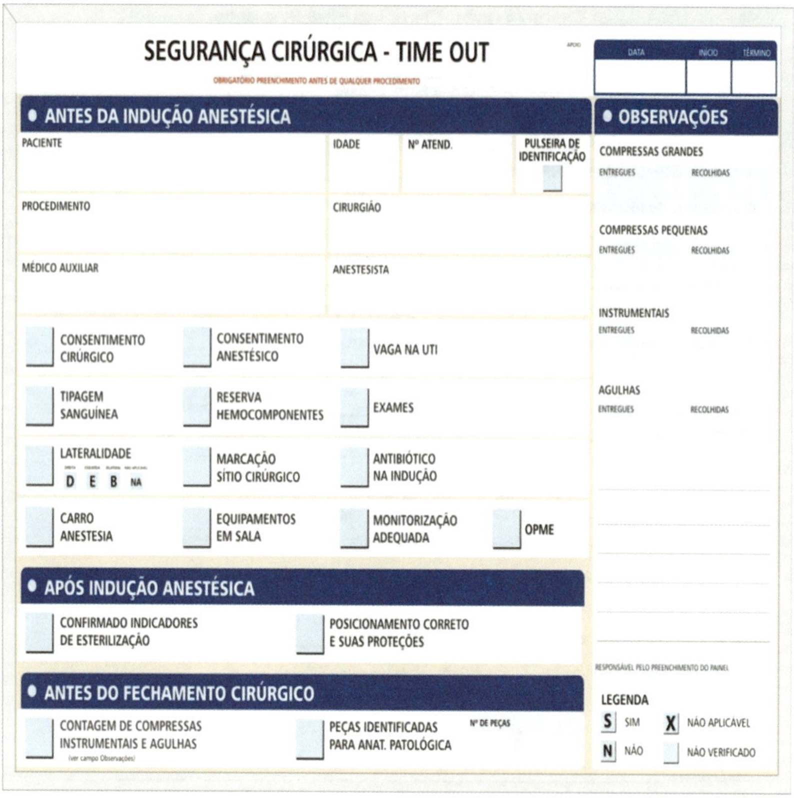

SEGURANÇA CIRÚRGICA - TIME OUT

OBRIGATÓRIO PREENCHIMENTO ANTES DE QUALQUER PROCEDIMENTO

APOIO

DATA	INÍCIO	TÉRMINO

• ANTES DA INDUÇÃO ANESTÉSICA

PACIENTE	IDADE	Nº ATEND.	PULSEIRA DE IDENTIFICAÇÃO
PROCEDIMENTO	CIRURGIÃO		
MÉDICO AUXILIAR	ANESTESISTA		

CONSENTIMENTO CIRÚRGICO	CONSENTIMENTO ANESTÉSICO	VAGA NA UTI	
TIPAGEM SANGUÍNEA	RESERVA HEMOCOMPONENTES	EXAMES	
LATERALIDADE D E B NA	MARCAÇÃO SÍTIO CIRÚRGICO	ANTIBIÓTICO NA INDUÇÃO	
CARRO ANESTESIA	EQUIPAMENTOS EM SALA	MONITORIZAÇÃO ADEQUADA	OPME

• APÓS INDUÇÃO ANESTÉSICA

CONFIRMADO INDICADORES DE ESTERILIZAÇÃO	POSICIONAMENTO CORRETO E SUAS PROTEÇÕES

• ANTES DO FECHAMENTO CIRÚRGICO

CONTAGEM DE COMPRESSAS INSTRUMENTAIS E AGULHAS (ver campo Observações)	PEÇAS IDENTIFICADAS PARA ANAT. PATOLÓGICA Nº DE PEÇAS

• OBSERVAÇÕES

COMPRESSAS GRANDES
ENTREGUES RECOLHIDAS

COMPRESSAS PEQUENAS
ENTREGUES RECOLHIDAS

INSTRUMENTAIS
ENTREGUES RECOLHIDAS

AGULHAS
ENTREGUES RECOLHIDAS

RESPONSÁVEL PELO PREENCHIMENTO DO PAINEL

LEGENDA
S SIM
X NÃO APLICÁVEL
N NÃO
NÃO VERIFICADO

Figura 13.3 – Cirurgia segura, lista de checagem. Etapa: *Time out.*

confirmar o procedimento correto; confirmar o local correto da cirurgia; confirmar o consentimento cirúrgico e anestésico; confirmar visualmente o sítio cirúrgico e a lateralidade por meio da demarcação correta, quando for o caso; confirmar a conexão dos cabos do monitor multiparâmetros; confirmar verbalmente com o anestesiologista: administração do antibiótico profilático cirúrgico (até 60 min antes); risco de perda sanguínea (> 7 ml/kg), dificuldade das vias aéreas, e alergias;

- Antes da incisão cirúrgica: identificar todos os membros da equipe pelo nome e função; confirmar verbalmente a identificação do paciente, procedimento e sítio cirúrgico; confirmar indicadores de esterilização; verificar posicionamento correto e suas proteções;
- Antes do fechamento cirúrgico: confirmar o nome do procedimento realizado; verificar a correta contagem de instrumentais, compressas e agulhas; confirmar a identificação da amostra de tecidos ou outros, obtidas durante o procedimento. Verificar e registrar problemas com os equipamentos.

CUIDADOS PRÉ-OPERATÓRIOS

Procedimentos devem ser adotados no período pré-operatório para prevenir complicações e amenizar o medo e a ansiedade do paciente e família. O apoio psicológico nesse período compreende o acolhimento, comunicação efetiva, transmissão de informações, esclarecimento de dúvidas.

A identificação de alterações clínicas e os cuidados com a pele também são focos dos cuidados pré-operatórios.

Esses cuidados estão contemplados no SAEP.

Outro aspecto importante nessa fase é a restrição alimentar, horas antes do procedimento anestésico-cirúrgico, para evitar complicações como a broncoaspiração. Alguns protocolos são aplicados de acordo com o procedimento e faixa etária do paciente. De modo geral, a pausa alimentar requer um período mínimo de seis horas, (Quadro 13.1). Essas recomendações são indicadas para crianças saudáveis, submetidas a procedimentos eletivos. O tipo e a quantidade da comida ingerida devem ser considerados para ajustar o tempo do jejum.

Iniciar o jejum, verificando o tempo recomendado, que deve ser checado ao se encaminhar a criança ao centro cirúrgico.

O jejum prolongado pode desencadear depletação do glicogênio, levando a quadros de hipoglicemia e desidratação, sendo necessário considerar a necessidade da infusão de líquidos e eletrólitos intravenosos, conforme prescrição médica. A soroterapia é iniciada logo após o jejum. Crianças e adolescentes acima de 40-45 kg podem permanecer em jejum sem a necessidade de reposição hidroeletrolítica, como nos adultos.

Outros cuidados pré-operatórios são:

- Confirmar a programação cirúrgica;
- Checar e protocolar o encaminhamento de prontuário e exames;
- Puncionar acesso periférico, se necessário;
- Pesar a criança no dia da cirurgia, com o mínimo de roupa
- Verificar os sinais vitais no dia da cirurgia e comunicar alterações relatadas nas últimas 24 horas, com especial atenção à presença de febre;

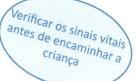
Verificar os sinais vitais antes de encaminhar a criança

- Retirar adornos (anel, grampo, presilha, *piercing*), antes de encaminhar o paciente para o centro cirúrgico;
- Observar a arcada dentária, a procura de cáries infectadas, cistos, abcessos e dentes amolecidos que poderiam ser deglutidos ou aspirados, durante a intubação;

Quadro 13.1 – Pausa alimentar antes de procedimento anestésico-cirúrgico, de acordo com o tipo de alimento.

Período mínimo de jejum	
Líquido claro sem resíduos, exceto leite de soja.	2 h
Leite materno	4 h
Fórmula infantil	6 h
Leite de origem animal e derivados	6-8 h
Refeição leve	6-8 h

- Examinar e comunicar à equipe médica, na admissão da criança, qualquer alteração significativa na pele: arranhaduras, hematomas, escabiose, pediculose, furúnculos, verrugas;
- Avaliar o funcionamento intestinal e comunicar o médico e o nutricionista se houver presença de constipação ou diarreia nas 24 horas anteriores;
- Preparo da pele: um banho com água e sabonete, no dia do ato anestésico-cirúrgico é suficiente, na maioria das vezes. Para alguns procedimentos como cirurgia cardíaca e artrodese podem ser necessários cuidados diferenciados para remover a flora bacteriana e prevenir infecção da ferida operatória, como o banho com clorexidina degermante 4%. A tricotomia não é realizada de rotina.

Ainda no período pré-operatório, a maioria dos anestesiologistas optam por prescrever a pré-sedação com o objetivo de reduzir a ansiedade, proporcionar relaxamento leve e amnésia, além de ter um efeito antiemético. Não existe um consenso em relação ao método ideal para a sua administração, que pode ser por via oral ou intravenosa. No entanto, cabe ressaltar que, se a criança for adequadamente preparada e permanecer em companhia da família, o pré-anestésico pode ser desnecessário.

O encaminhamento da criança e do acompanhante para o centro cirúrgico requer um cuidado humanizado, atenção para aspectos importantes como o transporte seguro e a garantia de privacidade. Ações de baixa complexidade podem ser adotadas para tranquilizar a criança e a família: uso de camisola cirúrgica com estampas coloridas; encaminhar a criança com o seu brinquedo favorito e objeto de apoio como "paninho", chupeta; presença dos pais durante a indução anestésica; usar a maca de transporte de forma lúdica ("carro especial"); encaminhar a criança em carrinho ou quadriciclo; cantar; colocar máscara de "super-herói" etc.

Sempre que possível, a recepção da criança e família na unidade cirúrgica é realizada pelo enfermeiro.

Durante todo o transoperatório, a família permanecerá em um local apropriado para aguardar o término do procedimento e receber informações sobre o andamento da cirurgia.

CUIDADOS PÓS-OPERATÓRIOS

O pós-operatório imediato, que corresponde as primeiras 24 horas da cirurgia, compreende uma das fases mais críticas do processo, sendo necessário prevenir ou minimizar os seus possíveis riscos e efeitos desagradáveis.

A observação da equipe na sala de recuperação pós-anestésica (SRPA) e na unidade de internação deve contemplar:

- Intercorrências no transoperatório;
- Segurança do paciente;
- Sinais vitais; presença de hipotermia;
- Padrão respiratório e permeabilidade de vias aéreas;
- Nível de consciência e resposta pupilar;
- Posicionamento e decúbito de acordo com a orientação do cirurgião;

- Coloração de pele e mucosas;
- Aspecto dos curativos e ferida operatória;
- Permeabilidade e fixação de drenos, cateteres e coletores;
- Realizar o balanço hídrico e observar a presença de urina;
- Observar a atividade muscular;
- Proporcionar conforto e o controle da dor.

O monitoramento das funções cardiopulmonar e neurológica é essencial nas primeiras horas, pois a criança é transferida da sala cirúrgica sob o efeito da sedação, assim como a manutenção da temperatura e do equilíbrio eletrolítico. A oferta de oxigênio, conforme a necessidade e a prescrição do anestesiologista, também requer especial atenção.

É interessante destacar que a existência de uma unidade específica para essa fase do procedimento anestésico-cirúrgico foi criada pela enfermeira Florence Nightingale, no século XIX, em um hospital inglês.

No momento em que a criança é admitida na sala de recuperação pós-anestésica, a presença do familiar é solicitada até a alta para a unidade de origem ou residência. Durante sua permanência, o enfermeiro faz orientações sobre a cirurgia e os cuidados imediatos.

A contenção da criança pode ser necessária, de acordo com o nível de consciência, risco de queda ou de interrupção do tratamento, e agitação. Por vezes, a orientação da criança e a supervisão do familiar são suficientes. A imobilização e a contenção podem trazer danos físicos e psicológicos para a criança e só devem ser utilizadas se extremamente necessárias e por um curto período. A imobilização terapêutica é um método de restrição postural, mais suave, e por um período de até 30 minutos; a contenção já exige uma restrição maior dos movimentos e por um tempo mais prolongado.

O enfermeiro do centro cirúrgico ou da unidade de internação deve avaliar e prescrever a intervenção, observando a criança a cada 15 minutos para suspendê-la, assim que possível. Optar pelo método menos restritivo, permitindo alguma mobilidade, como, por exemplo, a restrição do cotovelo em extensão ("tala livre") ou de três membros (Figura 13.4 A e 13.4 B). Registrar o motivo da necessidade da técnica e os parâmetros avaliados durante a restrição (perfusão da extremidade, sinais de garroteamento etc.).

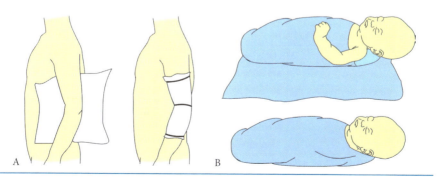

Figura 13.4 – A: Imobilização do cotovelo. B: Imobilização de três membros.

Avaliação pós-anestésica

Para a avaliação pós-anestésica, algumas instituições optam pela aplicação de escalas como a idealizada pelos anestesiologistas Jorge Antonio Aldrete e Diane A. Kroulik, 1970, revisada por Aldrete, em 1995, e por David J Steward, em 1975.

O índice de Aldrete-Kroulic (Quadro 13.2) é um instrumento norteador que avalia: atividade muscular, respiração, nível de consciência, circulação e saturação de oxigênio, pontuando de 0-2 pontos para cada um deles, de acordo com a evolução do paciente. É adequado para adolescentes ou crianças com mais de 40 kg.

A verificação é realizada pela equipe de enfermagem, com intervalos de 15 minutos, na primeira hora, 30 minutos, na segunda hora e, posteriormente, de hora em hora, até alcançar a pontuação > ou igual à oito, o que ocorre, em geral, após duas horas da admissão, ocasião em que anestesiologista é acionado para avaliar e prescrever a alta para a unidade de internação. Embora útil, a escala não inclui a avaliação da temperatura, que pode se manter abaixo do ideal.

O escore de Steward, composto por três parâmetros (Quadro 13.3), é de fácil aplicação em pediatria pois requer pouca manipulação da criança. Seu uso é indicado para crianças até 12 anos.

Outros critérios considerados para a alta da criança SRPA são: SaO_2 > 94% em ar ambiente; normotermia; dor controlada; ausência de vômitos ou sangramento; sinais vitais estáveis nos últimos 30-60 minutos; boa deglutição ou sucção; interação adequada com os pais.

Quadro 13.2 – Índice de Aldrete e Kroulik para avaliação pós-anestésica em adolescentes.

Itens de avaliação	Condição	Nota
Atividade muscular	Move 4 extremidades	2
	Move 2 extremidades	1
	Move 0 extremidades	0
Respiração	Profunda; tosse livremente	2
	Tosse limitada, dispneia	1
	Apneia	0
Consciência	Completamente acordado e orientado	2
	Despertado ao chamado	1
	Não responde ao chamado	0
Circulação (PA)	até 20% do nível pré-anestésico	2
	até 20% a 49% do nível pré-anestésico	1
	até 50% do nível pré-anestésico	0
SpO_2	Mantém SpO_2 > 92% em ar ambiente	2
	Mantém SpO_2 > 90% com O_2	1
	Mantém SpO_2 < 90% com O_2	0
SpO_2 – saturação periférica de oxigênio; PA – pressão arterial.		

Fonte: Aldrete, JA, 1995

Quadro 13.3 – Índice de Steward, para avaliação pós-anestésica em crianças.

Consciência	Está desperto	2
	Responde a estímulos verbais ou táteis	1
	Não responde	0
Vias aéreas	Tosse ou chora	2
	Apresenta boa manutenção, respira facilmente	1
	Requer manutenção	0
Movimentação	Movimenta os membros intencionalmente	2
	Faz movimentos não-intencionais	1
	Não se movimenta	0

Fonte: Steward DJ, 1975.

AFERIÇÃO DOS SINAIS VITAIS

O monitoramento dos sinais vitais é realizado com o objetivo de identificar possíveis complicações como choque, comprometimento da respiração e efeitos colaterais da anestesia. Na unidade de internação, a aferição dos sinais vitais, incluindo a saturação de O_2 é realizada na admissão e a intervalos de 2-4h.

Atenção especial ao controle da temperatura devido a complicações como a hipertermia maligna, que é uma afecção hereditária (autossômica dominante) e latente, associada a diferentes mutações genéticas, a maioria no cromossoma 19, envolvendo um canal defeituoso do cálcio na membrana retículo sarcoplasmática, caracterizada por uma síndrome hipermetabólica em resposta à exposição aos anestésicos voláteis (Halotano, Sevoflurano, entre outros) e/ou succinilcolina, sendo potencialmente fatal. Pode se manifestar durante ou logo a pós a anestesia. Sua incidência em pediatria é de 1:15 mil anestesias e os sinais mais frequentes incluem: rigidez do músculo masseter, febre, arritmias cardíacas, taquipneia, elevação do CO_2. Ao ser detectado, seu tratamento consiste em medidas de resfriamento corporal, como a introdução de soro frio por sonda gástrica, aplicação de bolsas de gelo, e o uso do relaxante muscular Dantrolene sódico (atenção: a diluição do pó é lenta e difícil), por via intravenosa.

O controle de temperatura ainda é importante para detectar, precocemente, sinais de hipotermia ou hipertermia. Ambos podem indicar infecção cirúrgica e outros parâmetros devem ser avaliados pela equipe médica.

Nos casos de hipotermia, manter o aquecimento por meio de cobertores, colchão térmico ou foco de luz.

DOR

O controle da dor no pós-operatório representa um desafio, tendo a enfermagem um papel fundamental, por meio da avaliação da dor, administração de analgésicos, e adoção de outras medidas de conforto.

Comunicar episódios persistentes de dor

Apesar dos avanços nos estudos sobre a dor, ainda é possível observar uma subavaliação e um subtratamento dos pacientes cirúrgicos, em especial nas crianças menores, pré-verbais, que apresentam dificuldades em se expressar.

Meninas submetidas à cirurgia relatam mais dor do que meninos, mas essa constatação pode se dever tanto a uma menor tolerância à dor, quanto a uma maior expressão daquele sintoma.

Para mensurar e avaliar a dor foram elaborados diferentes instrumentos. Entretanto, essas escalas não foram validadas para todos os grupos etários, o que pode dificultar sua aplicação (ver Capítulo 6: *Aferição dos Sinais Vitais e Medidas Antropométricas em Pediatria*).

Para um melhor acompanhamento da dor é importante observar a sua intensidade, utilizando escalas numéricas ou escalas verbais nos pré-escolares, escolares e adolescentes ou escalas que avaliam a expressão facial, as alterações fisiológicas e comportamentais, naquelas com menos de três anos ou nas que não interagem.

Além da intensidade, outras características são avaliadas, como: localização; início, duração e padrão; fatores de alívio ou piora; eficiência do analgésico.

A dor é considerada o quinto sinal vital e sua avaliação é incorporada aos mesmos intervalos. De acordo com a necessidade são instituídas intervenções apropriadas para o seu controle, como a administração de analgésicos prescritos, mudança de decúbito etc.

Para subsidiar a ação do enfermeiro na avaliação da dor em recém-nascidos, por exemplo, pode-se utilizar o Escore CRIES (C: *crying* - choro; R: *require sincreased oxygen administration* - para manter a saturação maior que 90%; I: *increased vital signs* - aumento da pressão arterial e da frequência cardíaca; E: *expression*- expressão; S: *sleeplessness* - sonolência), apresentado no Quadro 13.4.

NÍVEL DE CONSCIÊNCIA

Outro cuidado importante no período pós-operatório imediato é a avaliação do nível de consciência, determinado pela observação da resposta da criança ao

Quadro 13.4 – Escore para Avaliação da Dor Pós-Operatória no Recém-Nascido (CRIES).

Avaliar	0 ponto	1 ponto	2 pontos
Choro	Ausente	Alta tonalidade	Inconsolável
SpO$_2$ > 95%	0,21	0,21 a 0,30	> 0,30
FC e/ou PA (comparar com o pré-operatório)	Sem aumento	Aumento de até 20%	≥ 20%
Expressão facial	Relaxada	Careta esporádica	Contraída
Sono	Normal	Intervalos curtos	Ausente
Se a pontuação for igual ou maior que 5, deve ser administrada medicação para alívio da dor. A escala deve ser aplicada a cada duas horas nas primeiras 24 horas após o procedimento doloroso e, depois, a cada quatro horas, por pelo menos 48 horas.			
FC – frequência cardíaca; PA – pressão arterial.			

Fonte: Krechel SM, Bildner J, 1995.

ambiente e aos efeitos das drogas anestésicas, sendo um indicador precoce de melhora ou de deterioração do estado neurológico.

Os efeitos pós-anestésicos frequentemente observados e que devem ser monitorados são: choro; irritabilidade; sonolência, que pode estar associado ao uso do anestésico Sevoflurano, por sua ação no córtex cerebral; sensação de medo; náuseas e vômitos; sensação de fome e sede. Além desses a criança pode apresentar prurido intenso, possivelmente relacionado à liberação de histamina quando do uso da morfina, sendo necessária a prescrição de anti-histamínicos como prometazina e clonidina.

Alimentação

O jejum, mantido desde o período pré-operatório imediato pode ser prolongado por horas, após o término do procedimento anestésico-cirúrgico, em decorrência da própria cirurgia e/ou dos efeitos anestésicos.

O retorno à alimentação será realizado após a avaliação médica. Enquanto a criança permanecer em jejum é necessário manter a soroterapia para manter a hidratação e o equilíbrio eletrolítico. Em algumas cirurgias, a sondagem gástrica é necessária para descompressão e drenagem do seu conteúdo, sendo importante a mensuração e o controle do débito, aspecto e coloração, além da ausculta do retorno dos ruídos hidroaéreos, na admissão da criança na unidade.

Após a liberação do jejum conferir se o tipo de dieta está de acordo com a prescrição médica e do nutricionista, e só ofertá-la quando a criança estiver totalmente acordada, com os reflexos de tosse e deglutição presentes, e força muscular recuperada, evitando-se os riscos de broncoaspiração.

A ocorrência de náuseas e vômitos é comum. Elevar o decúbito acima de 45º ou segundo indicação do cirurgião e iniciar a alimentação ou amamentação com a ingesta de água, aos poucos, observando a aceitação. Administrar antieméticos, se necessário.

Drenos

Os drenos são usados em diversos contextos para possibilitar a saída de líquido de uma cavidade corporal específica. As indicações para colocação de drenos dependem da cirurgia realizada.

Na maioria das vezes, utilizam-se os drenos de Penrose, tubulaminar, sucção, tórax, entre outros. Os cuidados gerais com esses dispositivos são: inspeção da pele no local de sua inserção quanto a presença de sinais flogísticos e sangramentos; mensurar o débito drenado e avaliar o seu aspecto e coloração.

Após o primeiro dia de pós-operatório pode ser necessária a sua tração, realizada pela equipe de enfermagem ou pelo cirurgião.

Os drenos de Penrose e tubulaminar são colocados em uma bolsa plástica estéril, para conter a secreção e facilitar a quantificação do volume drenado. Quando isso não for possível, por dificuldade em aderir o saco coletor à pele dos recém-nascidos e lactentes, manter um curativo com gazes estéreis que serão pesadas e computadas, conforme a necessidade.

Com relação aos drenos que utilizam um selo d´água, como os de tórax, mediastino e sucção é importante pinçá-los antes de abrir o sistema para desprezar o conteúdo ou realizar a troca do frasco, utilizando equipamento de proteção individual (EPI). Mantê-los abaixo do seu nível de inserção.

O curativo ao redor dos drenos é trocado diariamente, de acordo com o protocolo de cada instituição, geralmente com o uso de SF 0,9%, mantendo-o ocluído por gaze estéril e fita microporosa não alergênica.

Gesso

As correções ortopédicas são frequentes nas unidades hospitalares, devido à má formações congênitas ou traumas causados por queda e atropelamento, especialmente na faixa etária entre os dois e os 18 anos de idade. A equipe de enfermagem deve ser capacitada para identificar complicações e realizar cuidados específicos no caso do uso de tala ou calha gessada (gesso tradicional ou sintético), e enfaixamentos, prescritos pelo médico e pelo enfermeiro:

- Observar as condições da pele e a presença de lesões;
- Verificar a presença de sangramento;
- Testar a perfusão periférica e o tempo enchimento capilar (TEC) da extremidade, que deve ser inferior a três segundos;
- Palpar os pulsos periféricos e comunicar o cirurgião, se ausentes;
- Testar a sensibilidade e a motricidade do membro acometido;
- Observar, à intervalos de 30 minutos, o aparecimento de edema, cianose ou palidez no local operado, comunicando alterações à equipe médica;
- Comunicar episódio de dor moderada ou intensa;
- Comunicar a presença de odor atípico nos curativos;
- Manter as proeminências ósseas livres de atrito e colocar coxins macios, se necessário;
- Observar a presença de sinais de comprometimento em nervos periféricos e alterações da sensibilidade, como: formigamento, agulhada, cãibra;
- Manter a região imobilizada e em repouso, até liberação médica;
- Não molhar o enfaixamento ou o gesso, protegendo-o com plástico, para banho, mesmo quando utilizado o gesso sintético, que é impermeável.

Ferida operatória e curativo

Os cuidados com a ferida operatória (FO) merecem especial atenção do enfermeiro e equipe para evitar e detectar complicações. As intervenções variam de acordo com o tipo de cirurgia, mas os cuidados de enfermagem comuns à maioria são:

- Manter o curativo original, nas primeiras 24 horas; no caso de sangramento ou soltura, comunicar a equipe cirúrgica;
- Avaliar e trocar o curativo diariamente e sempre que necessário, com técnica asséptica rigorosa, utilizando solução fisiológica 0,9% e filme transparente ou gaze estéril e fita adesiva hipoalergênica;
- Datar e identificar o curativo;

- Registrar o aspecto da FO, a cada troca de curativo, observando: sinais flogísticos, deiscência, pontos cirúrgicos, exsudação, integridade da pele, sangramento;
- Registrar o aspecto do curativo e da ferida;
- Proteger a FO, antes do banho;
- Aplicar calor seco, se prescrito pelo cirurgião.

Trocar curativo se houver sangramento

Dentre as complicações cirúrgicas de maior repercussão estão às infecções do sítio ou da ferida operatória, que podem ser prevenidas com: avaliação clínica e observação de focos infecciosos no pré-operatório; uso de técnica asséptica rigorosa, no transoperatório; higienização das mãos ao manipular a criança; orientação de criança e acompanhante; uso do antibiótico profilático no início da cirurgia e nos primeiros dias de pós-operatório; remoção dos pelos com tricotomizador, minutos antes do ato anestésico-cirúrgico, quando necessário; adotar banho com antissépticos a base de clorexidine, no dia da cirurgia; troca de curativo, com técnica correta.

SANGRAMENTOS

Uma complicação de extrema relevância diz respeito ao sangramento no pós-operatório, que pode ser rapidamente identificado durante a avaliação na sala de recuperação ou na unidade de internação, onde se observa: palidez cutânea e de mucosas; hipotensão; taquicardia; curativo com presença de sangue; alteração no nível de consciência; distensão abdominal; sinais de desidratação etc. Aos primeiros sinais dessas alterações, a equipe cirúrgica deve ser comunicada e a criança mantida em jejum e monitorada.

Cuidar das crianças e dos adolescentes no período perioperatório constitui-se em uma tarefa complexa que envolve a família, o paciente, a equipe e a organização, que objetiva proporcionar um cuidado humanizado, livre de erros e com resultados satisfatórios.

Entretanto, as condutas adotadas pela equipe de saúde nem sempre garantem a ausência de erros. Eles sempre existirão. Cabe à organização e ao sistema de saúde criar mecanismos para evitar que o erro atinja o paciente e, nos casos em que isso ocorrer, que o dano seja reduzido, o erro notificado, as causas identificadas e os profissionais conscientizados.

BIBLIOGRAFIA CONSULTADA

1. Aldrete JA, Kroulik DA. Post-anesthetic recovery score. Curr. Rev. Anesth. 1970;4(6):924-33, 1970.
2. Aldrete JA. The post-anesthesia recovery score revisited. J Clin Anesth. 1995;7(1):89-91.
3. Castro FSF de, Peniche ACG, Mendoza IYQ, Couto. AT Temperatura corporal, Índice Aldrete e Kroulik e alta do paciente da Unidade de Recuperação Pós-Anestésica. Rev. Esc. Enferm. USP 2012; 46(4):872-6.
4. Cavalcante AMRZ, Brunori EHFR, Lopes CT, Silva ABV, Herdman H. Diagnósticos e intervenções de enfermagem para uma criança pós-cirurgia cardíaca em unidade de terapia intensiva. Rev. Bras. Enferm. 2015 Jan-Fev;68(1):155-60.

5. Conselho Federal de Enfermagem – Cofen. Resolução n.º 422/2012. Normatiza a atuação dos profissionais de enfermagem nos cuidados ortopédicos e procedimentos de imobilização ortopédica. [Acesso 20 dez 2016]. Disponível em: http://www.cofen.gov.br/resoluo-cofen-n-4222012_8955.html.
6. Ferraz EM. A cirurgia segura. Uma exigência do século XXI. Rev. Col. Bras. Cir. 2009 (36)4:281-2.
7. Hockenberry MJ, Wilson D. Wong Fundamentos de Enfermagem Pediátrica. 9. ed. Rio de Janeiro: Elsevier, 2014.
8. Krechel SM, Bildner J – CRIES: a new neonatal postoperative pain measurement score. Initial testing of validity and reliability. Paediatr Anaesth, 1995;5:53-61.
9. Kyle T. Enfermagem Pediátrica. Rio de Janeiro: Guanabara Koogan, 2011. p.260-8.
10. Melo LRM, Pettengill MAM. Dor na Infância: Atualização quanto à avaliação. Rev. Soc. Bras. Enfermagem Ped. Rio de Janeiro. 2010; 10(2):97-102.
11. Mendes MGSR, Martins MMFPS. Parceria nos cuidados de enfermagem em pediatria: do discurso à ação dos enfermeiros. Rev. Enferm. Ref. [Internet]. 2012. [acesso 18 out 2016];3(6):113-21. Disponível em: http://www.scielo.oces.mctes.pt/scielo.php?pid=S0874- 02832012000100011&script=sci_arttext&tlng=pt.
12. Ministério da Saúde (Brasil). Documento de referência para o Programa Nacional de Segurança do Paciente/Ministério da Saúde; Fundação Oswaldo Cruz; Agência Nacional de Vigilância Sanitária. Brasília: Ministério da Saúde, 2014. 40 p.: il. [Acesso 10 dez 2016]. Disponível em: http://bvsms.saude.gov.br/bvs/publicacoes/documento_referencia_programa_nacional_seguranca.pdf.
13. Moura LA, Oliveira ACD, Pereira GA, Pereira LV. Dor pós-operatória em crianças: uma abordagem de gênero. Rev. Escola de Enfermagem USP. São Paulo. 2011;45(4):833-8.
14. Nightingale F. Notes on Hospital. 3. ed. London: Longman, Roberts and Green, 1963.
15. Runciman W, Hibbert P, Thomson R, Schaaf TVD, Sherman H, Lewalle P. Towards an international classification for patient safety: key concepts and terms. Qual Health Care. 2009;21(1):18-26.
16. Pires MPO, Pedreira MLG, Peterlini AS. Cirurgia segura em pediatria: elaboração e validação de checklist de intervenções pré-operatórias. Rev. Latino-Am. Enfermagem. Ribeirão Preto. 2013; 21(5).
17. Reason J. Human Error. New York: Cambridge University Press, 1990.
18. Steward DJ. A simplified scoring system for the port-operative recovery room. Can Anaesth Soc J 1975. [Acesso 10 jan. 2017]; 22:111-113. Disponível em: https://link.springer.com/article/10.1007%2FBF03004827.
19. World Health Organization (WHO). A World Alliance for Safer Health Care. More Than Words: Conceptual Framework for the International Classification for Patient Safety. Version 1.1. Final Technical Report. Geneva (Switzerland): World Health Organization; 2009. [Acesso 10 nov. 2016]. Disponível em: http://www.who.int/patientsafety/taxonomy/icps_full_report.pdf.
20. World Health Organization (WHO). World Alliance for Patient Safety. Patient safety workshop: Learning from error. Geneva (SZ): World Health Organization; 2008. [Acesso 10 nov. 2016]. Disponível em: http://www.who.int/patientsafety/activities/technical/vincristine_learning-from-error.pdf.

Preparo do Corpo Pós-Morte

14

Raquel Candido Ylamas Vasques
Ana Cristina de Sá
Aspásia Basile Gesteira Souza

A morte foi o primeiro mito humano. Mais que isso, foi o primeiro grande mistério com que o ser humano se deparou. A morte e a angústia da constatação da finitude levaram o homem a criar, ao longo de sua história, uma série de rituais e práticas que pudessem amenizar a sua ansiedade e a falta de respostas sobre o seu fim.

Desde os primórdios da humanidade até bem recentemente, a morte ocorria na casa das pessoas e fazia parte do seu cotidiano. Com o tempo, os hospitais passaram a ocupar esse lugar e tornaram-se uma referência para onde as pessoas são levadas para morrer. A morte deixou de ser parte da vida, um fechamento natural do ciclo vital, e passou a ser vista como algo a ser evitado, negado, um fracasso, sendo, muitas vezes, um assunto proibido e inacessível para as crianças.

Nesse processo de negação da morte, as pessoas perderam o contato com o morto, com o ato de preparar e velar o seu corpo, se despedir, chorar, e elaborar o luto. O rito da morte passou a ser rápido e impessoal.

Neste capítulo, temas como os rituais, as práticas para o preparo do corpo de crianças, suas diferenças conforme as tendências religiosas e os aspectos legais envolvidos, serão abordados, uma vez que o enfermeiro e a equipe devem conhecê-los para assistir a criança e à família nessa etapa, contemplando, ainda, os aspectos éticos e psicológicos que a equipe vivencia nesse processo.

LEGISLAÇÃO

A Legislação Brasileira determina que as instituições de saúde estabeleçam políticas e protocolos/procedimentos compatíveis com as leis estaduais e municipais no que se refere ao cuidado, fluxo e destino do corpo, após a constatação da morte.

A Agência Nacional de Vigilância Sanitária (Anvisa) publicou, em dezembro de 2009, o manual intitulado: "Orientações Técnicas para o Funcionamento de Estabelecimentos Funerários e Congêneres", tendo como referencial a Resolução da Diretoria Colegiada – RDC n.º 68/2007.

O manual recomenda que a Orientação Técnica seja observada na normatização e fiscalização sanitária de Estabelecimentos Funerários e Congêneres situados em Estados e Municípios que não possuam legislação específica.

Apresentam-se, a seguir, trechos da Resolução SS-28, de 25/02/2013, do Centro de Vigilância em Saúde (CVS) para disciplinar a questão do preparo do corpo adotada pelo Estado de São Paulo:

Artigo 3.º – A realização da Tanatopraxia é facultativa às famílias, devendo o prestador de serviço, obedecer ao preconizado nesta Norma Técnica.

Anexo 1, item 5.2: Quando não há realização da necropsia, compete aos hospitais a higienização e tamponamento do cadáver, que devem ser realizados pelo serviço de enfermagem.

Tanatopraxia é o emprego de técnicas que visam à conservação do cadáver, reconstrução de partes do corpo e embelezamento por necromaquiagem, sendo realizados apenas por médicos ou técnicos especializados (tanatopraxistas). A higienização do cadáver refere-se às medidas e procedimentos para a limpeza do corpo e o tamponamento ao uso de tampões nos orifícios corporais do cadáver.

A Resolução trata, ainda, da necessidade do uso de Equipamento de Proteção Individual (EPI) como óculos de proteção, máscara, luvas de borracha resistentes, avental e gorro e dá outras providências quanto a cuidados de higiene ambiental, para a execução da tarefa.

No que se refere à legislação específica de Enfermagem, o Decreto n.º 94.406/97, que regulamenta a Lei n.º 7.498 de 25 de junho de 1986, do Exercício Profissional de Enfermagem no Brasil, se refere, quanto ao preparo do corpo, apenas à categoria de auxiliar de enfermagem e determina, em seu artigo 11 que: O Auxiliar de Enfermagem executa as atividades auxiliares, de nível médio, atribuídas à equipe de enfermagem, cabendo-lhe: participar dos procedimentos pós-morte (item VIII).

Subentende-se que o enfermeiro e o técnico de enfermagem também realizam aquele procedimento pois, ambos, executam todas as atividades de nível médio e de maior complexidade, resguardadas aquelas exercidas privativamente pelo enfermeiro.

Ainda sobre o preparo do corpo, uma questão relativa ao método denominado "tamponamento egípcio", gerou um parecer do Conselho Regional de Enfermagem, Seção São Paulo (Coren-SP), que proíbe a sua execução por profissionais de enfermagem. Esse método consiste no preenchimento da cicatriz umbilical com cera de vela derretida, por gotejamento, imediatamente após a morte, como forma de impedir a drenagem de secreções. Caso haja fissura ou rachadura da cera seca, o tamponamento tradicional das cavidades corporais torna-se necessário. O método seria utilizado em todos os pacientes, após a queda do coto umbilical.

CRENÇAS E RITUAIS

Em ocorrendo o óbito, diversas providências são tomadas pela equipe. Dentre elas, o preparo do corpo merece atenção, pois deve seguir, também, as tradições religiosas da família.

Confirmar ritos religiosos antes de preparar o corpo

A religião contribui com explicações para a busca de sentido que marca a existência humana diante do fenômeno da finitude. Ela tem reforçado a ideia que a vida não é inútil e não acaba.

O enfermeiro deve se informar sobre os diferentes ritos dos grupos étnicos, orientando sua equipe e estabelecendo uma relação de respeito com a família.

Os Católicos, inclusive os Ortodoxos, e os Protestantes velam os corpos dos mortos, sendo permitido o seu preparo pela equipe e o tamponamento, conforme rotina da instituição.

Já os Judeus são manipulados somente por membros religiosos (Sociedade de Sepultamento Ritual) e pelo rabino, sendo o corpo lavado e envolto em uma mortalha branca. Segue-se o princípio: "assim como veio, ele deve ir". Não é permitido o tamponamento, nem a cremação, nem a necropsia. O corpo não pode ser tocado, após o preparo.

Os Muçulmanos têm seu corpo lavado por familiares, sempre do mesmo sexo do morto, e enrolado em três tecidos brancos; recém-nascidos e crianças podem ser lavados por um dos pais ou, na ausência destes, pelos avós, e amortalhados por um só lençol. Não é permitido o preparo do corpo por terceiros. Fetos abortados e natimortos não são lavados. Deve-se providenciar água limpa. Os olhos são cerrados imediatamente após o falecimento; o maxilar é sustentado com a colocação de uma bandagem ou lenço. Qualquer fragmento que se desprenda do corpo, como coto umbilical e cabelo, deve ser enterrado junto com o corpo.

Os Budistas solicitam a presença do membro superior da comunidade religiosa, geralmente o monge. Realizam-se cânticos após a morte e ao lado do leito, quando possível. É permitido o tamponamento.

Na umbanda, o sacerdote realiza rituais, na presença de um ajudante e um familiar, no sentido de purificar o corpo e o espírito, com o uso de incensos, água consagrada, cruzamento com a pemba consagrada (cruz na testa, garganta, peito, plexo, umbigo e dorso das mãos e dos pés), cruzamento com óleo de oliva consagrado, e aspersão do corpo com essências e óleos aromáticos.

Independente da religião ou doutrina, a equipe atende às demandas da família, facilitando a realização dos rituais, o acesso ao corpo, mesmo antes de ser preparado, e outras necessidades que se fizerem presentes.

DECLARAÇÃO DE ÓBITO

Antes de iniciar o preparo do corpo, o enfermeiro deve solicitar ao médico o preenchimento da declaração ("atestado") de óbito (DO), uma vez que, em casos de morte por causas externas – morte suspeita ou violenta (acidentes, homicídios, suicídios), o corpo não poderá ser manipulado e a declaração será emitida pelo Serviço de Verificação de Óbito (SVO) ou pelo Instituto Médico Legal (IML), respectivamente.

Entregar a via amarela para a família

Atentar para o fato que o preenchimento integral do documento é um ato médico. O enfermeiro providencia a cópia do formulário e a documentação pessoal do paciente.

A DO não será emitida nos casos de: óbito fetal, diagnosticado quando não houver sinal de vida do indivíduo após a sua saída do útero; gestação com menos de 20 semanas ou peso inferior a 500 g ou comprimento menor do que 25 cm; peças anatômicas, como perna, por exemplo.

O Ministério da Saúde implantou, a partir de 1976, um modelo único de DO, como documento base do Sistema de Informações sobre Mortalidade (SIM). A DO tem como objetivos: documentar os óbitos para o cálculo das estatísticas vitais e epidemiológicas; documentar legalmente o óbito, conforme preceitua a Lei n.º 6015/73; para lavratura, pelos Cartórios de Registro Civil, da Certidão de Óbito, indispensável para a formalização do sepultamento.

É essencial que a declaração seja preenchida corretamente. O atestado é composto por três vias autocopiativas e numeradas. A 2.ª via, de cor amarela, é entregue à família para providenciar o sepultamento.

A Declaração de Óbito Epidemiológica, impressa em via única é um instrumento estratégico, administrativo, cujo preenchimento poderá ser feito por outros profissionais de saúde, mesmo após o sepultamento.

CUIDADOS COM O CORPO APÓS A MORTE

O preparo do corpo pode ser considerado como um dos procedimentos mais difíceis da assistência de enfermagem, considerando seu envolvimento emocional, relacionado à perda e ao luto de parentes e amigos.

Os profissionais relatam desconforto e tristeza no momento da morte e do procedimento e referem sentir empatia, que é a capacidade de se colocar no lugar do outro, quando oferecem suporte à família e cuidar daquele corpo que, até há pouco tempo, era cuidado de outra forma.

É necessário tratar esse momento com ética, independente de como o profissional encara a morte ou qual a sua crença religiosa. Entre os objetivos do preparo do corpo, destacam-se:

- Preparar o corpo para ser entregue à família;
- Manter o corpo limpo e com boa aparência, evitando a exalação de maus odores;
- Proteger os colaboradores aos fluidos e excrementos corporais;
- Posicionar o corpo adequadamente, antes do enrijecimento (*rigor mortis*), que se desenvolve entre duas e quatro horas após o óbito;
- Identificar o corpo de maneira apropriada para o transporte (necrotério, velório, cemitério, IML).

MATERIAL

- Declaração de óbito, quando for o caso, corretamente preenchido;
- Biombo, para assegurar privacidade;
- Luvas de procedimento;
- Avental descartável;
- Avental impermeável (opcional);
- Máscara e óculos de proteção;
- Lençóis limpos;

- Material para higiene oral e corporal (bacia, água, sabonete, compressas, espátulas, pente);
- Material para aspiração (vácuo, frasco, extensão, cateter n.º 8 e n.º 10);
- Gazes e bolas de algodão;
- Pinça longa;
- Seringa;
- Solução desinfetante (opcional);
- Fralda descartável para bebês;
- Fita adesiva, esparadrapo;
- Atadura de crepe;
- Plástico para vestir o corpo, se protocolo da instituição;
- Etiquetas de identificação;
- Recipiente para a guarda de objetos do paciente.

PROCEDIMENTO

Por se tratar de pessoas com menos de 18 anos, a presença do familiar acompanhante, mesmo em unidade de terapia intensiva é uma realidade. Assim, na maioria das vezes, a mãe ou o pai presenciam os momentos finais da criança e raramente o enfermeiro necessita convocar a família para comparecer à unidade de saúde.

Confirmar o nome completo antes de identificar o corpo

Esse fato pode ser um complicador, uma vez que o acompanhante será, também, o responsável por comunicar ao restante da família sobre o ocorrido e a tomar as primeiras decisões. Assim, o enfermeiro e toda a equipe devem colocar-se à disposição para apoiá-lo e amenizar seu sofrimento.

O preparo do corpo após a morte é realizado pela equipe de Enfermagem, e definido vulgarmente como o preparo do "pacote" (embrulho), termo inapropriado do ponto de vista do cuidado humanizado, uma vez que coisifica o corpo do morto. Apesar das empresas funerárias complementarem esse preparo, a equipe providencia a retirada dos pertences, higienização, tamponamento, e transferência para o necrotério.

Após a morte, o corpo sofre inúmeras alterações físicas; portanto, o cuidado deve ser feito o mais breve possível, a fim de evitar danos nos tecidos ou desfiguração de suas partes.

Se a família solicitar para estar junto com a criança ou adolescente, o profissional deve preparar o quarto e o corpo antes, para minimizar o seu sofrimento e estresse. Devem ser removidos todos os equipamentos do ambiente. Os lençóis com sujidades devem ser retirados.

No caso de recém-nascido (RN) e crianças pequenas, recomenda-se lavar o corpo, colocar fralda, e vesti-lo de modo a cobrir qualquer desfiguração. Manchas de secreções e marcas de adesivos devem ser removidas; lesões e punções cobertas com curativos pequenos. Antes de entregar a criança à família enrolar o corpo em lençóis aquecidos (por berço de calor radiante, por exemplo), para transferir algum calor para a pele do RN, minimizando o impacto sobre os pais.

- Preferir a utilização de material descartável e *kits* prontos.
- Anotar o horário da declaração de morte pelo médico;
- Desligar todos os equipamentos conectados ao paciente, exceto nos casos de doação de órgãos;
- Notificar o Serviço Social, a secretária da unidade e o setor de internação;
- Convocar os familiares para comparecerem à unidade, caso estejam ausentes, informando a piora do quadro clínico (não mencionar o óbito). Encaminhá-los para um local privativo durante a comunicação da morte, pelo médico. Permanecer junto à família;
- Verificar a religião dos pais na ficha de internação e no histórico de Enfermagem. Confirmar os procedimentos permitidos, após a mesma ter sido informada sobre o óbito;
- Fechar a porta do quarto ou *box* de atendimento ou providenciar um espaço privado para o corpo, com uso de um biombo, evitando a exposição a outros pacientes e visitantes. Essa conduta também evita a visão acidental do corpo pela família, antes do seu preparo;
- Avaliar possíveis riscos de contaminação, no caso de infecção e/ou isolamento, onde os micro-organismos poderiam infectar outras pessoas;
- Higienizar as mãos e reunir todo o material em carrinho;
- Preparar o corpo em dupla, para prestar uma assistência rápida e segura;
- Calçar as luvas de procedimento, o avental descartável e o impermeável e os demais equipamentos de proteção;
- Retirar do paciente todos os adornos, órteses (aparelho dental, óculos etc.) e outros objetos. Guardar a posse e identificá-los, até a entrega para o responsável, evitando extravios. Sugere-se que estes permaneçam trancados em local seguro; documentar o fato e descrevê-los em prontuário para resguardar os profissionais;
- Manter o corpo em posição supina, com um travesseiro ou toalha dobrada sob a cabeça, para evitar a descoração e o acúmulo de sangue e o edema na face;
- Nos casos onde a manipulação do corpo seja permitida, realizar a higiene corporal;
- Higienizar os olhos e fechá-los ou colocar gaze ou algodão úmido sobre as pálpebras, a fim de mantê-las em posição natural, antes do início do enrijecimento corporal;
- Aspirar a orofaringe e higienizar a cavidade oral. Fechar a boca, amarrando o queixo com atadura ou toalha, até o topo da cabeça (não se aplica ao RN e lactentes pequenos, na maioria das vezes); pode-se fazer uso de uma fita adesiva do mento até as bochechas;
- Aspirar ao conteúdo e remover cânulas, sondas, cateteres e drenos, ocluindo o local de inserção com curativo, se necessário. Não removê-los se for necessária uma necropsia, ou de acordo com a rotina institucional;
- Caso não seja possível e/ou autorizada a retirada de cateteres e sondas colocar grampos ou pinças para vedação do fluxo, enrolá-los e prendê-los com adesivo, junto ao corpo;

- Realizar o tamponamento dos orifícios corporais, delicadamente, com pequenas bolas de algodão, e com o auxílio de pinça ou espátula, considerando que não permaneçam aparentes. O tamponamento não se aplica ao RN, lactentes pequenos, famílias judias e muçulmanas. Não tamponar a cavidade vaginal. Envolver o pênis com gazes. Evitar tamponar a região anal, podendo-se optar pelo uso de fralda;
- Se a família desejar a permanência de algum objeto no corpo da criança, como correntes e *piercing*, cobri-lo com atadura crepe ou adesivo hipoalergênico, para evitar perdas e escoriações;
- Unir mãos e pés, amarrando-os com atadura de crepe ou fita adesiva;
- Pentear os cabelos;
- Colocar um lençol limpo sob o corpo e outro até os ombros; cobrir sondas e curativos que ainda permaneçam locados;
- Retirar o lixo do quarto e encaminhar os materiais para o expurgo;
- Retirar a paramentação;
- Diminuir a iluminação e ruídos, se necessário;
- Higienizar as mãos;
- Garantir privacidade à família e tempo suficiente para a despedida. Não permitir que o familiar permaneça sozinho no quarto. Deixar uma cadeira ao lado do leito. Acomodar o familiar e estar atento para qualquer alteração clínica;
- Esclarecer sobre quais pertences permaneceram no corpo. Fazer a devolução dos objetos do paciente, em presença de outro colaborador, registrando, em prontuário, as suas características e o nome de quem os recebeu, com data e hora;
- Fornecer para a família os objetos que ela vier a solicitar, como mechas de cabelos, *clip* umbilical, pulseira de identificação etc., sem questionamentos, pois todos têm importância para ela;
- O enfermeiro entrega a via amarela da declaração de óbito para a família, e a encaminha para a recepção, capela ou necrotério;
- Preencher a etiqueta de identificação e fixá-la ao corpo, conforme rotina da instituição (sobre a pele, sobre o lençol, pulseira de identificação etc.);
- Com as mãos enluvadas, envolver o corpo com o lençol, de forma a fechar as laterais, os pés e a cabeça e fixando as pontas com fita adesiva (não se aplica ao bebê que é vestido). De acordo com o protocolo pode-se, ainda, colocar o corpo em saco tipo mortalha;
- Cobrir o corpo com lençol limpo, sobre a maca e acionar o elevador antes de retirar o corpo do quarto, evitando o constrangimento de outros pacientes e visitantes;
- Providenciar o encaminhamento do corpo ao velório, necrotério ou ao SVO/IML. Atender às exigências legais sobre a documentação e transporte do corpo;
- Retirar as luvas e lavar as mãos;
- Completar a documentação, a evolução e anotação de enfermagem;
- Solicitar a limpeza terminal do quarto e equipamentos.

CONSIDERAÇÕES SOBRE O PREPARO DO CORPO

Aspectos familiares

A morte tem uma representação física e outra social: a finitude de um corpo biológico, e a finitude de uma pessoa. A família que perde um membro experimenta dor e solidão. A ausência daquele que morreu atinge, além da família que convivia com ele, toda a sua rede social. Por essa razão, o profissional que cuidará daquele do preparo, deve perceber e compreender que há um depósito de sentimentos expressado naquele corpo sem vida. Isso merece respeito e reverência.

Nesse sentido, o Conselho Federal de Enfermagem (Cofen), em sua Resolução n.º 311/2007, determina no Código de Ética dos Profissionais de Enfermagem que a equipe deve respeitar a dignidade e os direitos da pessoa humana em toda sua essência, sem discriminação de qualquer natureza e, em seu artigo 19 delibera como dever: "Respeitar o pudor, a privacidade e a intimidade do ser humano, em todo seu ciclo vital, inclusive nas situações de morte e pós-morte". Para respeitar esses valores, a assistência deve estar comprometida e fortalecida pela competência técnica, mas voltada para parâmetros éticos, que visam o bem-estar de quem recebe o cuidado, nesse caso estendido à família.

Como mencionado deve-se estipular como meta o cuidado à família, oferecendo-lhes auxílio para o enfrentamento desse processo, dando abertura para a exposição de seus sentimentos, fazendo-se presentes nesse momento tão difícil onde reorganizarão a realidade para lidar com o seu pesar.

Atender à família, nesse contexto, também significa estar disponível e auxiliá-la a reescrever sua história, a partir da perda que, para muitos e por muito tempo pode tornar-se irreparável.

Equipe de enfermagem

A Enfermagem é a única profissão que cuida do ser humano em todo o seu ciclo vital, ou seja, desde antes do nascimento até depois da morte, denotando sua característica única e holística de assistir. Isso mostra o quão complexa e importante é a profissão.

O momento da morte, assim como o do nascimento é um acontecimento único, pessoal e que envolve sentimentos, emoções e reflexões.

Realizar o preparo do corpo pós-morte não se trata apenas de mais uma técnica. Cuidar do corpo de uma pessoa não viva é um privilégio, uma honraria. O corpo é entregue, em confiança, apenas à equipe de enfermagem, assim como é feito nas religiões onde somente a pessoa mais próxima tem a autorização de tocar o corpo da pessoa morta. O preparo do corpo, visto desse modo, remete-nos a sentimentos de zelo, de paz, mesmo diante do inevitável final. É sentir-se com o dever cumprido, e saber que o melhor foi feito àquele que agora é preparado para voltar à terra e tornar-se parte de tudo.

E é nesse momento que a Enfermagem pode exercer um dos mais nobres atos da profissão, ao tratar do corpo com dignidade e proporcionar o acolhimento dos familiares.

A morte também é o momento em que o profissional se depara com "o grande mito" e se percebe diante da constatação de que ele próprio terá o mesmo desfecho.

Sendo assim, a morte não é vista como inimiga ou fracasso profissional. Ela é apenas o desfecho de um ciclo. É o fim de uma história, mesmo que de uma curta história, como a de um recém-nascido que viveu por minutos. O importante é saber que se fez parte dela. Melhor ainda é ter a plena consciência de que aquele indivíduo foi cuidado com humanidade, com qualidade, com técnica, mas, sobretudo, com benevolência, com afeto, com compaixão.

Não se pretendeu discutir apenas os aspectos da prática, da perda, do luto ou do despreparo dos profissionais para enfrentá-la. Pretendeu-se, também, ressaltar que os vários lutos que se vivencia no cuidado ao outro devem nos preparar para a vida e que, ao perceber nossa humanidade, conseguimos ajudar pais, familiares, amigos e os próprios colegas a perceberem a morte como um momento de tranquilidade, de conforto, de transição e mudança, e do legítimo exercício da espiritualidade e da vontade de viver bem, ao se perceber que a vida é um presente e que deve ser bem vivida.

BIBLIOGRAFIA CONSULTADA

1. Ariès P. História da morte no ocidente. São Paulo: Saraiva, 2012.
2. Agência Nacional de Vigilância Sanitária – Anvisa. Referência técnica para o funcionamento de estabelecimentos funerários e congêneres. Brasília, 2009.
3. Conselho Federal de Enfermagem - Cofen. Resolução n.º 311/2007. Aprova a Reformulação do Código de Ética dos Profissionais de Enfermagem. [Acesso 10 dez 2016]. Disponível em: http://www.cofen.gov.br/resoluo-cofen-3112007_4345.html.
4. Conselho Regional de Enfermagem - Coren. Parecer Coren-SP GAB n.º 061/2011. Preparo do corpo pós-morte utilizando o método da vela (tamponamento egípcio). [Acesso 10 dez 2016]. Disponível em: http://portal.coren-sp.gov.br/sites/default/files/parecer_coren_sp_2011_61.pdf.
5. Guimarães AMC. Resgate do conhecimento do cuidado do corpo após a morte pelo método da vela. Dissertação [mestrado]. Guarulhos, Universidade de Guarulhos, 2001.
6. Guimarães AMC, Teixeira MB. Experiencing body preparation after death: based on Maurice Merleau-Ponty. Online Brazilian Journal of Nursing, 2010 [acesso 10 dez 2016];9(2). Disponível em: http://www.objnursing.uff.br/index.php/nursing/article/view/j.1676-4285.2010.3011/671.
7. Kenner C. Enfermagem Neonatal. 2. ed. Rio de Janeiro:Reichmann & Affonso, 2001.
8. Kuhn T, Lazzari DD, Jung W. Vivências e sentimentos de profissionais de enfermagem nos cuidados ao paciente sem vida. Rev. Bras. Enferm. [Internet]. 2011. [acesso 10 dez 2016]; 64(6):1075-81. Disponível em: http://www.scielo.br/pdf/reben/v64n6/v64n6a13.pdf.
9. Ministério da Saúde (Brasil). Secretaria de Vigilância em Saúde. Departamento de Análise de Situação de Saúde. Manual de Instruções para o preenchimento da Declaração de Óbito/Ministério da Saúde, Secretaria de Vigilância em Saúde, Departamento de Análise de Situação de Saúde. – Brasília: Ministério da Saúde, 2011. 54 p.: il. (Série A. Normas e Manuais Técnicos).
10. Nascimento MAL, Moraes MP, Junior RG, Giannini EL. O cuidado de enfermagem com o corpo sem vida. Texto Contexto Enferm. 2007;16(1):168-71.
11. Potter PA, Perry AG. Fundamentos de enfermagem. 8. ed. Rio de Janeiro: Elsevier, 2013.
12. Salomé GM, Cavali A, Espósito VHC. Sala de emergência: o cotidiano das vivências com a morte e o morrer pelos profissionais de saúde. Rev. Bras. Enfermagem. 2009. [acesso 10 dez 2016];62(5):681-86. Disponível em: http://www.scielo.br/pdf/reben/v62n5/05.pdf.
13. Santana JCB, Dutra BS, Matos PHF, Campos ACV. Preparando o corpo: respeito e ética no momento do fim da vida. Enfermagem Brasil. 2011;10(1):32-8.

14. São Paulo. Secretaria da Saúde. Aprova Norma Técnica que disciplina os serviços de necrotério, serviço de necropsia, serviço de somatoconservação de cadáveres, velório, cemitério e as atividades de exumação, cremação e transladação, e dá outras providências. Diário Oficial, n.' 56, de 26/03/13; Seção 1, p.33 [acesso 10 dez 2016]. Disponível em: http://www.cvs.saude.sp.gov.br/up/E_RS-SS-28_250213%20%28NT-tanato%29.pdf.
15. Shimizu HE. Como os trabalhadores de enfermagem enfrentam o processo de morrer. Rev. Bras. Enfermagem. 2007. [acesso 10 dez 2016];60(3):257-62. Disponível em: http://www.scielo.br/pdf/reben/v60n3/a02.pdf.
16. Souza ABG, Vasques RCY, Sampaio PS. O luto e o cuidado da família que vivencia a morte no período neonatal. In: Souza ABG, org. Unidade de Terapia Intensiva Neonatal: cuidados ao recém-nascido de médio e alto risco. São Paulo: Atheneu, 2015. p. 551-62.
17. Smith-Temple J, Johnson JY. Guia para procedimentos de enfermagem. 4.ed. Porto Alegre: Artmed, 2004.
18. Viana DL, Contim D, org. Manual de procedimentos em pediatria. São Caetano do Sul, São Paulo: Yendis Editora, 2006.

Anexos

ANEXO A

Resolução CONANDA n.º 41
Ministério da Justiça
Conselho Nacional dos Direitos da Criança e do Adolescente Hospitalizados

O CONSELHO NACIONAL DOS DIREITOS DA CRIANÇA E DO ADOLESCENTE-CONANDA, reunido em sua Vigésima Sétima Assembleia Ordinária e considerando o disposto no Art. 3.º da Lei n. 8.242, de 12 de outubro de 1991, resolve:

I- Aprovar em sua íntegra o texto oriundo da Sociedade Brasileira de Pediatria, relativo aos Direitos da Criança e do Adolescente hospitalizados, cujo teor anexa-se ao presente ato.

II- Esta resolução entra em vigor na data de sua publicação.

Anexo da Resolução n. 41 de 13 de outubro de 1995 (DOU, Seção 1, de 17/10/1995).

Direitos da Criança e do Adolescente Hospitalizados

1. Direito à proteção, à vida e à saúde com absoluta prioridade e sem qualquer forma de discriminação.

2. Direito a ser hospitalizada quando for necessário para o seu tratamento, sem distinção de classe social, condição econômica, raça ou crença religiosa.

3. Direito a não ser ou permanecer hospitalizado desnecessariamente por qualquer razão alheia ao melhor tratamento de sua enfermidade.

4. Direito a ser acompanhado por sua mãe, pai ou responsável, durante todo o período de sua hospitalização, bem como receber visitas.

5. Direito a não ser separado de sua mãe ao nascer.

6. Direito a receber aleitamento materno sem restrições.

7. Direito a não sentir dor, quando existam meios para evitá-la.

8. Direito a ter conhecimento adequado de sua enfermidade, dos cuidados terapêuticos e diagnósticos a serem utilizados, do prognóstico, respeitando sua fase cognitiva, além de receber amparo psicológico quando se fizer necessário.

9. Direito a desfrutar de alguma forma de recreação, programas de educação para a saúde, acompanhamento do curriculum escolar, durante sua permanência hospitalar.

10. Direito a que seus pais ou responsáveis participem ativamente do seu diagnóstico, tratamento e prognóstico, recebendo informações sobre os procedimentos a que será submetido.

11. Direito a receber apoio espiritual e religioso, conforme a prática de sua família.

12. Direito de não ser objeto de ensaio clínico, provas diagnósticas e terapêuticas, sem o consentimento informado de seus pais ou responsáveis e o seu próprio, quando tiver discernimento para tal.

13. Direito a receber todos os recursos terapêuticos disponíveis para a sua cura, reabilitação e/ou prevenção secundária e terciária.

14. Direito à proteção contra qualquer forma de discriminação, negligência ou maus tratos.

15. Direito ao respeito a sua integridade física, psíquica e moral.

16. Direito à preservação de sua imagem, identidade, autonomia de valores, dos espaços e objetos pessoais.

17. Direito a não ser utilizado pelos meios de comunicação de massa, sem a expressa vontade de seus pais ou responsáveis ou a sua própria vontade, resguardando-se a ética.

18. Direito à confidencialidade dos seus dados clínicos, bem como direito de tomar conhecimento desses dados, arquivados na instituição pelo prazo estipulado em lei.

19. Direito a ter seus direitos constitucionais e os contidos no Estatuto da Criança e do Adolescente respeitados pelos hospitais integralmente.

20. Direito a ter uma morte digna, junto a seus familiares, quando esgotados todos os recursos terapêuticos disponíveis.

ANEXO B

Calendário de Vacinação 2017

O calendário brasileiro de vacinação é definido pelo Programa Nacional de Imunizações (PNI) e corresponde ao conjunto de imunobiológicos considerados de interesse prioritário à saúde pública. Em 2017, o calendário contou com dezenove produtos (Quadro B1), recomendados desde o nascimento até a terceira idade, com 300 milhões de doses distribuídas, gratuitamente.

As vacinas apresentam-se eficazes, seguras e protetoras, em longo prazo. Embora seus efeitos sejam individuais, à primeira vista, os maiores benefícios da imunização se dão no âmbito coletivo. Décadas de um programa público de imunização garantiram o controle de doenças que acometeram a milhares de crianças, no passado.

No caso em que os pacientes não podem utilizar as vacinas de rotina (prematuros, imunocomprometidos, portadores de fibrose cística e diabetes tipo I) o Ministério da Saúde disponibiliza produtos imunobiológicos de moderna tecnologia e alto custo nos Centros de Referência de Imunobiológicos Especiais (CRIEs).

Quadro B1 – Produtos disponíveis no Programa Nacional de Imunizações

1. BCG (Tuberculose);	9. Vacina febre amarela;
2. Hepatite B;	10. Tríplice viral - SRC - Sarampo, Rubéola, Caxumba
3. Tríplice bacteriana - DTP - Difteria, Tétano, Coqueluche (*Pertussis*)	11. Vacina Meningocócica Conjugada tipo C (Meningite);
4. HIB (*Haemophilus influenzae* tipo B)	12. Influenza (Gripe);
5. VIP - Vacina Inativada Poliomielite;	13. Hepatite A ;
6. VOP - Vacina Oral contra a Pólio;	14. HPV Quadrivalente recombinante (Vírus tipos, 6,11,16,18);
7. VORH - Vacinal Oral de Rotavírus Humano;	15. dTpa (tríplice bacteriana acelular para gestantes); dT (Dupla bacteriana, tipo adulto).
8. Vacina Pneumocócica decavalente - doenças causadas por pneumococos (pneumonia, meningite);	

Fonte: Ministério da Saúde, 2017.

As novas tecnologias relacionadas à produção de imunobiológicos incluem: vacinas de DNA, vacinologia reversa, *prime boost*, imunoterapia, vetores não replicantes, vacina de mucosa e novos adjuvantes.

Em março de 2017, o Ministério da Saúde alterou o calendário de alguns imunobiológicos:

- Vacina anti-Hepatite A: uma dose aos 15 meses ou até 5 anos (antes: até 2 anos);
- Vacina contra Varicela: uma dose aos 15 meses ou até 5 anos, junto com a 2.ª dose da tríplice viral - tetraviral ou tríplice+varicela (antes: até 2 anos)
- Vacina meningocócica C (conjugada) contra meningite causada pelo meningococo C: duas doses aos 3 e 5 meses, primeiro reforço aos 12 meses, preferencialmente, podendo ser feito até os 4 anos (antes: reforço até 24 meses); adolescentes: dose única (se nunca foi vacinado), ou reforço aos 12 ou 13 anos. Em 2018, essa dose ou reforço será realizada aos 11 ou 12 anos;

⦿ Vacina anti-HPV (Papilomavírus humano) Quadrivalente recombinante (Vírus tipos 6,11,16,18): Meninos de 12 a 13 anos, duas doses, com intervalo de seis meses (antes: não disponível); meninas de nove a 14 anos, duas doses, com intervalo de seis meses (antes: reforço após cinco anos). Em homens e mulheres imunocomprometidos de nove a 26 anos, três doses (intervalos: 0, 2 e 6 meses).

O calendário vacinal público básico até 15 anos é apresentado no Quadro B2.

Quadro B2 – Calendário vacinal 2017 para menores de 15 anos.

Idade	Vacinas
Ao nascer	– BCG – Hepatite B
2 meses	– Pentavalente - 1.ª dose (Tetravalente + Hepatite B - 2.ª dose) – Poliomielite - 1.ª dose (VIP) – Pneumocócica conjugada - 1.ª dose – Rotavírus - 1.ª dose
3 meses	– Meningocócica C conjugada - 1.ª dose
4 meses	– Pentavalente - 2.ª dose (Tetravalente + Hepatite B - 3.ª dose) – Poliomielite - 2.ª dose (VIP) – Pneumocócica conjugada - 2.ª dose – Rotavírus - 2.ª dose
5 meses	– Meningocócica C conjugada - 2.ª dose
6 meses	– Pentavalente - 3.ª dose (Tetravalente + Hepatite B - 4.ª dose) – Poliomielite - 3.ª dose (VIP)
9 meses	– Febre Amarela
12 meses	– Pneumocócica conjugada - Reforço – Meningocócica C conjugada - Reforço (até 4 anos), ou dose única dos 12 meses aos 4 anos – Tríplice Viral - 1.ª dose
15 meses	– DTP - 1.º Reforço (incluída na Pentavalente) – Poliomielite - 1.º Reforço (VOP, bivalente) – Hepatite A (uma dose dos 15 meses até 5 anos, ou mais) – Tetraviral (Tríplice Viral - 2.ª dose + Varicela, até 4 anos)
4 anos	– DTP - 2.º Reforço (incluída na Pentavalente) – Poliomielite - 2.º Reforço (VOP, bivalente) – Febre amarela - Reforço
9-14 anos	– HPV - duas doses – Meningocócica C conjugada (Reforço ou dose única).

Fonte: Ministério da Saúde, 2017.

Na adolescência, o esquema vacinal será definido de acordo com as doses recebidas na infância. Nos casos de vacinação completa, o adolescente receberá a vacina dupla bacteriana acelular para adulto (dTpa), aos quinze anos e a vacina contra a Influenza (gripe), anualmente. A vacina contra a febre amarela é repetida a cada dez anos, se o indivíduo estiver permanentemente exposto ao risco.

BIBLIOGRAFIA CONSULTADA

1- Ministério da Saúde (Brasil). Secretaria de Vigilância em Saúde. Departamento de Vigilância das Doenças Transmissíveis. Manual dos Centros de Referência para Imunobiológicos Especiais / Ministério da Saúde, Secretaria de Vigilância em Saúde, Departamento de Vigilância das Doenças Transmissíveis. - 4. ed. Brasília: Ministério da Saúde, 2014. 160 p.: il. [acesso 10 dez 2016]. Disponível em: http://portalsaude.saude.gov.br/images/pdf/2014/dezembro/09/manual-cries-9dez14-web.pdf

2- Ministério da Saúde (Brasil). Calendário de vacinação atualizado - 06/Janeiro/2016. [acesso 10 jan 2016]. Disponível em: http://www.brasil.gov.br/saude/2016/01/calendario-de-vacinacao-atualizado-ja-esta-em-vigor

3- Ministério da Saúde (Brasil). Secretaria de Vigilância em Saúde. Departamento de Vigilância das Doenças Transmissíveis. Nota informativa n. 311/2016. Informa as mudanças no Calendário nacional de Vacinação para o ano de 2017. [acesso 10 fev 2017]. Disponível em: http://sbim.org.br/images/files/nota-informativa-311.pdf

4- Sociedade Brasileira de Imunizações (SBIM). Calendários de Vacinação. 2016/2017. [acesso 10 fev 2017]. Disponível em: http://portalarquivos.saude.gov.br/images/pdf/2016/dezembro/28/Nota-Informativa-384-Calendario-Nacional-de-Vacinacao-2017.pdf

Apêndice

Aspásia Basile Gesteira Souza

CASOS CLÍNICOS E EXERCÍCIOS PRÁTICOS

1. Um lactente com nove meses de vida, que faltou na última consulta de puericultura, foi pesado e se encontra no escore Z entre -3 e -2. Sua classificação e conduta são, respectivamente:
   a. Peso baixo; agendar nova consulta em 30 dias;
   b. Insatisfatório com risco nutricional; agendar consulta em 30 dias;
   c. Peso muito baixo; agendar consulta de rotina;
   d. Satisfatório; agendar consulta de rotina, aos 12 meses de vida;
   e. Insatisfatório sem risco nutricional; agendar consulta de rotina.

2. Para avaliar o sobrepeso ou obesidade o melhor instrumento é: _____

3. Os pais de um menino com um ano de idade relatam que o filho segura objetos somente com a mão esquerda e que estão ensinando-o a utilizar a mão direita. Sua conduta seria:
   a. Informar que o filho é canhoto e sua lateralidade não pode ser modificada;
   b. Informar que a lateralidade será determinada nos próximos anos;
   c. Avaliar a motricidade e a força nos membros superiores;
   d. Estimular o uso da mão direita;
   e. Sugerir consulta com fisioterapeuta e psicopedagogo.

4. Correlacione as afirmativas com as teorias de desenvolvimento infantil, e assinale a alternativa correta:
   ( ) O desenvolvimento da personalidade é governado por processos inconscientes e conscientes, que ocorrem em estágios. Cada estágio está centrado em uma determinada "tensão" ou "tarefa". A primeira infância é considerada como o período sensível para a construção da personalidade.
   ( ) A inteligência possibilita que as crianças realizem adaptações ao ambiente, para aumentar a possibilidade de sobrevivência e, por meio do comportamento, estabelecem e mantem equilíbrio com o ambiente.
   ( ) Os instintos sexuais são significativos no desenvolvimento da personalidade.
   ( ) Do nascimento até dois anos, a criança está no estágio indiferenciado, pois não possui conceito de certo e errado, não tem crenças ou convicções para direcionar o seu comportamento. Não há relação com um ser transcendental. O lactente confia no cuidador/provedor.

( ) O desenvolvimento é mais influenciado pelas demandas socioculturais comuns para uma determinada faixa etária, do que pelo amadurecimento, propriamente dito.

( ) Entre um e seis anos, a criança se encontra no nível pré-convencional e orienta-se, culturalmente, pelas diretrizes de bem e mal, e certo e errado, apoiada apenas em seus interesses próprios.

I. Teoria psicossexual
II. Teoria psicossocial
III. Teoria cognitiva
IV. Teoria espiritual
V. Teoria psicanalítica
VI. Teoria moral

Assinale a alternativa correta:

a. a) II, V, I, III, VI, IV
b. b) V, III, I, IV, II, VI
c. c) III, IV, I, II, IV, V
d. d) V, III, I, II, IV,VI
e. e) V, III, IV, I, II, VI

5. Antes de um ano ocorre um rápido desenvolvimento motor, cognitivo e social, e uma grande reciprocidade entre o lactente e seus pais e cuidadores, estabelecendo-se aí o início da confiança preliminar com o mundo e as bases para relações interpessoais futuras. Qual achado do desenvolvimento não faz parte dessa fase?

   a. Sentar sem apoio;
   b. Andar;
   c. Rolar;
   d. Empilhar quatro ou mais cubos para formar uma torre;
   e. Movimento de pinça.

6. As áreas do desenvolvimento neuropsicomotor avaliadas no teste de Triagem de Denver são:

   a. Motor grosso, motor delicado, pessoal-social, linguagem;
   b. Motor grosso, motor delicado, adaptativo, social, linguagem;
   c. Motor grosso, motor fino, adaptativo, pessoal-social, linguagem;
   d. Motor delicado, motor fino, adaptativo, linguagem;
   e. Motor delicado, motor fino, motor grosso, pessoal-social, linguagem.

7. É um comportamento esperado aos sete meses de vida, em lactentes nascidos de termo:

   a. Controle incompleto do tronco;
   b. Permanecer sentado sem apoio;
   c. Permanecer em pé com apoio, quando colocado nessa postura;
   d. Dificuldade de manter a cabeça elevada;
   e. Engatinhar, quando colocado em quatro apoios.

8. Ao avaliar o desenvolvimento de um lactente de quatro meses de idade, você observou que a criança não sorri, mesmo quando a mãe a estimulava. A causa menos provável dessa alteração é:

   a. Deficiência visual;

b. Doença genética;
   c. Deficiência cognitiva;
   d. Distúrbio psicoafetivo;
   e. Deficiência motora.

9. Pré-escolar de cinco anos, sexo masculino, deu entrada no pronto socorro infantil, vítima de acidente automobilístico, envolvendo colisão de veículos, em baixa velocidade, segundo o relato do pai. A criança não usava cinto de segurança e estava no banco traseiro. Ao exame físico: colar cervical, restrição de membros superiores, inconsciente, pupilas isocóricas e fotorreativas, Escala de coma Glasgow= 9, hipocorado, esforço respiratório aumentado com retração diafragmática, pulsos periféricos palpáveis, expansibilidade diminuída em hemitórax esquerdo, murmúrios vesiculares diminuídos em hemitórax esquerdo. São cuidados de enfermagem imediatos: _____

10. Assinale V (verdadeiro) ou F (falso) e escolha a sequência correspondente. A determinação da dose de medicamentos para as crianças é calculada pelo médico baseando-se:

    ( ) Na altura;
    ( ) Na regra de três;
    ( ) no índice de massa corpórea;
    ( ) Na porcentagem de gordura.
    ( ) No peso.

    a. V; V; F; V; F;
    b. V; V; F; F; V;
    c. F; F; F; F; V;
    d. F; F; V; V; V;
    e. V; F; V; V; F.

11. O peso do lactente:
    a. Deve ser aferido bimestralmente, no primeiro semestre de vida;
    b. Será insuficiente se consumir somente leite materno;
    c. É prejudicado se não for suplementado com outros alimentos;
    d. Deve ser monitorado para percepção de sinais de retardamento mental;
    e. Será normal se o peso do nascimento duplicar no final do primeiro semestre de vida.

12. Ao verificar os sinais vitais de lactentes e infantes, seguir a sequência:
    a. Pressão arterial, temperatura, frequência cardíaca, frequência respiratória, saturação periférica de O_2;
    b. Temperatura, frequência cardíaca, frequência respiratória, pressão arterial e saturação O_2;
    c. Frequência respiratória, frequência cardíaca, temperatura, saturação de O_2, pressão arterial;
    d. Frequência respiratória, temperatura, frequência cardíaca, saturação de O_2, pressão arterial;
    e. Frequência cardíaca, frequência respiratória, saturação de O_2, pressão arterial, temperatura.

13. O manguito ideal para um braço com circunferência de 22 cm é aquele com largura e comprimento, respectivamente, de:
    a. 9 cm e 18 cm;
    b. 11 cm e 18 cm;
    c. 18 cm e 10 cm;
    d. 18 cm e 9 cm;
    e. 4 cm e 8 cm.

14. A hipospadia é uma alteração anatômica que configura:
    a. A imperfuração anal;
    b. A ausência de um ou dois testículos no escroto;
    c. Uma conexão embrionária entre o umbigo e a bexiga;
    d. O posicionamento da abertura uretral abaixo do normal;
    e. O posicionamento da abertura uretral acima do normal.

15. Sobre a alimentação no primeiro ano de vida, assinale a alternativa correta:
    a. A expressão "alimentação complementar" pode ser utilizada como sinônimo de "alimentação de desmame";
    b. A alimentação complementar, em qualquer situação, deve ser oferecida somente a partir do 6.º mês de vida;
    c. Adoçar alimentos não é recomendado; entretanto, não há contraindicação para o uso do mel;
    d. Oferecer água filtrada no intervalo das mamadas;
    e. O Ministério da Saúde indica a possibilidade da introdução do ovo inteiro e cozido, a partir do sexto mês de vida.

16. Sobre a higiene da criança é correto afirmar que:
    a. O banho de aspersão só é indicado para crianças com mais de quatro anos;
    b. O creme de barreira deve ser retirado, em todas as trocas de fralda;
    c. A única forma segura de garantir uma temperatura adequada da água do banho de banheira é por meio do uso de um termômetro;
    d. O uso de lenços umedecidos para a higiene perineal não apresenta contra indicações;
    e. A Academia Americana de Odontologia Pediátrica recomenda o uso de dentifrícios com flúor, em quantidade controlada, desde a primeira infância.

17. Segundo as "Diretrizes Práticas para Terapia Infusional" publicadas no Brasil em 2013 (*Infusion Nurses Society*, 2011), o enfermeiro deve aplicar a Escala de Classificação de Flebites, a cada seis horas, no mímino, na criança em terapia intravenosa. O grau 3 desse escore corresponde a:
    a. Dor, eritema e/ou edema, com endurecimento e cordão venoso palpável maior que 1,0 cm de comprimento e drenagem purulenta;
    b. Dor, eritema, sem cordão venoso palpável;
    c. Sem dor ao toque, com eritema e/ou edema, sem cordão venoso palpável;
    d. Dor, eritema e/ou edema, com endurecimento e cordão venoso palpável;
    e. Sem dor, sem eritema ou edema, com endurecimento e cordão venoso palpável.

18. O principal fator de risco para aquisição de pneumonia associada aos cuidados de saúde é o uso de ventilação mecânica, especialmente em neonatos e crianças. As

medidas recomendadas pela Agência Nacional de Vigilância Sanitária (Anvisa), para a sua prevenção são:

a. Realizar higiene oral com clorexidina 0,12%; manter a cabeceira elevada entre 30º e 45º; aspirar a cavidade oral e o espaço subglótico; trocar o circuito do ventilador apenas quando necessário; introduzir sonda gástrica ou pós-pilórica para evitar o refluxo gastroesofágico;

b. Manter a cabeceira elevada entre 30° e 45°; utilizar sistema de aspiração fechado; evitar o uso de antiácidos; higienizar as mãos antes dos cuidados;

c. Manter a cabeceira em posição horizontal; realizar higiene oral com clorexidina 0,12%; utilizar filtro de barreira entre o tubo orotraqueal e o circuito de ventilação; evitar uso de antiácidos; higienizar as mãos antes dos cuidados;

d. Manter a cabeceira em posição horizontal; diminuir a sedação sempre que possível; aspirar secreção subglótica a cada plantão; realizar higiene oral com clorexidina 0,12%;

e. Manter a cabeceira elevada entre 30º e 45º; realizar higiene oral com clorexidina veículo oral; reduzir a sedação diariamente; evitar uso de antiácidos; trocar o circuito do ventilador a cada sete dias.

19. O brinquedo instrucional é utilizado como estratégia para:
    a. Explicar os procedimentos para a criança, favorecendo a sua compreensão e participação;
    b. Ensinar a criança a manusear um cateter;
    c. Orientar os pais nos cuidados específicos;
    d. Orientar o acompanhante a manusear um cateter;
    e. Demonstrar um procedimento para a equipe de enfermagem.

20. A técnica do brinquedo para orientar um infante quanto à punção venosa deve ser utilizado:
    a. Na admissão da criança na unidade e longe dos pais, para evitar interferências;
    b. Imediatamente antes do procedimento e na presença dos pais;
    c. Imediatamente antes do procedimento e longe dos pais, para evitar interferências;
    d. Junto a outras crianças, pais e equipe;
    e. Na admissão da criança na unidade, em grupos.

21. A maturação sexual é ordenada em fases acompanhadas pela escala visual denominada:
    a. Estágios de Erickson;
    b. Estágios de Kohlberg;
    c. Estágios de Braden;
    d. Estágios de Toddler;
    e. Estágios de Tanner.

22. A menstruação ocorre em adolescentes que apresentam as seguintes características:
    a. Mamas com contorno definidos, mamilos aparentes e pelos pubianos grossos;
    b. Gônadas em estágio 4 e pelos pubianos até as coxas;
    c. Gônadas em estágio 3 e mamas em estágio 3;

d. Mamas arredondadas e pelos pubianos nos grandes lábios;
e. Mamas com contornos definidos e gônadas desenvolvidas.

23. O Calendário Básico de Vacinação foi modificado em 2016-2017. Uma das alterações realizadas pelo Ministério da Saúde foi:
    a. As três doses da vacina antipoliomielite são administradas por via ora;
    b. As três doses da vacina antipoliomielite são administradas por via intramuscular (VIP);
    c. As meninas são vacinadas para HPV com três doses anuais;
    d. O reforço da vacina anti-meningococo C é administrada aos nove meses;
    e. A vacina anti-meningococo C é administrada em três doses.

24. O desenvolvimento de tecnologias para a administração de múltiplos antígenos em uma única aplicação é uma tendência nas últimas décadas. A Vacina Pentavalente previne:
    a. Difteria, tétano, HPV, hepatite B (recombinante) e *Haemophilus influenza* tipo b (conjugada)
    b. Difteria, tétano, coqueluche ("Pertussis"), hepatite A e B (recombinante) e *Haemophilus influenza* tipo b (conjugada)
    c. Difteria, tétano, rubéola, varicela (recombinante) e Haemophilus influenza tipo b (conjugada)
    d. Difteria, tétano, coqueluche ("Pertussis"), hepatite B (recombinante) e *Haemophilus influenza* tipo b (conjugada);
    e. Difteria, tétano, varicela, hepatite A e *Haemophilus influenza* tipo b (conjugada).

25. O músculo de escolha para administração de antibióticos injetáveis em infantes é:
    a. Deltoide, em seu terço médio;
    b. Glúteo médio;
    c. Glúteo médio, em seu terço inferior;
    d. Glúteo máximo, em sua porção superior externa;
    e. Deltoide, em seu terço superior.

26. Ao aplicar a escala de coma de Glasgow adaptada, em uma criança com dois anos, admitida na unidade de pronto socorro infantil, a enfermeira encontrou uma pontuação igual a quatro, o que indica:
    a. Nível de consciência inalterado;
    b. Coma leve;
    c. Coma profundo;
    d. Sonolência;
    e. Confusao mental.

27. Para uma melhor avaliação e acompanhamento da criança em oxigenoterapia é necessário realizar a monitorar os seguintes parâmetros:
    a. Frequência cardíaca, frequência respiratória, saturação de oxigênio periférico, e gasometria para determinação de pH, PaO_2, PCO_2;
    b. Frequência cardíaca, pressão arterial, temperatura, pulsos periféricos e perfusão periférica;
    c. Gasometrias seriadas para determinação de pH, PaO_2, PCO_2;

d. Frequência cardíaca, frequência respiratória, pressão arterial e perfusão periférica;
e. Nível de consciência, avaliação de dor e reflexos tendinosos.

28. Quais os sinais que indicam sofrimento respiratório em crianças?
    a. Choro, febre, coriza e tosse;
    b. Febre, taquipneia, tosse e cianose;
    c. Taquipneia, cianose, cansaço intenso, batimento de aleta nasal, retração intercostal e furcular;
    d. Ruídos adventícios, choro, coriza, irritação;
    e. Congestão nasal, tosse, coriza e febre.

29. Infante com dois anos de idade, hospitalizado em Unidade de Terapia Intensiva Pediátrica, devido a quadro de asma grave. Permanece monitorizado, em ventilação não invasiva por interface de máscara nasal, acordado, acompanhado pela mãe. Assinale a alternativa que destaca os cuidados para que a essa modalidade terapêutica seja efetiva:
    a. Verificar se o tamanho da máscara (interface) é adequado; sedar a criança para facilitar a adaptação do sistema à face; monitorizar a saturação de oxigênio;
    b. Verificar se o tamanho da máscara é adequado; acoplá-la adequadamente à face; manter o sistema aquecido e umidificado; favorecer um ambiente tranquilo; manter posicionamento da criança com o auxílio de coxins; monitorizar frequência cardíaca, respiratória, e saturação de oxigênio;
    c. Manter o sistema aquecido e umidificado; restringir os membros superiores da criança; mantê-la sedada para melhor ventilação; monitorar saturação de O_2;
    d. Manter a interface frouxa para não lesar a pele da criança; retirar o dispositivo a cada hora; manter posicionamento no leito com o auxílio de coxins; monitorizar frequência cardíaca, frequência respiratória, saturação de oxigênio;
    e. Restringir as mãos da criança; retirar a máscara a cada hora; monitorizar: frequência cardíaca, frequência respiratória, saturação de oxigênio; verificar o padrão respiratório

30. São sinais de hipertermia maligna que podem ser identificados no pós-operatório de crianças:
    a. Bradicardia, arritmia, bradipneia;
    b. Euforia, arritmia, taquicardia;
    c. Hipotensão arterial, bradicardia, taquipneia;
    d. Rigidez do masseter, arritmia, taquipneia;
    e. Dor, tremores, bradipneia.

31. Crianças antes da idade escolar, que apresentem palidez palmar, cansaço, sonolência e hemoglobina < 8mg/dl frequentemente necessitam de hemotransfusão com concentrado de hemácias. Os cuidados de enfermagem ao infundir o hemocomponente prescrito são:
    a. Aquecer a bolsa de sangue em banho-maria, iniciar a transfusão gota-a-gota utilizando um equipo de microgotas, com filtro;

b. Aquecer a bolsa de sangue em banho-maria, iniciar a transfusão gota-a-gota utilizando um equipo de gotas, com filtro;

c. Iniciar a transfusão em até 30 minutos após a bolsa ser retirada do banco de sangue, lentamente, por um período de até 4 horas, utilizando um equipo de microgotas com filtro;

d. Iniciar a transfusão em até 2 horas após a bolsa ser retirada do banco de sangue, lentamente, utilizando um equipo de microgotas com filtro, por um período de até 4 horas;

e. Aquecer a bolsa em temperatura ambiente, iniciar a transfusão em até uma hora, utilizando um equipo de gotas com filtro, por um período de até duas horas.

32. No cuidado centrado na família e na criança é correto afirmar que:
    a. Os profissionais de saúde devem apoiar, respeitar e enfatizar as potencialidades e a competência da família, sem se envolver emocionalmente com ela;
    b. A enfermagem reconhece o papel das famílias como cuidadoras e seu poder de decisão, desde que não desrespeite os direitos da criança;
    c. O empoderamento da família no ambiente hospitalar é um transtorno para a equipe multiprofissional;
    d. As necessidades da criança são consideradas mais importantes que as necessidades da família;
    e. A doença da criança é o foco da assistência.

33. O sítio de escolha para administrar um antibiótico prescrito por via intramuscular, em uma menina de dois anos é, preferencialmente:
    a. Região ventroglútea;
    b. Região do músculo vastolateral;
    c. Região dorsoglútea;
    d. Região do deltoide;
    e. Região glútea.

34. Um escolar de sete anos está recebendo soro com eletrólitos por dispositivo intravenoso periférico, em dorso de mão esquerda. O sítio da punção apresenta pele fria e pálida, edema menor que 2,5 cm com dor local de baixa intensidade. Ao avaliar o local, o enfermeiro conclui que se trata de:
    a. Flebite em grau avançado;
    b. Comprometimento da circulação local;
    c. Sinais de infecção no local;
    d. Estágio inicial de uma infiltração;
    e. Estágio inicial de uma flebite.

35. Entre os cuidados que a equipe de enfermagem adota, durante o uso do cateter central de inserção periférica (PICC), destaca-se a observação da perfusão periférica do membro cateterizado, que se justifica devido:
    a. A infusão de soluções hipertônicas;
    b. Ao risco de ocorrência de isquemia;
    c. À proximidade da punção em articulações como cotovelo;

d. Ao risco de flebite no local de inserção do cateter;
e. Ao risco de deslocamento do cateter durante a manipulação.

36. Prescrição médica de 150 mg de ceftriaxone, por via intramuscular. No estoque da instituição há frascos de 500 mg e diluente com 2 ml (com lidocaína). A quantidade a ser aspirada do frasco reconstituído é:
   a. 1 ml;
   b. 0,6 ml;
   c. 0,1 ml;
   d. 6,0 ml;
   e. 0,3 ml.

37. Prescrição médica de 300.000 UI de penicilina cristalina, diluídas em 50 ml de solução fisiológica estéril, por via intravenosa, infundida em 60 minutos. No estoque há frascos de 5.000.000 UI e diluente com 5 ml. A quantidade a ser aspirada do frasco reconstituído é:
   a. 4 ml;
   b. 0,35 ml;
   c. 0,4 ml;
   d. 0,5 ml;
   e. 3,5 ml.

38. Prescrição médica de 30 mg de metilprednisolona, por via intravenosa, infundida em 5 minutos. No estoque há frascos de 125 mg e diluente com 2 ml. A quantidade a ser aspirada do frasco reconstituído é:
   a. 2 ml;
   b. 0,58 ml;
   c. 0,6 ml;
   d. 4,8 ml;
   e. 0,2 ml.

39. A Sífilis congênita é uma das infecções mais frequente no mundo, de doença de notificação compulsória. A mulher deve realizar o VDRL (*Venereal Disease Research Laboratory*) no 1.º e 3.º trimestre de gestação. O acompanhamento da criança é realizado por dois anos. Foi internado na unidade de pediatria, por pneumonia, um lactente com 40 dias, 3.200 g, que já estava em tratamento para sífilis adquirida por via transplacentária. A mãe não realizou o pré-natal. O RN recebe Penicilina G Procaína, na dose de 50.000 UI/Kg, por via IM, a cada 24 h. No estoque há frascos de 400.000 UI e ampolas de diluente com 2 ml. A dose aspirada do frasco e o músculo de escolha para administrar a injeção será, respectivamente:
   a. 0,8 ml e vasto lateral da coxa, em dose única;
   b. 0,25 ml e vasto lateral da coxa, dividido em duas injeções;
   c. 1,25 ml e vasto lateral da coxa, em dose única;
   d. 0,8 mg e vasto lateral da coxa, em dose única;
   e. 1,25 mg e vasto lateral da coxa, dividido em duas injeções.

40. A Organização Mundial da Saúde (OMS) desenvolveu um instrumento norteador para melhorar as práticas cirúrgicas evitando danos aos pacientes no período

perioperatório, proporcionando uma cirurgia segura, por meio da conferência de procedimentos importantes, nas seguintes fases do processo cirúrgico:

a. Antes do encaminhamento do paciente ao centro cirúrgico, antes do início da anestesia e antes da incisão da pele;
b. Durante a indução anestésica, antes da incisão na pele e antes da saída do paciente da sala cirúrgica;
c. Antes do encaminhamento do paciente ao centro cirúrgico, antes da incisão da pele e antes da saída do paciente da sala cirúrgica;
d. Antes do início da anestesia, antes da incisão na pele e antes da saída do paciente da sala cirúrgica;
e. Durante a indução anestésica, após a incisão na pele e antes da saída do paciente da sala cirúrgica.

41. Uma das escalas utilizadas como instrumento para a avaliação da recuperação anestésica no adolescente é a escala de Aldrete e Kroulik, com o objetivo de identificar possíveis complicações. Essa escala avalia os seguintes parâmetros:

a. Tônus muscular, frequência cardíaca, coloração da pele e respiração;
b. Respiração, pulso, pressão arterial, temperatura e dor;
c. Respiração, pulso, pressão arterial, saturação de oxigênio, temperatura e dor;
d. Coloração da pele, respiração, saturação de oxigênio e expansibilidade torácica;
e. Atividade muscular, respiração, nível de consciência, circulação e saturação de oxigênio.

42. A Hipertermia Maligna é uma doença muscular hereditária e latente, caracterizada por uma síndrome hipermetabólica em resposta à exposição aos anestésicos voláteis, sendo potencialmente fatal. Seu tratamento consiste em medidas de resfriamento corporal e uso de:

a. Halotano;
b. Dantrolene Sódico;
c. Sevoflurano;
d. Propofol;
e. Pancurônio.

43. Cuidar do paciente pediátrico na fase perioperatória exige do enfermeiro competências que promovam a qualidade da assistência prestada, e que engloba intervenções como: abordagem, acolhimento, sensibilização e humanização. Dentre as complicações pós-cirúrgicas de maior repercussão está a infecção da ferida operatória, que pode ser prevenida com medidas como:

a. Higienização das mãos, verificação dos sinais vitais e inspeção do local cirúrgico;
b. Higienização das mãos, observar as condições da pele e existência de lesões;
c. Higienização das mãos, administrar antibiótico profilático, curativo asséptico;
d. Higienização das mãos, verificar presença de secreção e odor fétido, registrar integridade cutânea.
e. Higienização das mãos, verificar presença de odor fétido, registrar integridade cutânea e alteração da sensibilidade local.

44. Entre os cuidados prescritos pelo enfermeiro da unidade pediátrica, no período pré-operatório imediato, destacam-se:

a. Orientar e supervisionar jejum oral por 12 horas, tricotomizar a área sempre que necessário, verificar sinais vitais e encaminhar para banho na noite anterior;
b. Orientar e supervisionar jejum oral por 6-8 horas, encaminhar para banho no dia da cirurgia, verificar o peso, estimular aceitação da dieta antes de iniciar o jejum, puncionar acesso venoso em lactentes e infantes;
c. Verificar sinais vitais, administrar antibiótico na noite anterior, administrar sedativo uma hora antes da cirurgia, puncionar acesso venoso em infantes e pré-escolares;
d. Orientar e supervisionar jejum conforme prescrição, tricotomizar a área sem ferir a pele, encaminhar para orientação com psicóloga, verificar sinais vitais;
e. Pesar, administrar antibiótico na noite anterior, liberar ingesta de água, encaminhar para banho com clorexidine.

45. Para melhor organizar o fluxo de atendimento dos Prontos-Socorros, o Ministério da Saúde, por meio da Portaria n. 2.048/02, propõe a implantação do acolhimento com "triagem classificatória de risco", sobre a qual é incorreto afirmar que:
    a. É uma ferramenta tecnológica do processo de trabalho em unidades de urgência e emergência;
    b. Os pacientes classificados como "azul" são atendidos de acordo com a ordem de chegada;
    c. Utiliza cores para identificar o risco apresentado pelos pacientes;
    d. Prioriza o atendimento de acordo com o grau de urgência;
    e. Os pacientes classificados como "laranja" devem ser atendidos imediatamente.

46. A ansiedade de separação/depressão anaclítica foi descrita pelo médico e psicanalista austríaco-americano René Spitz, em 1961, e surge da privação parcial da relação afetiva, especialmente a materna. É considerado como o principal fator de estresse em crianças de seis a 30 meses e suas manifestações podem ser divididas em três fases, que são:
    a. Choro, fase da raiva e fase da indiferença;
    b. Protesto, fase de desesperança e fase de desligamento ou negação;
    c. Protesto, fase da apatia e fase de desligamento ou negação;
    d. Choro, fase da desesperança e fase de desligamento ou negação;
    e. Protesto, fase da desesperança e fase da indiferença.

47. Dentre os elementos que caracterizam o cuidado centrado na criança e na família pode-se considerar como falso:
    a. Facilitar a colaboração entre pais e profissionais, em todos os níveis de cuidado à saúde;
    b. Reconhecer a família como responsável pelo cuidado da criança, durante o processo de internação;
    c. c) Honrar a diversidade das famílias em seus aspectos raciais, étnicos, culturais e socioeconômicos;
    d. Encorajar e facilitar apoio e rede de contatos entre as famílias;
    e. Responder às necessidades de desenvolvimento da criança e família, como um cuidado à saúde.

48. A punção venosa periférica, para terapia intravenosa, é um dos procedimentos mais estressantes para a criança e família, sendo necessária a repunção, frequentemente, por desposicionamento e infiltração. Em lactentes agitados, que manipulam o local da inserção continuamente, o enfermeiro deve:
    a. Restringir os membros superiores, na altura dos punhos;
    b. Imobilizar os cotovelos de modo a mantê-los em extensão;
    c. Promover a contenção por enrolamento;
    d. Orientar a criança, solicitando sua colaboração;
    e. Solicitar observação do acompanhante.

49. São cuidados de enfermagem no preparo do corpo, pós-morte:
    a. Lavar o corpo; colocar fralda se RN ou lactente; vesti-lo e enrolá-lo em lençol limpo;
    b. Realizar o tamponamento de orifícios; envolver o corpo em lençol limpo;
    c. Após aspiração de cavidades, proceder ao tamponamento do tipo "egípcio";
    d. Fazer higiene corporal com clorexidina;
    e. Tamponar os orifícios e cavidades corporais.

50. Um infante com 24 meses, acompanhado pela avó, que é a cuidadora da criança é avaliado pelo enfermeiro da Unidade Básica de Saúde. Ao exame físico a criança apresenta: T=37,8 ºC, discreta taquipneia, irritabilidade, estrófulos disseminados, presença de pediculose e discreta hiperemia em região perineal. A conduta do enfermeiro é:
    a. Retirar roupa em excesso; orientar oferecer 2 litros de água potável; auscultar pulmões; indicar pasta de permetrina em estrófulos; indicar uso de fraldas de algodão, limpeza de períneo com água e sabonete neutro a cada troca, exposição ao sol fraco por 10 minutos, uso de pomada;
    b. Questionar pelos pais da criança; retirar roupa em excesso; orientar a avó para oferecer água potável aos poucos; auscultar pulmões; indicar pasta d´água em estrófulos; passar creme de permetrina em lesões; indicar uso de fraldas de algodão, limpeza de períneo com água e sabonete de glicerina, exposição ao sol fraco por 10 minutos;
    c. Questionar pelos pais da criança; retirar a roupa em excesso; orientar a avó para oferecer água potável aos poucos; auscultar os pulmões; indicar pasta d´água ou amido de milho em estrófulos e períneo; orientar a retirada de lêndeas, manualmente, usando um condicionador; indicar o uso de fraldas de algodão, e limpeza de períneo com água morna; exposição da área afetada ao sol fraco, por 10 minutos;
    d. Encaminhar para consulta médica;
    e. Referenciar para o hospital da região.

RESPOSTAS

1. a;
2. Gráfico de referência para o Índice de Massa Corporal (IMC), escore Z;
3. b;
4. b;
5. d;

6. a;
7. b;
8. e;
9. Manter o colar cervical; monitorar eletrocardiograma e saturação periférica de O$_2$; preparar material para drenagem de tórax; coletar exames de sangue, conforme pedido médico; solicitar radiografia de tórax à beira do leito; testar nível de consciência; observar expansibilidade torácica; observar o garroteamento e a formação de edema na região com restrição em membros;
10. c;
11. e;
12. c;
13. a;
14. d;
15. e;
16. e;
17. d;
18. a;
19. a;
20. b;
21. e;
22. a;
23. b;
24. d;
25. b;
26. c;
27. a;
28. c;
29. b;
30. d;
31. c;
32. b;
33. a;
34. d;
35. b;
36. b. Aplicar a regra de proporções ou a fórmula: dose prescrita/dose em estoque × diluição total: 150 mg/500 mg × 2 ml = 0,6 ml;
37. c. Aplicar a regra de proporções ou a fórmula: 300.000 UI/5.000.000 × 7 ml, sendo cinco mililitros do diluente e dois do volume do pó = 0,4 ml;
38. c. Aplicar a regra de proporções ou a fórmula: 30 mg/125 mg × 2,5 ml, sendo dois mililitros do diluente e 0,5 mililitro do volume do pó = 0,6 ml;
39. a. A prescrição determina 50.000 UI para cada quilograma de peso (1.000 g). O lactente pesa 3.200 g e deverá receber 160.000 UI (50.000 UI para 1.000 g, 3.200 g para "X"). Aplicar a regra de proporções ou a fórmula: 160.000 UI/400.000 UI × 2 = 0,8 ml. O músculo de escolha é o vasto lateral da coxa.
40. d;
41. e;
42. b;
43. c;
44. b;
45. e;
46. b;
47. b;
48. b;
49. a;
50. c.

Índice Remissivo

A

Abdome, 29
Acidente
    automobilístico, prevenção
        no lactante/infante, 68
            no pré-escolar, 70
                no recém-nascido, 67
        na infância, prevenção de, 66
Ácido citrato dextrose, 235
Acne
    juvenil, 18
    vulgar, 18
Acompanhante, 13
Acrocianose, 19
Adolescência, 1
    características peculiares, 14
Afogamento, prevenção
    no lactante/infante, 68
    no pré-escolar, 70
Ages and Stages Questionnaires, 64
Alimentação, 127
    complementar, 128
    no pós-operatório, 268
    pelo método BLW, 131
    preparo de mamadeiras, 129
    segurança da criança e, 134
Alimentos complementares, introdução dos, 130
Amostra(s)
    por sonda de demora, 242
    pré-transfusional, 178
    tubos para coleta de, 234
Anemia ferropriva, 45
Ansiedade de separação, fases
    desesperança, 90, 91
    desligamento, 91
    negação, 91
    protesto, 90
Aquecimento, 203
Aspiração da cânula traqueal, 204
Assistência de enfermagem perioperatória, sistematização da, 259
Atropelamento, prevenção no pré-escolar, 70
Ausculta, 13, 16
    cardíaca, 28
"Automedicação", 149
"Autoprescrição", 149
Avaliação
    da dor, 110
    do estado de desenvolvimento dos pais, 64
    pós-anestésica, 266

B

Baixa estatura, classificação, 40
Banho
    da criança, 138
    em banheira
        com controle do tronco, 140
        com o dorso e cabeça apoiados, 140
"Bicho geográfico", 20
Boca, 25
"Bola de Bichat", 45
Boletim de Silverman-Andersen, 28
Bonecas de barro, 98
Brincadeira, 98
Brincar, direito da criança, 98
Brinquedo terapêutico
    capacitador de funções fisiológicas, 101
    catártico, 101
    dramático, 101
    em procedimentos específicos, 106
    instrucional, 101
        aplicação do, 104
Bullying, 15

C

Cabeça, controle da, 55, 56
Calendário de vacinação 2017, 295
    para menores de 15 anos, 286
Campos pulmonares, ausculta dos, 27
Candida sp., 19, 141
Candidíase, 19
Candidose, 19
Cânula(s)
    nasal, 191
    traqueais, 203
        aspiração, 204
Cartão alfabético de Snellen, 23
Casos clínicos e exercícios práticos, 289-301
Cateter
    coleta por, 231
    enteral, posicionamento do, 216
    gástrico, posicionamento do, 211
    nasal
        de alto fluxo, 196, 197
        tipo óculos, 191
Cateterização, 207
    central pós-pilórica, 215
"Certos", os, 150
Checagem de informações, os "certos", 150

Child Development Inventary and Pediatric Symptom Checklist, 64
Choque elétrico, prevenção
    no lactante/infante, 69
    no pré-escolar, 70
Cianose, 19, 29
    central, 27
Circunferência braquial, 117
    ponto médio para aferir, 117
Circunstância notificável, 256
Cirurgia segura
    checagem para uma, 257
    em pediatria, 260
    os 10 objetivos da, 258
Citomegalovírus, 44
Citrato trissódico, 235
Classificação Internacional de Segurança do Paciente, conceitos
    circunstância notificável, 256
    dano, 256
    evento adverso, 256
    incidente, 256
    near miss, 256
    risco, 256
    segurança do paciente, 256
Coarctação da aorta, 28
Coleta
    de amostra sanguínea, características dos recipientes utilizados para, 235
    de fezes, 243
        coleta de material com haste, 246
        material, 244
        procedimento, 245
        recipiente e espátula para, 245
    de jato médio, 240
    de líquor, 247
    de material biológico para exames, 225
    de sangue, 225
    de urina, tipo I, 239
    para gasometria, 238
    para hemocultura, 234
    por cateter, 231
    por punção capilar, 232
    por saco coletaro, 241
Coletor, coleta por, 241
Coluna
    exame da, 33
    vertebral, 31
        curvaturas normais da, 32
Comportamento
    adaptativo, 49
    de linguagem, 49
    motor
        fino, 49
        grosso, 49
    pessoal, 49
    social, 49
Comprimento, 121
    do membro inferior a partir do joelho, 42
    nos recém-nascidos, 40
    posicionamento de membros inferiores para mensurar o comprimento, 122
    superior do braço, 42
    tibial, 42

Concentrado
    de granulócitos, 184
    de plaquetas, 183
Conflito
    de Édipo, 52
    de Electra, 52
Consulta
    pediátrica, 1-38
        abdome, 29
        boca, 25
        crânio, 21
        ectoscopia, 16
        exame neurológico, 25
        extremidades e coluna vertebral, 31
        histórico de enfermagem, 3
        nariz, 24
        olhos, 21
        orelhas e ouvido, 24
        pele, mucosas e fâneros, 17
        pescoço, 25
        sistema geniturinário, 33
        tórax e mamas, 27
Controle esfincteriano, 63
Corpo estranho, aspiração ou ingestão
    prevenção no lactante/infante, 69
Crânio, 21
    do RN, 122
    formato do, 21
    simetria do, 21
Crenças espirituais, 54
Crescimento
    corporal, 39
    gráfico, para meninas entre 0-5 anos, 43
    infantil
        avaliação do
            comprimento ou estatura, 40
            perímetro abdominal, 46
            perímetro cefálico, 42
            perímetro torácico, 46
    lento, 42
Criança
    banho da, 138
    brincar direito da, 98
    com insuficiência respiratória
        monitorização da, 188
    com necessidade de oxigenoterapia, 189
    direitos da, 100
    hospitalizada, 97
    injeção intramuscular em, 157
    medicando a
        medicação e segurança do paciente, 150
        via inalatória, 169
        via intramuscular, 156
        via intravenosa, 161
        via oral, 154
Crioprecipitado, 183
Criptorquidia, 33
Critério
    de Tanner, 34, 35
        para avaliar maturação sexual em meninas, 36, 37
        para avaliar maturação sexual em meninos, 35
Cuidado(s)
    à saúde, 1
    centrado

na criança e na família, 93
na patologia da criança, 93
no paciente, 255
com o corpo após a morte
material, 276
procedimento, 277
na primeira infância
alimentação, 127
higiene, 138
sono, 134
pós-operatórios, 264
pré-opertórios, 262
Curativo no pós-operatório, 270
Cútis marmórea, 19

D

Dano, 256
Declaração de óbito, 275
Dedo em forma de baqueta de tambor, 29
Dermatite
atópica, 19
das fraldas, 19
de contato, 20
prevenção de, 141
seborreica, 19
Desenho de uma figura humana feito por uma menina de 4 anos, 61
Desenvolvimento
da linguagem, 54
do infante, 62
do lactente, 62
do pré-escolar, 62
epiritual, teoria, 54
estágios, 49
mental, teorias, 53
motor fino
do infante, 59
do lactente, 58
do pré-escolar, 59
infante empilhando cubos para formar uma torre, 60
movimento de garra em pinça, 59
motor grosso
andar sem apoio, 58
do infante, 58
no lactente, 55
do pré-escolar, 58
na lactância, teorias, 51
na primeira infância
da personalidade, 50
mental, 53
teorias, 51
neuropsicomotor
na primeira infância, 55
infantil, avaliação, 49-71
pessoal e social
do infante, 61
do latente, 60
do pré-escolar, 62
Desnutrição
classificação, 40
grave, 45
Dieta, administrando
material, 213

procedimento, 213
Direito da criança, 100
Disfonia, 17
Dislalia, 17
Dislexia, 17
Dispositivo
de alto fluxo, 193
de baixo fluxo, 190
Disritmolalia, 17
Doença do aparelho respiratório, 187
Dor
avaliação da, 110
no pós-operatório, 267
Dreno, 269
de Penrose, 269
"Dupla checagem", 153

E

Ectoscopia, 16
propedêuticos, ausculta, 16
Eczema, 20
Efetividade, 255
Eficiência, 255
Empatia, palavra-chave no cuidado em UTI pediátrica, 84
Enfermagem, histórico de, 3
Engasgo/sufocação, prevenção no recém-nascido, 67
Enoftalmia, 21
Entrevista, 11
Equidade, 255
Equipe de enfermagem na unidade
de internação pediátrica, 81
de pronto-socorro infantil, 79
de terapia intensiva pediátrica, 86
Equipo para hemotransfusão com câmara graduada e filtro, 180
Eritrócito de hemácias, 181
Erro de conexão, 167
Escabiose humana, 20
Escala
APPT (*Adolescent Pediatric Pain Tool*), 113
da dor para aplicação em crianças, 112
de classificação da dor, 5
de classificação de infiltração e exrtravasamento, 166
de faces de dor, 111
de Glasgow adaptada, 8
de Snellen, 23
de Wong-Baker Faces, 111, 112
FLACC, 111
FPS-R, 111
visual analógica, 112
visual numérica, 112
Escarlatina, 25
Escolar, características peculiares, 14
Escoliose, 33
Escore "Z", 39
Estase jugular, 25
Estatura, 40, 121
posicionamento para aferir, 122
Estatuto da Criança e do Adolescente, 75
Estadiômetro, 122
Estômago, pontos anatômicos do, 211
Estridor, 28
Estrófulo, 20

Evento adverso, 256
Exame
   físico, 12
   neurológico, 25
Exoftalmia, 21
Expressões substitutas para orientar criança pequenas, 105
Extremidades, 31
   coloração das, 27
"Extubação acidental ou não programada", 204

F

Fácies senil, 45
Faixas etárias em pediatria, 2
Ferida operatória, cuidados com a, 270
Ferimentos de animais, prevenção no pré-escolar, 71
Fezes, coleta de, 243
Flebite, escala de classificação, 167
Fluoreto de sódio, 235
Fórmulas lácteas, 129
Fraldas, retirada das, 63
Frêmitos, 28
Frequência
   cardíaca, 114
      variação de acordo coma a idade, 114
   respiratória, 113
      variação da, 114
Função
   cerebelar, 26
   cerebral, 26

G

Ganho ponderal, vitamina D e sono interferem no, 40
Garatuja de uma menina com 20 meses, 60
Gasometeria
   arterial, 189
   coleta para, 238
Gastroparesia, 215
Gel separador de cóagulo, 235
Gemido expiratório, 28
Geno valgo, 31
Gesso, 270
Girar sobre o abdome, lactente, 56
Glossite, 19
Granulócitos, concentrado de 184
Grupos alimentares, quantidade sugerida das porções dos, 131
Guia Washington, 64

H

Hemangiomas, 20
Hemocomponente(s)
   concentrado
      de granulócitos, 184
      de hemácias, 182
      de plaquetas, 183
   crioprecipitado, 183
   cuidados na infusão de hemotransfusão, 177
   plasma fresco congelado, 183
Hemocultura, coleta para, 234
Hemoglobina
   de acordo com a faixa etária
      valores de referência, 182
   normal, 181
Hemoglobinopatia, hemoterapia nas, 181
Hemograma, 227
Hemoterapia
   nas hemoglobinopatias, 181
   no Brasil, 176
Hemotransfusão, 177
   cuidados pré-transfusão, 178
   em pediatria, 179
   equipo para, 180
Heparina
   amônica, 235
   de lítio, 235
   sódica, 235
Hérnia(s)
   abdominais, 30
   epigástrica, 30
   inguinal, 30
   umbilical, 30
Hidrocefalia, 44
Hidrocele, 33
Higiene
   corporal, 138
   do períneo, 141
   hidratação da pele, 138
   oral, 142
   pediculose, 143
   prevenção de dermatite, 141
   vetuário, 142
Hipercifose, 33
Hiperlordose, 33
Hiperplasia celular, 39
Hipertelorismo, 21
Hipertrofia celular, 39
Hipocratinismo, 29
Hipogonadismo, 33
Hipospádia, 34
Hipovitaminose, 46
Histórico de enfermagem, 3
   em pediatria, modelo de, 4-10
Hordéolo, 22
Hospitalização
   impacto para a criança e família, 89
   processo de, 75

I

Íctus, 28
IMC, ver Índice de massa corporal
Imobilização
   de três membros, 265
   do cotovelo, 265
   terapêutica, 226
Incidente, 256
Independência para o autocuidado, 61
Indicadores clínicos de risco para o desenvolvimento infantil, 64
Índice
   de Quetelet, 45, 124
   de Aldrete e Kroulik
      para avaliação pós-anestésica em adolescentes, 266
   de crescimento, 39
   de massa corporal, 45, 124

de Steward para avaliação pós-anestésica em crianças, 267
Infância, prevenção de acidentes na, 66
Infante
   características peculiares, 14
   desenvolvimento
      da linguagem, 62
      motor fino, 59
      motor grosso, 58
      pessoal e social, 61
Infecção
   pelo Zika vírus, 44
   urinária, 33
Infusion Nurses Society, 167
Injetor da extensão do coletor, coleta de amostra de urina por meio do, 242
Inspeção, 13, 16
   abdominal, 29
Insuficiência respiratória, 188
   sinais de, 28
Interface para ventilação não invasiva, 199
Intoxicação exógena, prevenção
   no lactante/infante, 69
   no pré-escolar, 71
Inventário de desenvolvimento da criança e lista de verificação de sintomas pediátricos, 64
Isquemia, 169

J

Jejum, período mínimo de, 263
Joelho em adução, 31
Jogos infantis, 99

K

Kwashiorkor, 45

L

Lactância, 50
Lactente(s)
   características peculiares, 14
   desenvolvimento
      da linguagem do, 62
      motor fino do, 58
      motor grosso do, 55
      pessoal e social do, 60
   em posição de engatinhar, 57
   pequenos, posição para lavar a cabeça e a face, 139
   sentado com apoio, 57
Larva migrans, 20
Leite materno, 127
"Língua de morango", 25
Linha simiesca, 31
Líquido cefalorraquidiano, 247
Líquor
   característica de acordo com a idade, 250
   coleta de, 247
Lista de checagem
   antes do procedimento anestésico-cirúrgico, 261
   para uma cirurgia segura, 257
Locomoção no lactente, 56

M

Macrocefalia, 44
Malassezia ssp., 20
Mamadeira, preparo de, 129
Mamas, 27
Manchas
   monólica, 20
   "vinho do Porto", 20
Marasmo, 45
Máscara(s)
   com reservatório, 193
   com sistema de Venturi, 193, 194
   de oxigênio simples com orifício lateral, 192
   facial, 199
   nasal, 199
Medicação e segurança do paciente, 150
Medicamento(s)
   administrando por sondas, 218
   apresentação e dose, 152
   off label, 152
   por via inalatória convencional, administração de, 170
   regulamentação do uso no Brasil, 152
   soluções, 152
   suspensões, 152
   xaropes, 152
Medida(s)
   antropométricas, 119
      comprimento, 121
      em pediatria, 109
      estatura, 121
      índice de massa corporal, 124
      material, 120
      perímetro abdominal, 124
      perímetro braquial, 124
      perímetro cefálico, 122
      perímetro torácico, 123
      peso, 120
      procedimento, 121
Método(s)
   do *flush*, 116
   NEX, 210
   propedêuticos
      ausculta, 16
      inspeção, 16
      palpação, 16
      percussão, 16
Misconnections, 167
Modelo de histórico de enfermagem em pediatria, 4-10
Monitorização da criança com insuficiência respiratória, 188
Moralidade, 53
   heterônoma, 53
Morte, 273
Movimento de garra em pinça, 59
Mucosas, coloração das, 27
Músculo(s)
   deltoide, 156
      delimitação anatômica do, 157
   glúteos, 156
   vasto lateral da coxa, 156, 158

N

Nariz, 24
Near miss, 256
Nevus pigmentosus, 20
Nível de consciência no pós-operatório, 268

O

Obesidade, 45
Olhos, 21
Opistótono, 17
Oportunidade, 255
Orelhas, 24
Orquidômetro de Prader, 36
Ortopneia, 16
Ortótono, 17
Ouvido, 24
Oxigenoterapia
    no cliente pediátrico
        a criança com necessidade de, 189
        monitorização da criança com insuficiência respiratória, 188
        ventilação invasiva, 201
    por cateter nasal, 191
Oximetria de pulso, 118
    colocação de, 119

P

Padrão respiratório, alteração do, 27
Palavras substitutas para orientar criança pequenas, 105
Palpação, 13, 16
Parent's Evaluation of Developmental Status, 64
Paresia, 26
Parestesia, 26
Pé(s)
    "chato", 31
    flexibilidade dos, 31
    plano, 31
Pediatria, faixas etárias em, 2
Pediculose, 21, 143
Pediculus humanus, 21
    corporis, 144
Pele do recém-nascido, 17
Pequenos traumas, prevenção no lactante/infante, 69
Percepção intuitiva, 16
Percussão, 13, 16
Perímetro
    abdominal, 46, 124
    braquial, 124
    cefálico, 22, 42
        gráfico para acompanhamento em meninos, 43
    torácico, 46, 123
Períneo, higiene do, 141
Período perioperatório
    cirurgia segura em pediatria, 260
    preparo da criança e da família, 258
    sistematização da assistência de enfermagem perioperatória, 259
Personalidade, desenvolvimento da, 50
Pescoço, 25
    "de texto", 32
Peso, 120
    esperado em nenores de 1 ano, 45
    nos infantes, 44
    nos lactentes, 44
Phthirus pubis, 144
PICC (*peripherally Inserted Cental Venous Catheter*), 162
    cuidados para manutenção do, 168
Piolho, transmissão do, 144
Plano
    de Frankfurt, 122
    Nacional pela Primeira Infância, 127
Plaquetas, concentrado de, 183
Plasma fresco congelado, 183
Pontos anatômicos do estômago, 211
Posição
    antálgica, 17
    de cócoras, 16
    "de prece Maometana", 16
    em gatilho, 17
    genupeitoral, 16
    para lavar a caeça e a face
        lactentes pequenos, 139
    passiva, 17
Pós-morte, preparo do corpo
    aspectos familiares, 280
    crenças e rituais, 274
    cuidados, 276
    declaração de óbito, 275
    equipe de enfermagem, 280
    legislação, 273
Preceitos de qualidade dos cuidados em saúde, 255
    cuidado centrado no paciente, 255
    efetividade, 255
    eficiência, 255
    equidade, 255
    oportundade, 255
    segurança, 255
Precórdio, palpação do, 28
Pré-escolar
    características peculiares, 14
    desenvolvimento
        da linguagem do, 62
        motor fino do, 59
        motor grosso do, 58
        pessoal e social do, 62
Prega única, 31
Pressão arerial, 116
    em pediatria, valores de referência, 118
Prevenção de acidentes na infância, 66
"Primeiro não prejudique", 255
PROADESS (Projeto de Avaliação de Desempenho de Sistemas de Saúde), 256

Procedimento(s)
    anestésico-cirúrgico
        lista de checagem antes do, 261
        pausa alimentar antes de, 263
    preparando a criança para, 97-108
        brinquedo terapêutico em procedimentos específicos, 106
        cuidados gerais, 104
        escolha do brinquedo, 102
        o procedimento, 103
        simulação dos procedimentos, 104
Processo

da respiração, 187
de hospitalização, 75
Programa
    de Segurança do Paciente, 256
    Nacional de Imunizações, produtos disponíveis no, 285
Pronga nasal, 198
Protestar, reação natural da criança, 89
Prurigo estrófulo, 20
Punção
    capilar, coleta por, 232
    com agulha e seringa, 227
    lombar, posicionamento para, 248
    suprapúbica, 223, 243
Pupila(s)
    anisocóricas, 22
    isocóricas, 22
    midriáticas, 22
    mióticas, 22

Q

Qualidade dos cuidados à saúde, preceitos, 255
Queda, prevenção
    no lactante/infante, 68
    no pré-escolar, 70
Queilite, 19
Queimadura, prevenção
    no lactante/infante, 69
    no pré-escolar, 70
    no recém-nascido, 68
Questionário de idades e estágios, 64

R

Raciocínio moral egocêntrico, 53
Reações transfusionais, 184
Recém-nascido
    características peculiares, 14
    comprimento nos, 40
Reflexo cremastérico, 33
Região
    do músculo vasto lateral da coxa, 158
    genital, exame da, 33
Resolução CONANDA 41, 283
Retração inspiratórias musculares, 28
Rinite, 24
Risco, 256
    de urgência e emergência em, pediatria, classificação, 77
Ritmo ventilatório, 27
Rubéola, 44

S

Sais ácidos etilenodiaminotetracéticos, 235
Sangramento no pós-operatório, 271
Sarcoptes scabiei, 20
Saturação de oxigênio, 27
Segurança, 255
    do paciente, 256
Sentar
    com apoio, 56
    sem apoio, 56

Seringa dosadora, administrando medicamento por via oral com, 155
Sífilis, 44
Simulação dos procedimentos pré-anestésicos, 104
Sinal(is)
    de Brudzinski, 26
    de Kernig, 26, 27
    do cumprimento do rinítico, 24
    vitais
        aferição dos, 109
        aferição dos, 267
        avaliação da dor, 110
        frequência cardíaca, 114
        frequência respiratória, 113
        material, 110
        oximetria de pulso, 118
        pressão arterial, 116
        temperatura, 115
Síndrome
    da morte súbita, prevenção no recém-nascido, 68
    "mão-pé", 181
Sintomas, 3
Sistema
    cardiovascular, aspectos patológicos pesquisados no, 29
    de coleta fechado, 228
    geniturinário, 33
    motor, 26
    para coleta de sangue a vácuo, 228
    respiratório
        anatomia do, 187
        exame do, 27
    Único de Saúde, 75
Sistematização da assistência de enfermagem, 3
Sobrepeso, 45
Soluções, 152
Sonda(s)
    de Dobb-Hoff, 208
    gástricas, 208
Sondagem, 207
    do sistema digestório, 208
    enteral, 215
        administrando medicamentos por sondas, 218
        material, 215
        procedimento, 215
    gástrica, 208
        administrando a dieta, 213
        material, 209
        procedimento, 209
    pós-pilórica, 208
    vesical, 219
        cuidados de enfermagem, 222
        material, 219
        procedimento, 220
        punção suprpúbica, 223
Sono
    do lactente, posição dorsal com a cabeça lateralizada durante o, 137
    necessidadede
        média na primeira infância, 135
        vital, 134
    REM, 135
    segurança da criança e, 136
    síndrome da morte súbita do lactente, 137

Sorriso social, 61
Squattig, 16
Sucção oral, 208
Sufocação, prevenção no lactante/infante, 69
Suporte Avançado de Vida em Pediatria, 113
Suspensões, 152

T

Tanner, critérios de, 34, 35
Temperatura, 115
    axilar, 115
Tempo de enchimento capilar, 31
Tenda facial, modelos, 195
Teoria da motivação, 127
Terçol, 22
Teste
    de Denver, 64
    "do coraçãozinho", 118
    para avaliar o desenvolvimento, 64
Time out, 261
    etapa, cirurgia segura, lista de checagem, 262
Toddler, características peculiares, 14
Tórax, 27
Toxoplamose, 44
Transfusão
    de hemácias, 182
    dos hemocomponentes, 176
    grupo sanguíneo e compatibilidade para, 178
Transilumindor cutâneo, 229
Transmissão vertical, 44
Traqueia, 187
Treinamento para o controle dos esfíncteres, 63
Tubo para coleta de amostra, 234

U

Umidificação, 203
Unha em forma de "vidro de relógio", 29
Unidade
    de internação pediátrica
        ambientes e instalações, 82
        características de atendimento, 81
        critérios par admissão, 80
        equipe de enfermagem, 81
        estrutura física, 81
    de Pronto Socorro Infantil
        características de atendimento, 77
        critérios para admissão, 76
        equipe de enfermagem, 79
        estrutura física, 77
    de terapia intensiva pediátrica
        ambientes e instalações, 86
        características de atendimento, 84
        critérios para admissão, 84
        equipe de enfermagem, 86
        estrutura física, 85
        materiais e equipamentos obrigatórios em, 87-89
    de urgência
        de alta complexidade e de emergência, ambientes e instalações, 79
        de baixa e média complexidade, ambientes e instalações, 78
    pediátrica, 75

    cuidados pós-oeratórios, 264
    cuidados pré-operatórios, 262
    período perioperatório, 256
Urina, 239
Urocultura, 239

V

Ventilação
    a dois níveis de pressão, 200
    assistida, 202
    assistido-controlada, 202
    con pressão de suporte, 202
    controlada, 202
    mandatória intermitente, 202
    mecânica, via de acesso para, 203
    não invasiva,pressão positiva contínua em via aérea, 199
    posicionamento no leito, 205
Verrugas, 21
Vestuário, 142
Via
    aérea(s)
        na criança, 188
        pressão positiva contínua em, 199
        superiores, 187
    de acesso para ventilação mecânica, 203
    inalatória
        material, 170
        procedimento, 170
    intramuscular, 156
        complicações, 161
        cuidados, 160
        material, 158
        procedimento, 159
    oral
        administrando medicamento com seringa dosadora, 155
        cuidados, 155
        material, 154
        procedimento, 154
    tranvenosa
        complicações, 166
        cuidados, 165

X

Xaropes, 152

Z

Zika vírus, infecção por, 44